上帝的旅館

一間不只治病、更創造奇蹟的醫院

維多莉亞・史薇特 Victoria Sweet——著

洪慧芳——譯

GOD'S HOTEL

A Doctor, a Hospital, and a Pilgrimage to the Heart of Medicine

謹獻給我的雙親
以及
加州舊金山深池醫院的患者

GOD'S HOTEL

5＋4

上帝的旅館——一間不只治病、更創造奇蹟的醫院

CONTENTS

目錄

前言

不像醫院的醫院

第一眼看到深池醫院時我大吃一驚。當我開車進入大門，經過廢棄的警衛室時，看見的是一棟雅緻但低調的仿十二世紀羅馬式修道院。醫院位於山丘上，是紅頂的桃色建築，可俯瞰海洋，六棟側翼建築有一排排的窗戶，每棟的盡頭各有一座角樓，燕子從開放的拱門飛進飛出。

我第一次做大體剖檢，是在病理學院臨床見習的第一天。我進醫學院頭幾個月當然就看過也接觸過屍體，不過那些遺體都經過處理，血管裡似乎不再有福馬林的氣味。我的手和手指因觸碰他們而起皺，但除了氣味，他們看起來幾乎就像塑膠假人。

然而，那回掀開眼前那具遺體臉上的覆蓋物時，我嚇了一跳。是貝克先生，是我行醫後實際接觸的第一批病患！貝克先生體型矮壯，是個老菸槍，也是所謂的「藍色膨脹者」[1]。肺氣腫毀了他的肺，讓他的胸部腫脹如桶。他的脖子粗短，嗓音粗啞，動脈和靜脈都很難抽血，但他對我們始終非常體諒，個性開朗又有活力。我確信他應該會治療順利，出院返家。顯然事情並不如我的預期。

貝克先生消失了

有什麼東西消失了。究竟是什麼？是貝克先生的呼吸？他的動作？還是他的體溫？

當我觀察他的遺體時，心中開始出現疑惑。我知道那是貝克先生，但看起來真的不像他。或者可以這麼說，那遺體只是很像貝克先生，就像蠟像館裡的克拉克・蓋博或邱吉爾一樣，看起來像他們，但其實不是。

我看著病理學家拿起電鋸，動手剖開貝克先生的胸腔壁，取下濕潤、呈蜂窩狀的肺部，將兩邊的肺臟分開秤重，先右肺，再左肺。接著他取出大而沉甸甸的心臟，心臟右側因肺病而肥大。他記下心臟的公克數。接著他剖開腹部，同樣取出肝臟、脾臟、胰臟和腎臟，分別秤重，再記下公克數。他逐一檢查大大小小的血管，並記下注解。隨後，電鋸移向頭部。裡面自然是大腦，看起來就像教科書裡的照片一樣，呈灰色海綿狀，質地類似鵝肝醬，單調而無趣。這時，貝克先生的解剖告一段落了。我們完成了。一切結束。就這樣。他的體內沒有其他東西了。

我察覺自己心中浮現一股異常的失落。竟然看不到其他東西了。在那些彎彎曲曲的腸子之間，沒有任何隱晦，沒有任何未經探索或無法探索、如小小黑盒子般無法打開的某種東西隱藏著。是的，貝克先生徹底消失了。經過剖檢之後，他的身體就像一套棄置在角落的衣服。

1 罹患慢性阻塞性肺疾病患者，依臨床症狀表現，通常分為「粉紅色吹氣人」（pink puffer）和「藍色膨脹者」（blue bloater，亦稱為藍腫脹人、藍色吹氣者）二類，前者有嚴重的呼吸困難，但血液含氧水平較好；後者有右心衰竭引起的周邊水腫，血缺氧和血碳酸較嚴重，但較少出現呼吸困難情況。

有什麼東西消失了。究竟是什麼？是貝克先生的呼吸？他的動作？還是他的體溫？後來我才明白，當時我想找的是某樣東西，某個無法打開的核，就像剖開棒球後在球中央發現的東西。我想找的是難以抹滅的貝克先生，是病理學家的電鋸無法打開和破壞的東西。然而，那裡頭沒有那樣的東西。我親眼見證了。

很久以後我才知道，那樣東西過去在醫學裡有個名稱：它存在於有生命的人體內，但人死後就消失了。事實上，它的名稱有兩個。第一個是*spiritus*，英文裡的spirit（精神、靈魂、心靈）就源自於它，只不過拉丁文的*spiritus*不像英文的spirit那麼虛無。*spiritus*就是氣息，是生命體具節奏感的規律呼吸，是屍體明顯缺乏的東西。*spiritus*是人嚥下最後一口氣之後散逸的東西。

另一個名稱是*anima*，通常譯為英文的soul（靈魂），但拉丁文較能表達貝克先生與他的遺體之間的第二種明顯區隔——無法動作。因為*anima*其實不是抽象的「靈魂」。*anima*是驅動身體的無形力量，它不僅讓身體有意識地動作，也讓身體在無意識之間動作，生命體時時刻刻出現的小動作都是由它驅動的，如手指的微微震顫、每秒撼動軀體一次的心臟搏動、胸腔微微的起伏等。這些動作讓我們感覺到某人活著。古代醫學留意到，在遺體中，*anima*和*spiritus*一樣消失無蹤。

儘管如此，我投入醫界時，*spiritus*和*anima*等字詞都已經從醫學用詞裡淘汰了。當時的我找不到合適的概念來描述我見到的情景。或許「剖檢」（autopsy，來自希臘文的*auto-opsia*，指親自觀看）這個詞的出現，讓那些字詞從西方語彙中消失了。也或許就是那個小小的黑盒子消失了。

我參與貝克先生的大體剖檢時，事前完全沒想過他的*spiritus*或*anima*消失了。我甚至不知道那樣的概念曾經存在。不過，我的確把他的遺體的影像封存在腦海深處，就像一套皺巴巴、遺忘在白色無菌室角落的衣服。

西方解釋身體的第一套理論

**前現代醫學和現代醫學會不會是一體的兩面？
它們會不會是分別從兩個角度來看待人體，
就像可同時看出兩種不同圖像的圖畫一樣？**

家人得知我決定就讀醫學院時都很震驚。我的家人當中沒有人是醫生，追溯整個家族歷史，也沒有人當過醫生。醫學工作對我們這樣的商人或知識份子家庭來說是勞力的工作，對我來說也太辛苦。不過有機會接觸天主教所謂的「末事」——死亡、復活、天堂、地獄、煉獄，讓我對醫學深感好奇。此外，我也喜歡醫學要求公平對待每個人的概念。於是我向家人保證，我會從毫不耗費體力的科系踏入醫學界——精神醫學。榮格的研究令我著迷，我希望自己也能過他那樣的生活：上午在蘇黎世湖畔的石砌屋裡為高收入的優秀患者看診，下午寫作和授課。

醫學院頭兩年的授課內容是基礎醫學，如解剖學、生理學、生物化學、藥理學。接下來的兩年是臨床教學，學生得以將所學應用在真正的病患身上。我沒料到自己會喜歡這個部分，但我確實喜歡，那其中有許多部分與心理學有關。我發現自己喜歡探究「病史」——病患訴說的故事，因為當中隱含了患者症狀的真實意義。我喜歡為病患檢查身體，因為真正的病因就寫在他們的身上，只不過我必須能解讀出來。我也喜歡分析事實，得出結論，也就是診斷、治療和處方。

醫學院畢業後，我開始接受精神醫學的訓練。不過我很快就發現，精神醫學從榮格之後已經有所不同了。如今我們認為精神異常起因是大腦，是化學物質失衡的結果，治療不是靠分析，而是藥物，通常效果很好。因此我沒成為精神醫學家，而是到縣立診所看診，之後轉往鄉間執業。後來我又回頭接受更多訓練，完成三年的住院實習，到社區診所工作，然後升為醫療主任。

那幾年當中，現代醫學——包括其邏輯、診斷與治療方式等——的威力讓我愈來愈佩服。然而，偶爾我還是會遇到類似貝克先生的情況，並陷入思索。出生的那一刻，死亡的那一刻，還有知道病患即將生病的玄妙時刻。這些一再證明某個難以捉摸卻又共同擁有的世界確實存在，生命在其中出現與消逝；這些也證明了有形效應的無形連結。

我很自然的以為現代醫學已探索過那種現象，因而開始研究現代醫學的探索成果。很快我就發現它們的名稱都非常無聊：「醫病關係」、「安慰劑效應」、「心身症」、「祈禱效應」。此外，它們也被歸入心理學領域，以心理分析來處理，也就是和我看到與感覺到的身體是區隔開來的。

後來，我轉向替代醫療尋找答案。中醫和印度醫學確實為我提供一些見解，因為他們以流動或堵塞的、平衡或失衡的來描述身體，這樣的觀點或許能解釋我從病患身上感受到的無窮能量。然而，中醫和印度醫學的語言及文化與西方醫學截然不同，我很難將他們的觀點和我自己的整合在一起。

就在我為此感到沮喪時，偶然發現的一本書為我帶來了驚喜。那是中世紀某位德國修女的行醫紀錄，譯自拉丁文。我從書中簡介得知，賓根的希德格（Hildegard of Bingen，譯按：又譯做聖賀德佳）是十二世紀德國神祕主義者及神學家，更讓人驚訝的是她也是執業醫師，還撰寫了一本關於她的醫學概念的著作。《希德格的醫學》（*Hildegard of Bingen's Medicine*）不是了不起的名著[2]，卻令人振奮，因為屬於那套醫學概念的世界，不但與我多年前觀察到且封存在腦海深處的現象相符，西方世界也曾經知曉並加以運用過。於是我開始研讀希德格的醫學。我開始明白，我們的醫學——亦即現代醫學——不是西方用來解釋身體的第一套系統，而是第二套。我在醫學院裡學到的是化約式的現代醫學，在那套醫學之前，西方原本還有另一套不同的醫學系統。那套「前現代醫學」源自於西元前五世紀的希波克拉底（Hippocrates），人們曾經依據那套系統來理解人體。我研讀希德格的醫學時，發現那套系統採用的不是機械論。換言之，他們並非把身體想像成機器，疾病也不是機器發生故障。

不過我也很想知道，在我接受醫學教育的兩千五百年前，如果當時人們不是把身體想像成機器，那麼又是如何想像的？西方醫學界對於遺體和生命體之間的差異，以及對於我在行醫時的其他體驗，是否有過相對應的解釋？那些解釋是否都因現代醫學占了上風而遭到淘汰？前現代醫學和現代醫學會不會是一體的兩面？它們會不會是分別從兩個角度來看待人體，就像可同時看出兩種不同圖像的圖畫一樣？

我不知道，但十分好奇，決定一探究竟。

因此我需要時間，偏偏時間也是現代醫學認為落伍的概念。在前現代時期，醫學不是全職的專業，而是傳家的技藝，師徒代代相傳，因此，大多數行醫者不只是醫生，也身兼其他工作。其中的精英是醫生兼教授，大多數則是醫生兼務農，醫生兼藥草師，醫生兼理髮師。這樣有些好處。對病患來說，這表示醫生看事情的角度不只一種；對醫生來說，這表示他有時間以其他方式來思考其他的事。

到了現代，醫學訓練既辛苦又昂貴。從專業和財務角度來看，醫生有義務不分晝夜、時時刻刻堅守崗位，為病患待命。他們幾乎沒有私人時間，兼職的醫療工作更是聞所未聞。如今，情況又不同了，

2《希德格的醫學》確實不是了不起的名著。書中並未脈絡介紹希德格的醫療概念，比較像醫學書籍，而不是醫學史書。儘管如此，它仍值得一讀。（作者注）

醫學已完全蛻變，從技藝轉變為專業，再轉變為商品，當前的醫療照護者在公開市場上分段販售他們的商品——他們的時間。回想當年，我想找一份能讓我兼顧行醫並攻讀醫學史博士學位的工作，找了好幾個月都未能如願。

有農場的醫院

我在這裡照顧了一千六百八十六位患者，他們教了我許多事，改變了我，也以始料未及的方式改變了我的醫療觀。

後來，我與舊金山深池醫院的醫療主任梅潔醫師聯絡，梅潔醫師在電話上向我保證，她可以配合我的兼職要求。她說，她聘用的多位醫生平時也做其他的事，有人是醫師音樂家、醫師雕刻家、醫師物理學家，也有人身兼母職。她知道彈性時間是她必須提供的特殊福利。

於是我開車過去面試，心裡有些存疑。

第一眼看到深池醫院時我大吃一驚。我在接受醫療訓練時，偶爾會將病患轉到這裡來休養，但我和舊金山大多數醫生一樣，從沒來過這裡。要是有人問我，我會說，想像中這是一棟類似停車大樓的混凝土結構建築，坐落在市內陳舊的工業區某處，病患分別待在一層又一層的樓層裡。然而並不。當我開車進入大門，經過廢棄的警衛室時，看見的卻是一棟雅緻但低調的仿十二世紀羅馬式修道院。醫院位於山丘上，是紅頂的桃色建築，可俯瞰海洋；六棟側翼建築全都有一排排的窗戶，每棟的盡頭各有一座角樓，燕子從開放的拱門飛進飛出。

我到梅潔醫師的辦公室和她碰面。面試結束後，她帶我參觀醫院。她開始導覽前先向我解釋，深池醫院原本是救濟院，法國人稱為神恩院舍（Hôtel-Dieu），是一種源自中世紀的醫療院所，目的是照護無法照顧自己的人。她說，過去有一段時間，美國幾乎每個縣內都有一間救濟院及一間縣立醫院，兩者相輔相成。理論上，縣立醫院負責照護重症患者，救濟院照護長期的身心不便病患。不過在實務上，救濟院接受其他地方無法收留的所有人。它就像庇護所、失業棲身處、中途之家、復健中心，也是醫院。不過，在過去四十年間，除了深池醫院外，美國幾乎關閉了所有的救濟院。梅潔醫師說，深池醫院可能是美國碩果僅存的救濟院[3]，院內共有一千一百七十八位患者，就像一個大村落。

我們經過舊金山守護神聖方濟的細緻木質雕像，進入寬敞的中央大廳，裡面有從天花板延伸到地板的落地窗，還有自動販賣機和小圓桌，廳內坐滿了抽菸、喝咖啡、打牌的患者。接著，我們轉身推開幾道厚重的大門，進入病房區，沿途經過小型的開放式廚房、用餐區、醫師辦公室、護理站，然後來到又深又長的開放式病房。

病房裡有成排的病床，每側各十五床。每張床都位於打開的窗戶旁邊，床邊都有收納病患私物的小櫃子、一張為訪客準備的椅子，還有一張小桌子。病房盡頭是一個明亮通風的圓型房間，那是做日光浴的地方，這樣病患不必離開病房就能享受陽光和新鮮的空氣。（原來那就是角樓的用途！）梅潔醫師解釋，醫院裡共有三十八個病房，每個病房大致都差不多。這是在抗生素發明前設計的建築，因此，萬一出現感染病例，每個病房即使和醫院的其他部分隔離，仍可像獨立的小醫院般繼續運作。

之後我們漫步往回走，穿過那個有自動販賣機和病患聚集的大廳，經過一間一九五〇年代風格的

3 梅潔醫師說深池醫院可能是美國碩果僅存的救濟院，這句話很難證明是否完全無誤。深池醫院原是舊金山救濟院（SanFrancisco Almshouse），根據「老人醫療保健與醫療補助中心」（Centers for Medicare and Medicaid Services）的說法，它是美國最後一家擁有開放式病房的醫院。或許因為這樣，它有了美國最後救濟院之稱。（作者注）

美容院，裡面還有鋼盔狀的吹風設備，以及鋪著人造皮革的旋轉椅。我們還往理髮院探看了一下，裡面有個迷你型的旋轉式理髮店招。我們接著上樓去看手術室和化驗室。手術室鋪著青瓷色的瓷磚，放了幾個玻璃櫃，化驗室裡有黑色的實驗台、顯微鏡、離心分離器。梅潔醫師也帶我去看賣糖果、電池、刮鬍膏的小店，還有有一排排藏書的圖書館，館內有橡木桌，木架上擺著報紙。

我們往下走了幾層，來到戲院。這裡的水泥地板塗了油漆，擦得光亮。舞台上垂著紅色的天鵝絨布幔，我們身後是有雕刻圖案的包廂座椅。梅潔醫師說，以前這戲院曾用來放映默劇，由院長的兒子負責手搖影片，現在主要用來舉辦耶誕節的表演，以及情人節的舞會。戲院旁邊是禮拜堂，那裡不像現代醫院裡冷清的「安靜房」(Quiet Room)，比較像小教堂，彩色的玻璃窗寬大而真實，教堂長椅以拋光的木材製成，牆上掛著一排十四幅耶穌受難像。

隨後梅潔醫師帶我走到室外。

她告訴我，深池醫院占地六十二英畝。這裡原本不只是醫院，也是農場。他們期望患者有體力能勞動時就參與工作，種植醫院使用的多數蔬果，照顧酪農場，餵養豬隻和牛羊，清洗與縫補衣服，料理食材，如果做不來，可以負責園藝。走著走著，我看到舊的果園和花圃的遺址，如今都已雜草蔓生。那裡有蘋果樹、柑橘樹、橄欖樹和無花果樹，樹木之間散布著藥草，有洋地黃、迷迭香、金蓮花、薰衣草、天竺葵、纈草。最後，我們來到院區導覽的終點站——溫室、鳥園和穀倉前院。

溫室散發著腐質土和植物的味道。梅潔醫師解釋，每個星期六，治療師會帶病患出來，讓他們坐在木製長椅上栽種植物。溫室旁是鳥園，裡面有鴿子、鸚鵡、雞和孵蛋器。後來我發現連愛滋病房都有一套孵蛋器，他們在病房裡孵育小雞。那隻雞就在病房裡走來走去，在病床邊啄食，直到州政府發現後才把牠帶走，沒有人知道牠後來的命運。

我們最後看了一下穀倉前院。右邊是兔子的木籠，左邊是雞籠，中間是自由活動的綠地，還有兩隻黑色的迷你豬。後方矮籬外有一個養鴨、鵝的池塘，還有一個有隻火雞和兩隻山羊棲息的小土丘。梅潔醫師告訴我，在某些節日，治療師會把這些動物放上小推車，推去造訪臥床的病患。他們會幫動物穿上合適的節慶裝扮，如感恩節時，山羊戴著清教徒小帽，美國國慶時，火雞戴上墨鏡，繫著領帶。

接著我們走回她的辦公室，坐下來。那間辦公室很樸實，有張大桌子，書架上放著報告與手冊，窗子面對停車場，可以看到救護車來來去去。

梅潔醫師當下就錄用我了。

反倒是我自己沒那麼肯定。深池醫院和我見過或想像的醫院不一樣，但那裡是唯一能滿足我時間安排的地方。於是我接下了那份工作，不過只是暫時接受。我告訴她，我只會待兩個月，我只能先承諾工作兩個月。我那麼做只是想為自己留條退路。我覺得她應該不會接受，畢竟為了那兩個月的工作幫我辦理雇用手續，實在太麻煩了。

不過梅潔醫師顯然知道我不知道的事：深池醫院有某種吸引力。幾乎所有人本來都只打算待幾個月，或者一、兩年，但後來大多數都是一待數十年——三、四十年，甚至五十年。她兩年半前剛來時，原本只是來提供四週諮詢的。

海潔醫師很肯定我也會臣服於那股吸引力。

她說的沒錯，我確實深受吸引。

我不只在深池醫院待了兩個月，而是二十多年。那段期間，我研究希德格的醫學，完成了博士學位；我展開一段中世紀的朝聖之旅後又回來。這座古老的救濟院轉變成現代化的醫療照護設施時（無論那是好是壞），我也在場。總之，我在這裡照顧了一千六百八十六位患者，他們教了我許多事，改變了我，也以始料未及的方式改變了我的醫療觀。

梅潔醫師答應我暫待兩個月的要求。我大感意外。

她告訴我，我的工作內容是到入院病房區接手賈德醫師的工作，賈德醫師則會轉調到其他病房服務。我三個星期後開始上班。上班第一天，我必須先到人事部門簽署相關文件，然後到洗衣房領一件白袍，再到入院病房區和賈德醫師碰面。他會帶我認識環境，把他的病人交接給我。

01 他們用生命教會我的事

托德小姐為我在深池醫院最初幾年留下最深刻的印象；她為我那幾年的學習做了總結，也隱約指出了我未來即將學習的方向。即使在我們已經無法再為病患多做什麼的時候，總還是有些事情值得我們去做。那不見得是救人一命、偉大或英勇的事，而可能只是像換一副眼鏡、調整膳食那麼簡單。

上班第一天一大早，賈德醫師已經在等我了。我依照梅潔醫師的指示，先去了人事部，接著到洗衣房領了一件白袍。白袍漿得筆挺，燙得平平整整的，微微有點磨損。之後我走上樓梯，穿過走廊，推開入院病房區的雙扇門，踏進醫師辦公室。辦公室很狹窄，大小和單人病房差不多，但感覺很熟悉，和我過去看診時習慣的空間一樣，簡樸踏實，務實且有條有理，只不過這裡處理的是貧苦病患的照護。

我是來接手賈德醫師的工作的，他即將轉調到另一處的病房。賈德醫師一臉嚴肅，看起來甚至有點難以親近。他遞給我他的索引卡片，上面記錄了病患的基本資訊，包括姓名、病歷號碼、入院時間、診斷內容和藥物清單。那個年代我們都是這麼做的。

希克曼先生的心臟

我可以看到心包膜的纖細薄膜跳動時，因光線反射而發亮。那搏動的心臟是有生命的！那種有生命力的感覺，和貝克先生遺體的死寂感同樣讓人印象深刻。

賈德醫師急著想開始忙自己手邊的工作，不過還是和我一起走出辦公室去巡房，因為他得將我介紹給病患，並對我大致說明他們的病況。如何用幾句話就完整交代病患的過去、現在和未來，真是一門學問，但賈德醫師很擅長此道。

第一位見到的是罹患帕金森氏症的坦恩先生，他跌倒造成髖骨骨折，每天需要許多藥物治療。班圖里先生因車禍導致頭部重創及多處骨折。戴維斯先生也有骨折，還有酗酒和糖尿病的問題。弗雷德因腦瘤和洗腎而不良於行。羅倫姿女士罹患阿茲海默氏症，洛許女士中風，正在復健。貝蒂・威爾遜的雙臂、雙腿和骨盆皆有骨折。戴芙琳女士罹患罕見且無法醫治的脊髓小腦萎縮症。戴明斯先生是酒精性肝硬化末期，有出血、神智不清、黃疸等現象，不過情況逐漸好轉。

賈德醫師的病患對我來說都很熟悉，我的意思並不是指哪方面特別熟悉，而是他們大致就像我過去接受醫療訓練時遇過的病患，複雜、脆弱、不穩定，需要密切追蹤用藥和檢測結果。唯一讓我驚訝的是他們出現在深池醫院，而不是重症醫院。不過，我們在病房裡穿梭時，我回想過去幾年的行醫經驗，約略可以理解這些病患為何住在深池醫院，而不是重症醫院。由於美國的「健康維護組織」（HMO）和「住院診斷關聯群」（DRG）改變了醫療補助的方式[1]，如今醫生和醫院是靠「維護健康」而不是治病來收費。無論病患病得多重，醫生為了提升醫療照護的效率，通常每個月向每位病人收取固定的費用，醫院也對每種疾病收取固定的費用[2]。如此一來，醫生只想留下健康的病患，醫院只想盡量縮短病患住院天數，盡可能加快檢查。然而，像坦恩先生、戴芙琳女士、戴明斯先生這類的病患，病情嚴重，無法維持健康狀態。重症醫院在照護這樣的病患時，想要維持效率又不虧損的唯一方法，就是盡快讓他們出院，只要能找到慢性醫院願意收留，就會讓他們出院。在舊金山，深池醫院就是那樣的慢性醫院。因此，儘管我因為這裡的患者病重程度而訝異，卻不是非常震驚。

直到我看到希克曼先生。

賈德醫師告訴我，希克曼先生三十九歲，是個怪人。沒人知道他為什麼成為街民，他也不太說話。他之所以被送來深池醫院，是因為拒絕接受一般治療。他罹患肺結核，又不依照指示每天服藥四次，結核菌不但沒被消滅，還在他的肺裡大量滋生，形成膿包，沒有藥物能夠治療，因此他被送進手術房，摘除感染的肺部，移除大半的胸腔壁，包括肋骨、胸骨和皮膚，如此才能由內而外癒合。賈德醫師說

1 七〇年代，美國的醫療補助調整並不是由醫生主導，而是由經濟學家推動的。經濟學家認為，若能優先付費給讓病患保持健康的醫生，就能改善醫療費用超支的問題。這個制度不是以實際有多少病患來支付費用，而是每月依照固定病患人數來提供固定費用，卻忽略了每個月病人的狀況有所不同。經濟學家認為，醫生能自行制定預算，同時學會如何提升效率。醫生確實也做到了。既然無法控制影響健康的三大因素——人的行為、運氣與遺傳，唯一能控制預算的方式，就是不收生病的、運氣不好的，以及有遺傳疾病風險的患者。於是有些醫生將診所開在老式維多利亞建築的三樓，沒有電梯，自然隔絕生病或行動不便的患者。有些醫師則推廣瑜珈或冥想，吸引對保健有興趣的人。（作者注）

2 住院診斷關聯群推行的概念大致相同，不過它的應用對象是醫院。每家醫院對每名病患的診斷與治療一律收取相同的費用，完全不考慮每位病患的狀況未必相同。經濟學家認為，如此一來醫院會更有效率。醫院因而聘請許多管理人員，確實落實醫生看診是最有效率的（而不是做出最重要的診斷），看診速度也是最符合效益的。這導致未曾預料的結果：病人還沒恢復就被要求出院，而且往往很快又再度入院。這不但沒效率，醫療費用也不斷節節高升。（作者注）

那是一種古老療法，稱為「艾洛瑟皮瓣」(Eloesser flap)，是肺結核藥物研發之前的發明。我們的任務就是每天塗敷那個開放性傷口兩次，並且確認希克曼先生服了藥。

賈德醫師說明結束後，把我介紹給希克曼先生。他的身形瘦削，躺在床上不發一語，兩眼緊盯著天花板。他沒和我握手，也沒轉過頭來看我。我走到病床左側，賈德醫師走到右側，掀起外層的覆蓋物。希克曼先生的胸部包著厚重的繃帶，賈德醫師小心翼翼拆下繃帶和敷料，逐一放在附近的桌上。接著，我往希克曼先生的開放性傷口一探，看到醫生挖開的凹洞裡，那顆毫無遮蔽又脆弱的心臟在裡頭怦怦跳動。

那實在太特別了。

我可以看到心包膜的纖細薄膜跳動時，因光線反射而發亮。隱約可見的細小靜脈和動脈交織其間。那搏動的心臟是有生命的！那種有生命力的感覺，和第一次做大體剖檢時貝克先生的遺體帶給我的死寂感，同樣讓人印象深刻。我和賈德醫師就這樣站著，凝視那顆粉紅色的心臟兀自跳了大約一分鐘，希克曼先生始終凝視著天花板。接著，賈德醫師以四英寸見方的乾淨白紗布重新包住肺臟的缺口，以新的敷料蓋住心臟，包住胸腔，再把被單拉到希克曼先生的脖子附近。我們一起走回病房前方的醫師辦公室，就這樣，他把索引卡和病人都交給我了。

命定的順序

住院候補名單上有兩百多人，醫生依照候補順序接收病患，我後來感覺到，那順序可說是命運的安排。

帶我進入狀況的是拉荷嫚醫師，不過這裡需要注意的細節竟然少之又少。

拉荷嫚醫師是義大利裔，來自紐約，做事俐落，幽默風趣，熱情健談。我的座位在角落靠窗，那張木桌看起來不太牢靠。往窗外望去，越過停車場就是綠色的山丘，還可以看到病患、醫護人員和救護車來來往往。同樣擠在這個辦公室裡的，還有一部電腦、拉荷嫚醫師的辦公桌、蘿梅洛醫師的辦公桌、一個衣帽架，以及幾張為家屬或來訪醫師準備的椅子。

拉荷嫚醫師解釋，蘿梅洛醫師和芬特娜醫師是入院病房的另外兩位醫生，她們兩人分攤一份全職的工作，也就是說，她們共用一張桌子，共同照顧一群病人，往後我跟她們會日漸熟絡。蘿梅洛醫師來自古巴，在佛羅里達州成長，是家族中第一位上大學的人，念的是長春藤盟校，又在美國最優秀的醫學課程中受訓，婚姻也很美滿。拉荷嫚醫師說她很有抱負，思緒清楚，不過兩個成長經歷——從古巴小女孩變成優秀的美國學生——不是融合得很好，所以她有點像左右兩邊不太協調的塑膠假人。在我們這個小辦公室外，蘿梅洛醫師親切又有耐心，但一進這個辦公室，她犀利機靈，受不了傻瓜。

相反的，芬特娜醫師表裡如一。她的父親也是醫生，無論在辦公室裡外她都很溫和良善，聽笑話時會哈哈大笑，但本身不太開玩笑。拉荷嫚醫師又說，芬特娜醫師對醫學幾乎無所不知，但她很謙虛，不會主動教導別人，所以我必須主動詢問。幸好芬特娜醫師無所不知，因為她永遠無法在那張和蘿梅洛醫師共用的桌上找到任何東西。她把信箱收到的所有東西都推疊在桌子一角，捨不得丟，怕傷了任何人的心，包括散發廣告傳單的人。

我們四人負責醫院的入院事宜，一天最多會有三、四個人入住。每天早上我都會接到新的病患。候補名單上有兩百多人，入住標準是根據病患的需求和醫院能提供的醫療來判斷。有的病患從舊金山各地轉診而來，有的來自住家，有的來自街頭。醫生依照候補順序接收病患，同時必須嚴格遵守先後順序。我後來感覺到，那順序可說是命運的安排。

早上巡房後，其餘的時間是處理新的入院個案。拉荷嫚醫師說，做完全面的檢查、聯絡病患親友及以前的醫生、檢閱病歷和用藥、擬定住院計畫……等，就需要那麼長的時間。她舉前一天她處理的個案為例，那五頁的診斷報告都是手寫的，字跡工整，令人肅然起敬。她結合醫學院累積的知識和住院實習的經歷，再加上自己的常識判斷，寫出一份兼具美感與藝術的報告。她翻閱病歷給我看，講解每項測試和X光檢查，帶我看電腦和指示系統，同時還繼續聊到我很快就會見到的幾位醫生和護士。

接著，她帶我到X光室和化驗室。拉荷嫚醫師告訴我，我必須自己解讀X光片。我們確實有一位來自縣立醫院的醫事放射師，他每天早上會來這裡，但他離開以後，我必須自己研判。

X光室的兩個房間就像醫師辦公室一樣古樸。第一間放著X光機，角落是顯影器材和暗房。拉荷嫚醫師指出，這表示我們不需要依照現代化醫院的X光標準檢測流程作業。在現代化的醫院裡，只有認證通過的技師可以碰X光機；在這裡，我們可以參與病患的X光檢測，甚至可以提議想看的部位和角度。

第二個房間是解讀X光片的地方。窗戶上覆蓋著一九四〇年代的遮陽簾，書架上放著蒙了灰的古老X光片，當然，它們還是很重要，日後仍用得到。房裡的一面牆上裝著燈箱，對面放的是一千一百七十八位醫院病患的X光檔案。瞭解歸檔系統後，我就可以讀取所有病患的X光片，不需要透過檔案管理員或電腦系統。

拉荷嫚醫師又說，我可以在X光室對面的化驗室檢驗病患的血液、尿液、痰或皮膚。她打開化驗室的門，我看到三個房間，裡面有成排的黑色工作台，上面放著本生燈、離心分離器，最棒的是顯微鏡，還有幻燈片盒與精緻的幻燈片夾、拭鏡紙，以及裝化學物品的小瓶子。接著，她關上化驗室及X光室的門，我們一起走回醫師辦公室。

我滿心驚歎，也充滿了感激。深池醫院鮮為人知，隱身在小山丘上，遠離健康維護組織和保險公司。在這裡，我有機會依照著我接受的教導、學到的東西、想要的方式來行醫。

我們需要的只是足夠的時間

少了審查員穿著潔白無瑕的長袍在一旁緊盯，我們可以專心做好醫生的工作——找出病患哪裡有問題，展開適當的治療，通常醫生與患者需要的只是足夠的時間來進行徹底的檢查。

我很快就上手了。

清晨，我會到病房巡床，之後開始接受新的病患入院。下午，我研讀化驗室的化驗結果，和家屬談話，執行一些手續程序等作業。傍晚，醫院裡的其他醫生會到入院病房找我們，談論一些棘手的個案。我們一起看X光片，為病人做檢查，討論診斷結果。下班前我會再巡一次房。這時，夕陽低垂，我坐在病床邊聆聽他們的故事。

最初幾年，我還沒開始攻讀博士學位，那時我在醫院全職工作，朝八晚五，一週五天，下班後才研究自己有興趣的前現代醫學。這裡的病患大多病重，每逢週一和週五，病況似乎更加嚴重。週一狀況不好，是因為週末時無法像平常一樣獲得醫生的關注，只有緊急狀況才由住院醫生處理。週五則是因為這天下午我們會收到病得最重的患者。舊金山的每家重症醫院為了在週末騰出病床，往往會在週五將這類患者轉院。

事實上，病患平日的病況也不輕。我們只有三個人（蘿梅洛醫師和芬特娜醫師合算為一人），把入院病房區的三十六名病患除以三，我通常要負責十二位，和我在重症醫院實習時負責的人數一樣。我第一天和賈德醫師交接時得知，這些病患的情況大多數和我實習時遇到的病患一樣嚴重。

在入院病房區工作感覺很自在，而且是共同決策，工作氣氛令人滿意。感覺自在，是因為這裡在實體上感覺很熟悉：小辦公室、木桌、打開的窗戶，還有書籍。就心理層面來說也很熟悉：病患人數，早上充滿刺激，下午解決刺激，平和溫馨地結束一天。

我說這裡是共同決策，意思比較接近拉丁語意裡的合議共事。入院病房區將一群經驗豐富的醫生集中在這個小空間裡，我們相處融洽，相互支援，四人加起來一共有六十多年的醫療經驗，很少遇到無法判斷的疾病。不過，這裡的病患的確有罕見病症。醫界有句俗諺：「常見病狀，司空見慣。」但在深池醫院卻是：「疑難雜症，屢見不鮮。」

最重要的是，入院病房區整體來說令人滿意。少了審查利用率的審查員穿著潔白無瑕的長袍在一旁緊盯，我們可以專心做好醫生的工作——找出病患哪裡有問題，展開適當的治療。通常醫生與患者需要的只是足夠的時間來進行徹底的檢查罷了。

我們在醫學院裡學到，診斷分析應該以檢查為基石，而檢查又分成三個部分。首先是「病史」，那是病患的故事，由病患講述，醫生則以數百種可能的詢問，引導病患說出狀況。醫生的詢問應該涵蓋從頭（神經科）到腳（骨科）的各種可能症狀。

第二個部分是體檢，對病患做有系統的檢查，同樣是從頭到腳。幾個世紀以來，醫生發現，光是觀察身體的跡象就可能診斷出許多疾病，這類跡象有數千種，有的小而隱，有的顯而易見，它們都能指向或顯示特定的疾病。一九六〇年代中期，《德高文臨床診斷學》（*DeGowin & DeGowin's Bedside Diagnostic Examination*）整理了這些跡象，可說是體檢方面的聖經，我們四個人——蘿梅洛醫師、芬特娜醫師、拉荷嫚醫師和我——各有一本。它看起來也像聖經，有紅色的皮質封面和縐紋紙。

第三個部分包含驗血及X光的結果。原本這是最簡短的部分，幾乎是後來才追加的，但隨著醫療科技發明的血液檢測愈來愈多，以及顯現體內圖像的方式日益增多，第三部分逐漸取代了體檢。這樣的發展是可以理解的，因為多數病患求診時仍在患病初期，體外尚未出現跡象，多數醫生也沒時間做完整的體檢。不過深池醫院不同，這裡的病患都已生病好一段時間，我們的確有時間——很多、很多的時間——仔細進行檢查。我向來很重視體檢這一環，但直到此時才知道，體檢往往有助於診斷，或者說，忽略體檢往往會導致遺漏診斷。

翻過身就能找到的答案

傑克森先生瘦骨嶙峋，我們都看不出那一團東西在哪裡。
蘿梅洛醫師協助他調整姿勢，向右側躺。
這下我們看到了，他的背上長了一個大如拳頭的腫塊，非常明顯。

一天傍晚，我在X光室裡，蘿梅洛醫師也進來看她的新病患的X光片。她尚未幫病人檢查，但趕在X光室四點關門之前先讓病患完成X光攝影。

她問我想不想和她一起看。

當然。

她把片子放上燈箱，我們都往後退了一步，檢視那張片子。那是胸部的X光片，可以看到肺臟、心臟、肋骨。肺臟看起來很正常，心臟看起來也很正常，但左側肋骨有個很大的東西，看起來像一團骨折碎片和組織。

「哇！看起來不太妙。」我說：「那是怎麼回事？」

「我不知道，我還沒看到病人。」

「喔，那病歷上怎麼寫？」

「沒提到那一團東西。我只知道他在縣立醫院待了兩個月，身體很虛弱，體重一直掉。他們一直搞不清楚他出了什麼問題，他又無家可歸，只好把他送來這裡。」

於是我們一起下樓，準備仔細看看病人。我們發現傑克森先生躺在病床上，臉色蒼白，瘦弱，因為在縣立醫院長久臥床而異常邋遢。蘿梅洛醫師先向他介紹我們兩人，接著拉開床單。傑克森先生的胸膛單薄，骯髒，瘦骨嶙峋，我們都看不出那一團東西在哪裡。隨後，蘿梅洛醫師協助他調整姿勢，向右側躺。這下我們看到了，他的背上長了一個大如拳頭的腫塊，非常明顯。傑克森先生得了癌症，可能是肺癌或腎癌，所以才會莫名地消瘦和虛弱。

蘿梅洛醫師歎了一口氣說：「縣立醫院的護士肯定都很痛恨實習醫生。」

她的意思是，即使實習醫生、住院醫生、主治醫師沒讓傑克森先生的姿勢換成側躺，護士肯定做過很多次，肯定也都看到了那個腫塊。如果他們完全沒告訴實習醫生，是因為生氣、不滿，感覺不受尊重？或是他們告訴實習醫生很多次，也告訴過很多位實習醫生，但由於新體制為避免實習醫生睡眠不足而讓實習醫生輪流照顧病人，結果每位實習醫生都只是把腫塊的訊息傳給下一位而已？

那天下午，蘿梅洛醫師把傑克森先生送回縣立醫院，他也沒再轉回這裡。那樣做很可能是最好的，縣立醫院的外科醫生或許會做切片檢查，甚至移除腫塊。腫瘤學家也許會運用現代醫學的神奇功能，以化療和放療來治療他的癌症。傑克森先生可能從縣立醫院出院，病情改善，甚至治癒了。

無論如何，傑克森先生帶給我一個重要的啟示。那個啟示不是所有病患都應該照X光，也不是醫生都應該親自看X光片，儘管那也是他的故事教我的。那個啟示也不是護理佐理員和實習醫生之間、醫護之間的溝通對病患的照護很重要，儘管那也是我從他的故事學到的。傑克森先生帶給我的啟示是：診斷就寫在病人身上，你得找出來。讓患者翻過身，徹底檢查，別忽略顯而易見的跡象。

這個啟示後來多次向我證明了它的重要性。在深池醫院，我看了數百位入院的病人，只要你知道往哪裡找，確實認真去找，他們的診斷關鍵及有效的治療方式通常都像傑克森先生的案例那樣，很容易就能找到。我在深池醫院的最初幾年學到，《德高文臨床診斷學》裡有關體檢的一切細節都能拯救生命，那些顏色的色調、各種型態、隱約可聞的聲音、異常現象的存在、正常現象的消失，有時甚至是正常現象的存在……等，都能救人一命。那也是行醫過程中最令人心滿意足的地方。

葛蘭茲先生巨大的舌頭

我從來沒見過這種狀況。難道縣立醫院的人沒注意到嗎？難道由於那裡的醫療團隊太常更換，沒人發現那樣的舌頭不該是年輕的葛蘭茲先生該有的狀況？

葛蘭茲先生的個案就是一例。

勒夫．葛蘭茲很年輕，來自波蘭格但斯克（Gdansk），嗜酒如命，每天可以喝上好幾公升伏特加。他孤伶伶的，女友離開，失業，也沒有家人。總之，不管是什麼原因，他就是喝很多酒。在某一段特別孤獨難熬的時候，他甚至喝到讓酒精侵蝕了胰臟。那通常會讓人喪命，因為胰臟會把消化酶排進腹部，開始消化肝臟、脾臟、腸道等其他器官。

葛蘭茲先生在縣立醫院的加護病房住了幾週，驗了幾百次血，照了幾十次X光和電腦斷層掃描，身上的幾根插管，透過人體自然開口和人工開啟的洞口插入體內。其中一條插入腹部排毒；一條為了灌食；一條插進手臂，方便輸血和注射抗生素；另一條放在心臟裡，以便醫生持續衡量壓力。某次醫生衡量心臟壓力時，管子刺破了連接心臟的大靜脈，導致血液流入肺臟，於是醫生又插一支管子進入他的胸腔，以排出血液，讓他的肺重新膨脹起來。

最後，他的病情總算穩定了。現代醫學科技救了他一命。他還是病得很重，但不再需要住在加護病房，比較適合轉到深池醫院——至少縣立醫院的醫師是這麼想的。於是他成了我的新病患，來這裡靜養和復原。

不過，我去看他並準備進行檢查時，第一眼就嚇了一跳。讓我大吃一驚的是他的舌頭，因為病歷上完全沒提到舌頭有異狀。

葛蘭茲先生的舌頭非常大，大到半吐在嘴外，乾燥，色澤如牛肉般紅，而且又厚又長。他試了又試，就是沒辦法把舌頭縮回嘴裡。

除此之外，以他經歷過的一切來看，他看起來其實狀況還不錯。他只有二十八歲，不過禿頭了，眼珠是淡藍色的，還有一個短短的波蘭式鼻子。他的脖子粗大，上面有許多癒合的疤痕，身形鬆垮，過去應該是個壯碩的勞工。從比例來看，他的臉略大，看起來確實有點頭重腳輕，而且臉色有點暗沉。不過真正嚇我一跳的是他的舌頭。

「你的舌頭像這樣有多久了?」我問他。

他的回答很難聽懂。

「已經那樣一個月了。」他大舌頭地回答，還帶著波蘭口音。

已經一個月了?真奇怪。我從來沒見過這種狀況。難道縣立醫院的人沒注意到嗎?難道由於那裡的醫療團隊太常更換，沒人發現那樣的舌頭不該是年輕的葛蘭茲先生該有的狀況?加護病房的人幫他插管和裝上追蹤器時，都沒有退後一步觀察他們的病人有何異狀嗎?還是他們已經很熟悉葛蘭茲先生的怪舌頭，所以病歷裡完全沒提?

大而暗沉的臉、腫脹的舌頭，以及粗大的脖子，在我腦中勾勒出以前在醫學院裡學到的一種罕見病症——上腔靜脈症候群。上腔靜脈是把暗沉缺氧的靜脈血液從手、頸、頭、臉等上半身帶回心臟的大靜脈，萬一有腫瘤或膿腫阻擋，甚至因傷口結疤而受阻，缺氧的血液會開始堆積，上半身就會開始腫脹，逐漸轉為暗沉。我不知道那會不會導致舌頭腫脹，但那肯定是他臉部腫脹暗沉的原因。

不過，我已經學會在檢查病患時先暫時擱置那些想法，於是繼續為葛蘭茲先生檢查身體。他的脖子仍有個洞，是前幾週插入呼吸管幫他維生留下來的。他的胸前也有插管排除肺臟血液留下的疤痕。他的心跳聽起來悶悶的，不太清楚，肚子腫脹，也有疤痕，仍插著一支灌食的管子。他的皮膚蒼白，生命力薄弱。我最後的檢查結論是他的病情仍算嚴重，但肯定是活下來了。

不過，那張腫脹暗沉的臉及大舌頭還是困擾著我。為什麼舌頭會變成那麼大，而且呈腫脹狀態?我碰觸他的舌頭，感覺很堅實，不是軟塌塌的。那是生理性腫脹，不是過敏反應。

應該是上腔靜脈症候群沒錯。果真如此的話，原因是什麼?是許多醫療程序留下的疤痕組織造成的？是膿腫？還是腫瘤？深池醫院不是設備新穎的地方，沒有電腦斷層掃描，也沒有急診室，但我心想，也許簡單的X光片可以幫我看出端倪，所以我把葛蘭茲先生送上樓去照X光，同時跟過去親自看個究竟。

X光片能看到的東西其實很有限，那也是後來發明電腦斷層掃描的原因。X光片只顯示出陰影。我看到葛蘭茲先生的肺部陰影很小，他的呼吸很小，不過肺部顯然沒有感染、膿腫或腫瘤。上腔靜脈的陰影的確看起來比正常寬，但出乎我意料的是心臟的陰影。他的心臟非常大，形狀呈現奇怪的球狀，有點像老式的熱水瓶。

我很少碰到自己看不懂的情況，這就是其中一次。不過我知道我看到的東西不正常，於是下樓到醫師辦公室尋求協助。

芬特娜醫師坐在她和蘿梅洛醫師共用的小桌邊，她正在捨不得丟棄的郵件堆裡翻找病患的病歷，看起來有點煩躁。

「嘿，茱莉，跟我上樓看一張X光片，我不知道是怎麼回事，但不太對勁。」

她立刻就站起身來。

我在上樓途中向她描述葛蘭茲先生的臉和舌頭。她研讀那張X光片好一會兒，最後說：「維多莉亞，那是心包膜積水。」

啊，沒錯。肯定是！

心包膜積水，表示心臟和心包膜之間有液體。心包膜就是我看到希克曼先生心臟外圍的那層閃亮薄膜。通常，心臟和心包膜之間只有少量的液體，用來潤滑心臟的擴張和收縮。心包膜積水則是心包膜內的液體太多，若心臟腫得像葛蘭茲先生的X光片裡顯示的那麼大，表示那裡肯定有很多液體。

那些多餘的液體會壓迫心臟，進而壓迫上腔靜脈，導致血液堆積回流至葛蘭茲先生的頸部、臉部和舌頭，這也許可以解釋他上腔靜脈阻塞的問題。如果真是那樣，可能就是緊急狀況，因為不管進入心包膜的東西是什麼，都會持續填滿並壓迫心臟，直到心臟無法跳動為止，那稱為「心包填塞」，可能會致命。

現在的關鍵問題是：那會多快發生？葛蘭茲先生的心臟腫那麼大有多長時間？一週，還是一個月？或是一天？

要找到病患的上一位主治醫生向來不容易，我花了一些時間，但還是找到了。他很肯定葛蘭茲先生的心臟腫那麼大已經好一段時間了。

多肯定？

非常肯定。

那舌頭呢？

「噢，舌頭腫大一個月了。」

那聽起來倒是令人寬心。這表示我遇到的不是心包膜積水的緊急病例，不過也還未完全排除可能性。無論如何，這樣一來，若想以舌頭和心臟腫大一個月為由，把葛蘭茲先生送回縣立醫院，理由太牽強。但另一方面，如果葛蘭茲先生的心包膜持續積水，而我忽略那些徵兆的話……

我突然想起一件事，有個方法可以判斷葛蘭茲先生的狀況有多緊急。那不是什麼了不得的方法，而是沒什麼技術性的簡單方式，《德高文臨床診斷學》裡就有說明。由於心臟的跳動和肺臟的擴張與收縮之間有關聯，血壓的測量原本不像後來的機器測量那麼簡單。在心臟收縮、心跳穩定之前，血壓較高一些，這時，會有幾個心跳聲先穿過充了氣的血壓壓脈帶。在那段較高的血壓和收縮壓之間的差異，稱為「奇異脈」。它很容易測量，只要量血壓時留神聆聽最早出現的那幾聲心跳就行了。根據《德高文臨床診斷學》的記載，正常的奇異脈低於十點，若測量出來的差異比十點大愈多，心臟可能停止的機率愈高。

過去，醫生會親自幫病患量血壓，醫生看病人的第一件事就是量「生命徵象」（vital signs），亦即血壓和脈搏、體溫和呼吸率。事實上，從前人們認為生命徵象是身體當中最重要的，他們測量的是*vita*（拉丁文的「生命」），從中掌握心跳狀況、身體溫度、呼吸活力。到了二十世紀末，生命徵象受到的重視已遠遠大不如前。醫生將這項任務交給護士，護士又轉交給護理佐理員，然後交給機器，如今幾乎很少由人工來測量了。病患剛送達醫院時，護理佐理員會推出生命徵象測量機器，在病患手指上夾上塑膠鉗，從機器螢幕直接讀取血壓、脈搏、體溫、呼吸率的精確數據。機器的讀數不僅即時，還可一再重複。然而，機器無法更改設定來衡量奇異脈，因此從來沒有人量過奇異脈。

芬特娜醫師和我離開X光室，回到入院病房區。我找到一條血壓壓脈帶，又回去找葛蘭茲先生，他已經躺回床上，看起來疲憊無力，我幫他量了血壓。在一七〇時，我聽到最初的幾聲心跳，那是第一個數據。在一四〇時，我聽到心臟收縮的心跳聲，所以葛蘭茲先生的奇異脈有三十點，他的心包膜正迅速填滿，很快就會導致心包填塞，心臟就會停止跳動。

我告訴葛蘭茲先生他必須轉回縣立醫院，他聽了很不高興，縣立醫院也不高興。不過，兩小時後，他躺在心導管室裡，在攝影監控下，接受全套現代化醫療科技的處理，從心包膜抽出兩夸脫的血液，紓解了心臟所受的壓迫，心臟開始恢復正常跳動。

事實上，那救了他一命。

後來外科醫生推測，血液緩慢滲入他的心包膜應該有好幾個星期了，可能是之前插管刺破肺臟，導致肺臟塌陷造成的。那慢慢累積的壓力後來逐漸阻礙上腔靜脈，導致臉部和舌頭腫大。現在積血排除了，外科醫生認為心包膜會貼著心臟，不會再出血，葛蘭茲先生的臉將會恢復正常。不過他不敢確定舌頭的情況。

兩天後，葛蘭茲先生又送回我這裡。他看起來的確好多了，臉色較紅潤，臉也不像之前那麼大，但舌頭還是差不多。呼吸管和肚子上的插管開口仍在，眼神依舊充滿驚恐，好像在說：「我怎麼了？這一切是怎麼回事？」

不過，他很年輕，身體逐漸自我修復，脖子上的開口癒合，留下疤痕。接著，他可以大舌頭地說點話和吃東西，灌食管也可以移除了。他的體力逐漸恢復，先是可以坐起身子，之後也可以走動了。他的眼神亮了起來，動作也加快了，舌頭縮小，但一直無法完全縮回嘴裡。後來他的女友也回來了。幾個月後，我簽了葛蘭茲先生的出院單。

他離開時沒並沒有感謝我們，依舊充滿憤怒與驚愕。他把僅有的兩、三件襯衫和褲子等隨身物品放進紙袋裡，沒說什麼就走了。我想，他對舌頭的狀況還是不滿。後來我聽說他找律師控告縣立醫院醫療過失，但不知道結果如何，也不知道後來他的舌頭怎麼了。

不過，他的確留給我一個啟示。自從看過葛蘭茲先生以後，我一直提醒自己，即使是最不起眼的身體跡象，即使是像奇異脈那樣微小、簡單卻少見的狀況，都可能救人一命。

那隱而未現的古老觀點

在科學化的現代醫學之下，還有一種比較古老的瞭解人體的方式，那方式已遭到淘汰，只在我們的意識裡留下隱約的影子，但依舊活躍於我們的思想與渴望之中。

這段期間，我同時也在學習拉丁文。

從前，所有醫生都懂拉丁文。有好幾百年的時間，醫學書籍都是用拉丁文寫的，醫學術語也都源自於拉丁文。最重要的是，在科學出現以前，拉丁文的知識讓專業醫生有別於傳統醫療者。即使是在深池醫院，除了我以外，入院病房區的每一位醫生都懂拉丁文，只不過每個人學會的原因都不一樣。芬特娜醫師會，是因為她讀醫學院時，拉丁文仍是必修科目。拉荷嫚醫師懂拉丁文，因為她是修女教出來的。蘿梅洛醫師懂拉丁文，因為她是拿獎學金念頂尖的東岸私立學校。我從來沒學過拉丁文，因為我上醫學院時，拉丁文課程已經由物理、微積分、生物化學等課程取代了。

不過希德格是用拉丁文寫書的，我知道若想瞭解她的醫學，就應該以她使用的文字來認識她的作品。不過，要找到學拉丁文的途徑沒那麼簡單。社區大學沒開這門課，即使我打電話到一般大學去詢問，校方也直接把我轉到拉丁美洲研究系。於是我請了家教，開始在下班後學拉丁文。那是一門豐富又讓人興奮的學問，我指的不是像凱撒的戰績或西塞羅的修辭，而是那種語言、文字本身的魅力。

後來我發現，希德格用的是中世紀拉丁文，不是古典拉丁文，兩者不太一樣，於是我接著開始尋找學習她使用的拉丁文的方法。中世紀拉丁文比古典拉丁文口語化，是中世紀說的語言，也是書寫的文字，甚至比古典拉丁文更含糊難懂。我找了好一陣子，終於發現附近的大學有開中世紀拉丁文的研討課程。

梅潔醫師允許我每星期抽一個早上去大學上課，我在那裡認識了典型的中世紀學者喬治・布朗，並接受他的指導。

布朗教授不只有一個博士學位，而是兩個。他成為教授之前一直待在耶穌會神學院。他因落髮而自然形成像修士般的禿頂，留著大鬍子，看起來跟他研究的專題人物畢德尊者[3]出奇相似。布朗教授的個子不高，體型精實，襯衫總是燙得平整，領帶打得方正，不管天氣多熱，總是穿著羊毛西裝，治學嚴謹，活脫脫就是中世紀學者的標準典範。他語氣溫和，個性謙虛，是一位優秀但低調的學者，就像芬特娜醫師一樣內斂。

上課的地點是在大學裡一棟紅頂的黃褐色石砌建築。我走路去上課，沿途會經過噴泉和羅馬式教堂，讓我開始察覺大學和醫院在體制上的相似之處，並為之驚歎。大學和醫院都是十二世紀開始盛行的，兩者都展現出西方對學習和療癒的重視遠超過金錢的價值，教授和醫生也都是為了超越自我的理想而付出。

儘管如此，大學和醫院之間仍有很大的差異。每當我走去上課時，環繞周遭的是青春與財富。社會將資源投注在未來的棟樑，這些學生未來還有很長的人生，前途無量，不像我醫院裡的病患。此外，教育也不像醫學，尚未商品化，大學還沒變成純粹的「資訊提供者」。布朗教授言行舉止像個飽學的騎士，人們也如此看待他。

3 畢德尊者（Venerable Bede, 673~735），英國神學家及歷史學家，知識淵博，有「英國歷史之父」之稱。

我跟隨他學習的不只是中世紀拉丁文，還有古字體，也就是閱讀印刷術發明之前的中世紀筆跡。我也學習認識「評注」——寫在文稿旁邊或行距之間的注釋；還有關於羊皮紙文獻的知識，以及有時在一層文字之下還隱約存在的另一層影子文字，稱為「重寫本」（palimpsest）。中古時期，人們都在羊皮紙上寫字，但羊皮紙很貴，因此他們有時會刮除舊紙上的墨印，重複使用。不過，頁面未必能徹底刮除乾淨，因此，在新的文字之下，仍隱約可看到原已刮除的文字像影子般若隱若現。

「重寫本」似乎很適合用來形容我在深池醫院開始學到的東西：在我們科學化的現代醫學之下，還有一種比較古老的瞭解人體的方式，那個方式確實已遭到淘汰，只在我們的意識裡留下隱約的影子，但依舊活躍於我們的思想與渴望之中。

她想要的只是新的眼鏡

她想要的不是安樂死，也不是藥效更強的止痛藥，而是更換食物、更換眼鏡。她完全沒提到自己的不幸，只是一派平靜，據實以告。

我答應梅潔醫師暫待的兩個月早就過了，她也沒追問我下一步的打算。我和拉荷嫚醫師、蘿梅洛醫師、芬特娜醫師一起在入院病房區服務病患，感覺很自在。我開始從病患身上學到特別的東西，那就是身為病人的經驗。不過我在深池醫院待了多年之後才理解這個道理。

我能有這樣的體悟，是因為每天都會探看病人兩次，甚至三次，通常持續好幾個月。我逐漸認識他們，當然，他們也逐漸認識我。我在深池醫院服務第一階段接近尾聲時，遇到一位特別的病患，一位令人難以面對的病患。她甚至不是我負責的，而是蘿梅洛醫師的患者，但她的病床就在我負責的兩位患者之間，所以每天我都會經過她床邊。她罹患了可怕的疾病，在深池醫院稱得上可怕的疾病，那真的就是很可怕了。

托德小姐三十五歲，是癌症患者，罹患的是腦瘤。她的病之所以可怕，是因為腦瘤正好長在右眼後方，即使動了手術，做了放射治療，腫瘤仍持續往眼睛外面長。其實醫生已摘除她的右眼，將眼瞼拉下來縫合，蓋住腫瘤，但它仍不斷成長。

托德小姐原本就不是美人胚子，放療使她落髮，服用類固醇導致她臉部腫脹，再加上縫合的眼皮開始隆起，此時的樣貌更讓人不忍正視。不過她總是態度親切，也很安靜。我經過時，她總是對我微笑，後來我們偶爾會聊一下，彼此簡單打個招呼，問候一聲。我已習慣她臉部的變形，儘管如此，從某個角度來說，我刻意不去多想她的感受。

有一天，我終於拋開遲疑，在她床邊停了下來，完全停下腳步。我們看著對方。她看著穿白袍、來去匆匆、頭髮有點蓬亂的我，我只看著她的左眼。

我們稍微聊了一下，然後我問她：「有什麼需要我幫忙的嗎？」

「有，」她回答：「我真的不喜歡他們給我的食物，都切得碎碎的，淡而無味，你覺得那可能改變嗎？還有另一件事，你可以幫我安排眼科醫生嗎？我需要一副新的眼鏡。」

她的回應令我震驚，迄今依舊難忘，她的泰然自若也令我佩服至今。她想要的不是安樂死或萬靈丹，也不是藥效更強的止痛藥或其他醫生的意見，而是更換食物、更換眼鏡。她完全沒提到自己的不幸，只是一派平靜，據實以告。無論是什麼原因讓她全然接受了自己的命運，此時對她而言，重要的都是些日常生活裡的小事。

後來我們的確幫她調整了膳食，也幫她配了一副新的眼鏡。不久，她搬到另一個病房，一年半後在那裡安詳辭世。儘管如此，她為我帶來的啟示，就像我從許多病患身上一再學到的，我花了較長的時間才徹底理解。大無畏。回歸本質，堅定自我，源源不絕的勇氣。

那是大多數年輕醫生甚或大多數中年醫生都無法瞭解的特質，因為我們都很幸運，不曾身為病患，至少不曾像托德小姐那樣。醫生畢竟都是從年輕學子開始起步的，那時都很健康，充滿好奇，用功勤奮。我們對於不幸和無可避免的天意能理解多少？

有一所醫學院以入學前的活動來解決這個問題。他們要求醫學院的學生偽裝成病人，到未來工作的醫院裡就醫，希望他們藉此瞭解身為病人的感受——你必須交出手錶和皮帶，穿上裸露出背部的病袍，在候診廳裡躺在輪床上等候，感覺暴露又脆弱，只是一個籍籍無名的不幸者。那是個不錯的主意，但效果不太好。每年六月，這些年輕俊秀的年輕人在區域醫院就醫時，頭髮、表情、眼睛看起來都很正常，醫生和護士當然一眼就看出他們是什麼身分。他們眨眨眼，微笑，甚至和這些因「腹痛就醫」的「病患」眉來眼去。

儘管如此，那還是不錯的點子，不錯的想法。

托德小姐為我在深池醫院最初幾年留下最深刻的印象。她為我那幾年的學習做了總結，也隱約指出了我未來即將學習的方向。即使在我們已經無法再為病患多做什麼的時候，找不到癌症也好，量不到奇異脈也好，總還是有些事情值得我們去做。那不見得是救人一命、偉大或英勇的事，而可能只是像換一副眼鏡、調整膳食那麼簡單。事實上，通常都是如此。

托德小姐讓我明白，我不需擔心自己會因病患的厄運而受到影響，他們會好好打理自己，我需要做的，只是問問自己能幫忙什麼，如果能幫上忙，就去做。至於那些無法自己回答的病患，還有其他方法可以得知他們的需求：詢問他們身旁的其他患者、護士、護理佐理員、志工……等。

我來到深池醫院以前，深信科學醫療的重要，但托德小姐讓我體認到日常小事的重要。

她也讓我有了這樣的推論：重要的往往不是大事。天意與命運那樣的大事是可以認命接受的，或許因為那些事太大，而且是命中注定的，終究無法改變。然而，只要有人在意，小事是可以改變或應該改變的。每天難以下嚥的三餐、破損的眼鏡……等，這些時時刻刻提醒著我們切莫輕忽細節。或許我們可以接受，我們面對考驗，是因為上帝自有其道理，或因為某些我們自己十分清楚的原因（深池醫院的病患就是如此），不過，無法改變膳食或更換眼鏡，卻只是因為身邊的人不夠關心。

這也是為什麼那些俊俏的醫學院學生偽裝成病人就醫，在候診廳等候，交出手錶、皮帶、衣服，甚至躺在輪床上等電梯，也不可能學到這些真實而細瑣的事。因為醫護人員的眨眼、輕碰、眉來眼去，都讓他們相信自己是值得關照的，也確實受到了關照。

追尋醫學的新視野

> 此時我對拉丁文有足夠的理解，已能閱讀希德格的作品，但若想再更進一步，就必須進入研究所，而且不是念中世紀歷史，而是攻讀醫學史。

那次與托德小姐互動的經驗發生後不久，我碰巧在圖書館遇到布朗教授。

他告訴我，我在古字體課程做的專題讓他印象深刻，不過我缺乏正式的史學訓練，只能侷限於那樣的格局。此時我對拉丁文有足夠的理解，已能閱讀希德格的作品，對古字體也有足夠的瞭解，但若想再更進一步，就必須進入研究所，而且不是念中世紀歷史，而是攻讀醫學史。美國有這類研究所課程的學校不多，不過有一所不錯的研究所就在深池醫院附近，他建議我去找所長——醫學博士哥哈．懷茲。

我照他的話去做了。懷茲教授在電話上的態度有點冷淡，他說他的系所規模很小，他很難指導學生攻讀中世紀醫學的博士學位，也許根本沒辦法做到。

我問他願不願意給我一次面談機會。

他願意，於是我們約好隔週在醫院附近的某家餐廳一起用餐。

02 空前絕後的美好時光

他以低沉的聲音悠悠地說：「你知道嗎，這樣美好的時光應該是空前絕後了。」他指的是那種平靜、祥和、放手去做該做的事的醫療方式。沒人盯著我們。藥劑師讓我們使用想用的藥物；保險公司懶得管我們；其他醫院也樂見我們接手狀況複雜的病患。最重要的是，梅潔醫師相信我們都會為病患做出正確的決定，這對醫生來說是非常美好的事。

我一眼就認出懷茲教授。他的模樣完全符合我在電話中與他交談時所想像的：白髮，藍眼，鬍子刮得乾乾淨淨，非常典型的德國醫學學者。不過他的穿著比我預期的隨性些，領口敞開的白襯衫搭配休閒褲。我們在他提議的南美餐廳碰面後，挑了角落的座位坐下。他點了一份烤紅椒和一小杯葡萄酒，我也點了一樣的。

他一開口說話——口中還有食物，紅唇濡濕——我立刻理解他的德國外表與非德國舉止之間的不協調。懷茲教授來自拉丁美洲，他雖然在德國出生，但在阿根廷成長，因此說話帶著混合了德語和西語的腔調，德國外表下流著對辣椒情有獨鍾的熱血。接下來的幾年，我也逐漸瞭解這對他帶來的不利影響。就像男人體內有著女人靈魂的性別錯置者一樣，懷茲教授的德國身體裡有著拉丁美洲的靈魂，所以老是遇到誤認或誤解。

面談一開始，他先說明他的醫學史研究所規模很小，只有兩名教授，研究聚焦在美國醫學，並不具備探究前現代醫學或希德格的能力。如果他接受我入學，我必須自行到其他大學修課，自己找指導教授。他也坦白告訴我，他還不知道該如何安排才好。我必須先修讀碩士學位，或許之後再繼續攻讀博士學位；在博士班第三年結束時，必須經過正式的口試，還要學會兩種必修的語言。由於我是執業醫生，這樣的課程安排肯定不輕鬆。不過……這時，他把身子往後靠著椅背，看著我說，他對我的專題很感興趣：一位中世紀的德國修女撰寫了實用的醫學文獻……。

他自己的研究專題是醫院。他說，事實上，他正在撰寫醫院的歷史，也希望它未來能成為權威之作。講到這裡，他整個臉亮了起來，上身貼近小桌子往前靠過來，逾越了德國禮儀應有的距離。

他說，醫院有趣的地方，在於它是西方及基督教的機構，而不是沿襲自希臘或羅馬。[1]希臘人最近似醫院的地方是療癒聖殿，那是靠近療癒之泉的優美場所，但其中的工作者是祭司，不是醫生。羅馬人確實有類似醫院的機構，不過是專為士兵設置的，不像醫院體系是為了照護生病的公民。

如今我們知道的醫院體系源自於中世紀的基督教修道院。在修道院裡，照顧患者是基督徒最重要的責任，所以每個修道院都有照護窮困病人的照護所，以及照護生病修道士的療養所。負責經營照護所和療養所的是修士療養長（懷茲教授推測甚至可能是修女療養長），但現在已無法得知他們的工作內容及院所的運作方式。歐洲的醫院和救濟院向來是以修道院的照護所和療養所為模型而建立的，有些甚至直接傳承自照護所和療養所。如今巴黎的神恩院舍就是在七世紀由修道士創立的，目前仍是巴黎的貧民醫院。「社會應該照顧生病的窮人」，這是屬於西方特有且令人驚訝的理想，而它正源自於中世紀的修道院照護所與療養所。

不過，我們對這些組織的認識僅止於此，我的研究計畫因而引發他的興趣。懷茲教授說，也許希德格就是修道院裡的療養長，因此才會撰寫醫療文獻。我大可從中找出照護所和療養所的狀況，例如：他們如何診斷和治療疾病；他們使用什麼藥物又為何使用那些藥物。甚至我還可進一步研究前現代醫學的實際運作方式。我可以將目前我們對中世紀醫學所知情況當成研究的背景，那會是難得的研究，對他想寫的書也很有幫助。

懷茲醫生將身子往後靠回椅背，擦了擦嘴，直視著我。

「不過，那會是漫長而複雜的專題。你必須學習德文和拉丁文，也要花很多時間在圖書館裡研讀中世紀的手稿。你必須將看診時數減半，系上有小額獎學金，我會把獎學金給你。」

懷茲醫生突如其來地提出大方的條件，隨即站了起來，我也跟著起身。我們一起走出餐廳。來到街角時，他停下腳步，意味深長地看了我一眼，接著轉身走入街頭，返回大學。

他在意的是病患來自何處

他潦草的字跡經常超出紙張上的線條，但總是直指核心。
他重視的不是病患可能有什麼問題，
他比較在意的是病患來自何處，之前過什麼樣的生活。

我告訴梅潔醫師打算進研究所攻讀醫學史時，她不僅支持，也讓我彈性上班。原來蘿梅洛醫師正

1「東方」和「西方」二詞使用於不同時代或背景時有不同意涵。作者這裡所謂的「西方」，應是指相對於古希臘羅馬的中世紀基督教世界。

打算留職停薪，因此我可以把工作時間減半，接替她和芬特娜醫師一起分擔工作。接手我原來全職工作的是艾賽亞．傑弗斯醫師。

我和傑弗斯醫師原本只是點頭之交，但接下來幾年我們彼此愈來愈熟悉。他個頭高大，膚色黝黑，英挺帥氣。身為黑人的他有一天告訴我，他其實是平權行動[2]的成功故事之一。他在佛羅里達州成長，是祖母在鄉下將他扶養長大的。當時黑人仍備受歧視，在學校，他們讀的是前一年別人用過的二手書。他帶著招牌式的微笑說，其實那也無所謂，因為舊書和新書的內容是一樣的。後來，他獲得獎學金，進入亞特蘭大的莫爾豪斯學院（Morehouse College），接著因平權行動的保障名額進入醫學院。他說，平權行動對他幫助很大，他的意思是他兩個孩子如今就讀私立學校，等他們準備上大學時，已經不需要靠保障名額了。

傑弗斯醫師的辦公桌在我對面，那其實不算桌子，只是一個靠牆的狹窄櫃台。多年來，最瘦高的男醫師都坐在那裡，或許因為那裡沒有抽屜，比較方便他們伸放長腿。

傑弗斯醫師不像芬特娜醫師那樣對醫學無所不知，但他很清楚什麼是必要的。他也不像拉荷嫚醫師那樣把檢查報告寫得詳盡又優雅，而是簡潔扼要。他潦草的字跡經常超出紙張上的線條，但總是直指核心。他重視的不是病患可能有什麼問題，他覺得別人的結論對他來說就夠了，他比較在意的是病患來自何處，之前過什麼樣的生活。

傑弗斯醫師也總是能一眼就看出美好的事物。某個壓力較小的下午，坐在我對面的他把椅子往後推，環顧辦公室。辦公室一如我剛來時那樣簡樸。他的目光先掠過陽春的電腦，接著望向書架上的書，然後盯著裝著鐵窗的唯一一扇窗。他往後仰靠在椅子上，以低沉的聲音悠悠地說：「維多莉亞，你知道嗎，這樣美好的時光應該是空前絕後了。」[3]

他指的是那種平靜、祥和、放手去做該做的事的醫療方式。沒人盯著我們。藥劑師讓我們使用想用的藥物，不管有什麼副作用或是否符合藥品標示的使用方式；保險公司懶得管我們；其他醫院也樂見我們接手狀況複雜的病患。最重要的是，梅潔醫師相信我們都會為病患做出正確的決定，這對醫生來說是非常美好的事。

走進他們的內在王國

喬吉絲太太讓我明白，他們尚未死亡，而是活在我們都很熟悉的另一個世界裡：那個內在的世界，那個內在的王國。

有了傑弗斯醫師在我對面接替我的全職工作，我開始和芬特娜醫師一起共同分擔工作。

這時我對芬特娜醫師已很熟悉，但和她一起工作還是需要一點調適。我們共用一張桌子，桌子角落老是高高堆著她晚一點才會看的東西：藥廠的免費晚餐邀約、有關石棉的行政公告、病患的X光報告、化驗室的檢驗報告。每天早上我到班後都會先整理那疊東西，丟掉垃圾郵件，再加以分門別類。每隔幾個星期，芬特娜醫師又會想出新的分類系統，例如：不同顏色的檔案夾、編上號碼的活頁夾、

2 平權行動（affirmative action），又稱「反歧視行動」，開始於美國的七〇年代，主要目的是改善少數民族群體和婦女就業或受教育的機會，廢除歧視。

3 從一九九二年的年度報告就能看出，深池醫院當時確實運作良好。那一年大環境不景氣，但醫院沒有縮減任何服務，也很快通過年度官方檢查；院內沒有感染流行性感冒的案例，也啟動新的洗衣系統，還有二百多位患者等著入院。（作者注）

貼上標示的筆記本。

我們後來逐漸瞭解彼此。芬特娜醫師有內科醫生的性格，我雖也是內科醫生，卻有外科醫生的特質。我對是否採取行動較感興趣，她較在意的是行動的精準，會花很多時間找出精確的方法。我們花了一段時間才調整出一套互動模式，將彼此的差異變成加分，而非相互牽制。事實上，我們兩人的方法都很有效，尤其是在對的時機應用在對的病人身上時。

每星期當中，我們會有一天一起到班，於是我們會同時出現在醫師辦公室，一起探視病患，在下班前一起巡房，一起討論病例。一天傍晚，我們來到喬吉絲太太病床旁。她是由芬特娜醫師經手入院的患者，當初診斷的結果是年邁衰老。她沒有阿茲海默氏症，也沒有其他失智症狀或致命疾病。她是寡婦，膝下無子，也沒有任何親友。在芬特娜醫師看來，她目前的生活，是介於出生及尚未來臨的死亡之間的破折號。

那個傍晚十分寧靜，我們來到喬吉絲太太床邊。她看起來睡著了。芬特娜醫師走到她病床左側，我走到右側，我們靜靜在那裡站了一會兒。不久，我發現喬吉絲太太沒在睡覺。她只是閉著眼睛，眼皮微微顫動，呼吸也不像入睡時那般平順，而是類似作夢或思考時的活躍呼吸。

芬特娜醫師低頭看著她，先是不發一語，接著輕聲問：「喬吉絲太太，你在做什麼？」

喬吉絲太太睜開雙眼，看著我們。

「我在高中的畢業舞會，等人來邀舞……男孩都好帥！女孩都好美！」

「你有什麼需要嗎？有沒有什麼需要我們幫忙的？」

「不，不……我很好，謝謝你們。」

於是我們離開她床邊，繼續巡房。然而我永遠忘不了那一刻。芬特娜醫師刻意停下來關心喬吉絲太太的舉動令我相當訝異。喬吉絲太太看起來就像在睡覺，但是當我們站在那裡等候或觀察時，我逐漸察覺一種過去曾和病患一起感受過的特質，只不過以前都是無意識的——彼此共同分享的平靜安寧感受。那當下我發現，那是一個療癒空間，它不只療癒了病患，也療癒了醫生。那是一個毋需問答、以無為代替有所作為的空間。

同樣讓我訝異的還有芬特娜醫師的聲音。她試探性地詢問，但語氣堅定，穿過那平靜的空間，跨過她和喬吉絲太太之間的距離。芬特娜醫師問的是類似失智病房或昏迷病房裡常聽到的問題，而喬吉絲太太的回應也讓我驚訝。你在做什麼？你在這裡嗎？還是在其他地方？

「我在高中的畢業舞會，等人來邀舞……男孩都好帥！女孩都好美！」

由此可以想像，這些患者沉默時大概處於什麼樣的狀態。或許不是所有人都是這樣，也不會一直都是這樣，但確實有些人大多數時候都是這個樣子。喬吉絲太太讓我明白，他們尚未死亡，而是活在我們都很熟悉的另一個世界裡：那個內在的世界，那個內在的王國。那裡有這世上的一切，例如焦慮、期待與欣賞；例如舞蹈、禮服，以及華麗的會場。

他說，他需要十五元……

他一直向我們保證他沒喝酒，絕對沒有，他也不懂為什麼我們覺得他身上有酒味。有一天，他向醫生借了十五元，後來沒再回來。

芬特娜醫師和我瞭解兩人各自的長處後，逐漸為我們自己和病患調整出最好的分工方式。年老孱弱、工作或服役一輩子後退休的人，是芬特娜醫師比較瞭解或理解的患者；所謂的「壞女孩」，則由我負責。芬特娜醫師無法瞭解或欣賞他們，她不明白他們為何會做出那樣的抉擇或有那些行為。

我們剛合作時，她經手了吉姆．傑伊的入院。傑伊先生是個問題人物，長髮蓬亂，不梳洗，也不刮鬍子，還有一口爛牙。他進醫院的原因是再度因喝酒而性命垂危，不省人事。他住院後，肝臟重新再生，思緒逐漸清晰，狀況逐漸穩定。事實上，他已能夠自行走到大廳，在小圓桌邊和其他病人坐在一起，用紙杯啜飲咖啡，即使有時茫然發呆，還是慢慢康復。

不過，有一回他從外面回到病房後，身上散發些微的酒味，不多，只有一點點。我們為此和護士、社工人員、醫生、傑伊先生本人開了很久的會。他一直向我們保證他沒喝酒，絕對沒有，他知道再喝下去會要他的命。他也不懂為什麼我們覺得他身上有酒味，說不定那是刮鬍水的味道。

他是由芬特娜醫師辦理入院的，芬特娜醫師是他的主治醫生，因此那場會議由她主持。

「不過傑伊先生，」她溫和地說：「你知道酒精對你危害有多大，對吧？它會損害你的肝細胞，而你的肝細胞已經所剩不多了。你還記得你剛來這裡時的狀況嗎？你不希望那狀況再發生吧？」

「是的，醫師，我還記得，我不希望再發生了。而且，醫師，我已經發誓永遠不再碰那東西，永遠不會了。我希望康復以後可以出院，到亞克朗市和我姐姐住在一起。」

芬特娜醫師看起來很滿意。

「傑伊先生，聽你那樣說，我很欣慰。我們會幫你達成那個目標，我們全都會盡全力幫你，對吧？」她環視我們問道。

所有人都熱切地點頭。

過了幾天，我打電話到醫院詢問我們的患者狀況如何，芬特娜醫師告訴我一些壞消息。

「傑伊先生不見了。」

「哼。」我低低輕哼出聲。

「維多莉亞，你說什麼？」

「沒什麼。發生了什麼事？」

「你聽了應該會笑我。別生氣喔。昨天傑伊先生在大廳裡叫住我，他看起來非常好，全身上下乾淨清爽，頭髮一絲不亂，鬍子也刮得乾乾淨淨，護士幫他在服裝部找了一件不錯的運動外套。他說想寄個包裹給他姐姐，但社工給他的錢在睡覺時被偷了，他需要十五元。」

「你沒給他錢吧？」

「我給了。」

「噢，茱莉！」

「後來我們發現他去了賭城雷諾，而且他沒回醫院。」

傑伊先生後來的確沒再回來。不過，這件事發生之後，芬特娜醫師和我費了一番心力將我們的病患分類，或者更精確的說，是選擇更適合彼此的醫療對象。芬特娜醫師負責處理需要溫和對待、包容和耐心的狀況，例如和憤怒的家屬開漫長的會，照顧失智患者，或是應付麻煩的官僚。至於需要嚴格紀律甚至必須軟硬兼施的患者，就由我處理。這樣的分工對我們兩個都好，對我們的病患來說無疑也是較好的做法。

四體液與體液系統

體液系統的「元素」不是哲學家的元素，而是農民和園丁的自然元素。希德格慢慢進行，就像園丁一樣，然後觀察變化；她依隨病患的身體狀況運作，並不主導。

這時，我已經開始跟隨懷茲教授攻讀醫學史了。

上課地點在四樓的小研討室，位於大學醫院老舊的側翼建築裡。我通常會先走進醫院的新大樓，然後穿過大廳。大廳裡貼滿醫院最新奈米科技發明的消息。接著我穿過研究部門，經過設備齊全的診所，爬上三段有老式鐵欄杆的混凝土樓梯。歷史系深居樓上，看起來就像現代醫學是二姨太，她不想知道歷史的存在，甚至不想知道曾經有過去的存在。

我們共有六個研究生，其中三位是醫生，另外三位不是。懷茲醫生花了幾個月的時間，帶我們走過古希臘、羅馬、中世紀、文藝復興、啟蒙時代的醫學，接著又利用幾個星期，一路引領我們走進現代醫學。於是我們知道，在前面的兩千四百年歷史中，前現代醫學是西方唯一的醫療系統；那是人們理解健康和疾病的方式，是所有醫生行醫的方式，也是所有病患預期會接受的醫療方式。然而，在十九世紀接近尾聲時，不過短短幾十年間，前現代醫學突然由現代醫學所取代，從此受人遺忘。

懷茲醫生為我們說明那套系統的理論。他說，在前現代醫學當中，宇宙由四個抽象的元素組成：土、水、氣、火。這四個元素又分別由四種性質組成：冷與熱，乾與濕。因此土是乾冷，水是濕冷，氣是濕熱，火是乾熱。宇宙萬物都是由這四個元素和四種性質組合而成的，只是比例各異。人體的構成要素「四體液」也是這樣組成的，四體液分別是血液、黃膽汁、黏液、黑膽汁。血液濕熱，黃膽汁乾熱，黏液濕冷，黑膽汁乾冷。當時人們認為，只要這四種體液保持平衡就是健康，一旦失衡就會導致生病。醫生的職責就是診斷病患的體液失衡，開出療養處方，讓病患恢復體液平衡。診斷時，醫生會把脈及檢查尿液，療養處方則包括膳食、草藥、放血、艾灸、浸浴。此外，改善心神、性生活、休息、睡眠、體力也是醫生會開列的處方。

懷茲醫生告訴我們，這套系統通常稱為「體液系統」（humoral system），因為有四個元素、四種性質、四種體液，又稱「四分系統」，有時也涵蓋其他四分法，如：四季（春夏秋冬）、四方（東西南北），甚至是四門徒（馬太、馬可、路加、約翰）。接著，他讓我們看一張中世紀的圖，圖中描繪了整套理論：人體在中央，頂部、底部、左側、右側分別是四季、四方、四元素、四體液、四性質。

懷茲醫生最後說，體液醫學是一個歷史悠久又美好的醫學系統，但它如何解釋人體運作幾乎仍是個謎。

我們幾個本身就是醫生的研究生對此自然有許多疑問。為什麼前現代醫學延續那麼久，之後又如此突然結束？為什麼它和同樣也以元素、性質、體液為基礎的中國及印度的系統如此相似，卻又如此不同？

懷茲醫生不知道，他無法回答，但望著我說：「那會是史薇特醫師研究的專題。」

研究所第二年的課程提供書寫歷史的許多方法，為撰寫碩士論文預作準備。那年即將結束時，我開始著手寫論文。我以十二世紀本篤會修女希德格的醫學文獻為基礎，探索體液醫學的運作方式。我決定把自己想像成她的學生，以她的文本——而且只藉由這個文本——來引導自己探索這個主題。

我不敢說從希德格那裡學會了如何運用體液醫學，但我確實受益良多。我理解了那不只是一套優雅的哲學體系，也是用來協助真實的病患療癒真實疾病的真實醫學，即使當時對疾病的瞭解和現代醫學並不一樣。

我理解了四分系統是有效的啟發式工具，亦即想像外在環境如何影響人體內部的方式。那套系統的應用是有技巧的：將四元素當成實體物質，而不是抽象物質。土是指土地或土壤；水是指雨水；氣是指風；火是指太陽。體液系統的「元素」不是哲學家的元素，而是農民和園丁的自然元素。

我開始明白，前現代醫學的基礎就像園丁對世界的理解，希爾德看待人體的方式，就像園丁看待植物，而不是技師或電腦程式設計師對待機器。她聚焦的不是細小的身體細胞，而是往後退一步，觀察患者周遭。她不只在腦海中盤算四種體液的內部平衡，也察看病患置身的環境的整體平衡，以及身為環境一部分的平衡。根據那些非數字的衡量，她改變與重新平衡病患體內與體外的環境。她慢慢進行，就像園丁一樣，這裡調整一點，那裡調整一下，然後觀察接下來的變化。換句話說，她依隨病患的身體狀況運作，並不主導。

對我來說，那當中似乎蘊涵了某種重要的啟示。儘管我還沒開始為病患提供複雜的中世紀藥方，但我的確烤過一些希德格的抗憂鬱餅乾，也學她釀了一些藥酒。偶爾遇到難以應付的病人時，我會自問：體液醫學會如何解讀這種情況？希德格會怎麼做？

生命之液

午後的陽光透過窗戶投射在液體上。那黃色的液體是生命。麥考伊女士需要某種方法把那些生命之液壓出腹部，擠回靜脈。

我第一次運用這種方法，是遇到瑪麗亞・麥考伊女士的時候。

她來到醫院是準備在這裡辭世的，不過起初我並不知道這點，因為有了處理葛蘭茲先生和他的舌頭的經驗後，我改變了診斷順序，在讀病歷前先觀察病患，也不花太多時間詢問病患病史，因為通常來到這裡的患者病史都十分複雜，不可能全部記得住。我的新方法是跟著救護車司機進入病房，看著他們把新病人移到病床上，接著親自測量生命徵象，開始體檢。我想知道自己光從檢查就能推斷出多少病患的狀況和生活情況：他服用什麼藥、罹患什麼病、從事什麼工作、經歷過什麼事……等。

從這當中能推斷出來的東西，其實多得令人吃驚。例如，有些血壓藥會讓身體出現獨特的徵兆，有些神經藥物也是如此，我通常能因而判斷出病患正在服用什麼藥物，以及服用的原因。糖尿病、高血壓的病兆也會透露出患病時間有多長。還有病患的疤痕——已忘卻或仍記得的、手術留下來的、穿刺傷、戰傷、童年意外。刺青也是。許多送到院裡的病患身上都有刺青，它們都透露出訊息——入獄時的、吸食迷幻藥恍惚時的、精神分裂時的、高中夜遊飲酒狂歡後的、當船員時的……等。有時病患身上可能集滿了各種刺青，他過往的一切的確就寫在身體上：先是夜遊飲酒狂歡，接著吸食迷幻藥，然後入獄、精神分裂、逃離出海。

救護車司機把麥考伊女士推入病房前端的半私人病房時，我跟了過去。送進半私人病房就不是個好兆頭，因為護士把那些病房留給最嚴重的患者。我看著醫護人員把她從輪床移到角落靠窗的病床。她的身子裹在外套裡，他們像遞送包裹一樣，抓住輪床的床單頭尾兩端，將她提起來再放上病床。她動也不動。他們接著把她的病歷交給我，把輪床從我身邊推出去，離開病房。

我開始為這位新病患檢查身體。

她的眼睛半開半闔，眼神呆滯，近乎空洞，似乎沒意識到我在身旁。她的臉色泛黃，擱在被單外的雙手浮腫。我走到病床右側往下看，看起來很不妙，或者更精確地說，感覺很不祥。她幾乎沒什麼生命力了。

「生命力」不是醫學用語，在超過十萬字的《史泰德曼醫學字典》（*Stedman's Medical Dictionary*）裡，沒有一個字可以形容麥考伊女士那天帶給我的感受。在我看來，她幾乎什麼都沒有了。當然，她還活著，仍在呼吸，我可以感覺到那生命體散發的微弱體溫，但覺得一切已經回天乏術。

我向她自我介紹。她泛黃的眼睛因為我的聲音而轉動著。她的頭髮稀疏，久未清洗，臉部腫脹，雙唇乾裂，口乾舌燥。她身體的其他部分也是腫的，腹部尤其像沙灘球一樣大。我掀起被單，看到她皮膚上布滿俗稱「蜘蛛」的死亡印記——那紅色斑點就像她泛黃的皮膚和雙眼，以及腫脹的臉、手腳和腹部，顯示她的肝臟已無法運作。

從病歷可明顯看出麥考伊女士正步向死亡，顯然她很快就會因為肝功能衰竭而過世。罪魁禍首是酒精。肝臟能承受多年的飲酒習慣，而且肝臟和大腦、心臟或四肢不同，它在適當條件下可以再生。那是好事。正如麥考伊女士的身體所顯示的，肝臟無法運作時，身體也即將崩壞。肝臟會製造能讓血液凝結的蛋白質，少了那樣的蛋白質，我們會從鼻子、嘴巴、肺臟出血致死。肝臟製造的蛋白質也會把血清（血液中的黃色液體）留在血管內，少了那樣的蛋白質，血清會流出血管，使臉部、手腳、腹部腫脹。肝臟也會從血液中移除毒素，一旦肝臟無法運作，毒素便會傷害大腦，讓大腦陷入像麥考伊女士那樣的狀態：先是遲鈍，接著茫然、昏昏欲睡，最終死亡。不過，我們其實不需要那麼多肝臟，只要有與生俱來的五％就夠了。只要**有**五％，肝臟就能凝結血液，製造蛋白質，過濾毒素，甚至自行再生。如果連那五％都**沒有**，就只能等死。

麥考伊女士的情況就是那樣。她會流血致死，而且毫無預警地突然發生。她會在床上坐起來吐血——所有的血，一、兩分鐘後，再臉色鐵灰、一臉茫然地躺下。或者，她會變得焦慮躁動，開始發燒和感染，讓她變得更加茫然，並在二十四小時內過世。或者，她會因為血管中缺乏液體，沒有足夠的血壓將血液送進腎臟和大腦，腹部愈腫愈大，臉部愈來愈黃，精神逐漸消散，直到肺部停止呼吸，心臟停止跳動。

這些是會出現在麥考伊女士身上的狀況，我們能做的也很有限。並不是我們不盡力搶救或不願嘗試，當我坐下來仔細閱讀她的病歷時，看出所有人確實都盡力了。

那年一月到六月之間，她進了急診室三十次，住進縣立醫院兩次，最近一次大概也會是最後一次了。她五十歲，守寡，有四個孩子，但只有兩個兒子仍與她有聯絡。她不在急診室時住在SRO，以前俗稱「冷水老公寓」。麥考伊女士住在田德隆區（Tenderloin），如果那裡的SRO和其他地區的SRO一樣，那麼就是單房的公寓，裡面有一張單人床，鋪著老舊的斜紋床單，地毯散發著霉味，房內還有一個破舊的五斗櫃，走廊盡頭有住戶共用的浴室。

她進急診室三十次都是因為酒精。第十五次進急診室時，她差點因血液感染而死。第三十次時，她已因酒精而陷入昏迷。縣立醫院花了一個月才把她救回來。他們幫她排除了酒精，她醒了過來，但由於肝臟已無法運作，她還是陷入了茫然。那次住院期間，她兒子答應醫生，既然她的狀況已經如此，「就讓她自然死亡」，於是她的醫生將她送來這裡靜待死亡來臨。儘管如此，他們已盡力改善她的健康狀況，為她開了十三種藥物，包括幫她戒酒，讓她維持血壓、保持平靜並促進身體運作，以及治療酒精毒害胰臟的糖尿病藥物。他們做得非常好，畢竟她活了下來。

我歎了口氣，寫下她的病況，把複雜的藥物清單交給護士，繼續完成下午的其他工作。

隔天，麥考伊女士仍活著，但同樣毫無起色。事實上，她的狀況惡化了，身體看起來更黃，近乎昏迷；肚子變得更大，像大鼓一樣緊繃。她開始呻吟。她的腹部漲滿液體，我必須幫她排出來。

這個處理流程雖然不難，但我實在不喜歡做這件事。首先在一條細管的兩端接上針頭，將腹部皮膚加以麻醉，把其中一個針頭插入真空瓶，另一個針頭插入腹部，製造出一個真空管，將肚子裡的液體吸入瓶內，肚子就會縮小，病患也會感到比較舒服。不過這只能撐幾天，因為病人的其他狀況並未改變，腹部還是會繼續囤積液體，一週內必須再重複同樣的流程。

不過除此之外也別無他法了，於是我走向補給站。補給站的門是上下兩截可分別打開的那種，門後的木櫃裡放著醫院的醫療用品。我靠在開啟的門旁填寫兩行式申請表格，值班人員將我申請的兩夸脫瓶子、針頭、導管和麻醉藥交給我。我把東西帶回麥考伊女士病房，這時她持續呻吟，幾乎已快失去意識。我幫她的肚子消毒，麻醉皮膚，插入針頭，果然，蜂蜜色的液體開始流出。第一瓶裝滿後接著是第二瓶。她的肚子消了一些，她也停止呻吟。我抽出針頭，包紮患部，清理好一切，準備離開。但我沒馬上走，而是坐了一會兒。

我坐在麥考伊女士旁，她已入睡。我望著瓶子裡的黃色液體。午後的陽光透過窗戶投射在液體上，從液體中打轉的東西可以看出，那不只是黃色的水，不是等著我丟棄的沒用的東西。那黃色的液體是生命。我從那些重要的蛋白質可以看出，它的濃稠度和顏色就像蜂蜜一樣，嚐起來也會像蜂蜜一樣，因為血糖有甜度；它也會像蜂蜜一樣黏糊，因為裡面有毫無用武之地的凝血因子和生命所需的酶。我心想，我們無法把那些液體挹注回麥考伊女士的靜脈實在太可惜了。她的靜脈血壓不夠，液體會直接流回腹部。麥考伊女士需要的是某種方法，幫她把那些黃色的生命之液壓出腹部，擠回靜脈。

我坐在那裡思索著，希德格會怎麼看麥考伊女士的病？她會怎麼做？顯然，水元素擺錯了地方。接著我想到，體液醫學比現代的我們更常使用物理療法，他們有一種技術是以腹帶綑綁肚子，把液體從鼓脹的腹部壓回靜脈。

這方法值得一試。哪裡還會有腹帶這種東西？我們的補給站裡肯定還有。於是我到補給站申請一條，果然拿到了。那腹帶看起來像比較寬的彈性繃帶，現代版的唯一改良處是尾端多了魔鬼氈。護士幫我把腹帶裹在麥考伊女士消了一點的肚子上，看起來似乎沒讓她感到不舒服。她持續昏睡，我離開了房間。

移情作用帶來的力量

她對我的移情作用意味著她會聽我的話，努力迎合我。她會在床上坐起身來，自己進食，努力調養身體，毫無怨言地復健。她會努力邁出第一步；她會活下去，不會死。

隔天我去探望麥考伊女士時，她仍活著。

她的情況竟然沒有惡化，就和前一天一樣，甚至好像改善了一點點。腹帶仍裹著她，她的肚子也沒有變大，這有點不尋常。雖然肝臟剩不到五%就無法運作，但只要比五%稍微多一點，急轉直下的情況就會逆轉。只要多那麼一點點，肝臟就能提供足夠的蛋白質讓血壓略微升高，讓腎臟開始排出過多的液體和毒素。這時醫生就可以開始增加一點藥物來帶動腎臟，液體會開始離開臉部、手腳、腹部，讓它們恢復正常大小。由於病人的痛苦減少，醫生可以減少用藥量，病人慢慢清醒，就可開始動動身子，帶動更多液體流動。

麥考伊女士的狀況就是這樣。她的病情沒有惡化，那表示她逐漸好轉，還有一絲希望。

那個星期接近尾聲時，她聽到我的聲音甚至是腳步聲就會睜開雙眼。腹帶依舊裹著她的肚子，但比較鬆了，她的臉開始恢復原形。我在她床邊坐下來時，她看著我。她不只看著我，眼神也充滿了認可與愛——一種特別的愛，不是親情之愛，也不是柔情愛戀，而是類似臣民對君主的愛戴，是把自己完全託付給對方的信任。我認得那種表情，那是移情作用。

移情作用是精神病學的用詞，主要是佛洛伊德提出的，用來形容病人接受治療時對醫生的情感轉移。那是對父母的愛；那不是理性的愛，而是三歲小孩對萬能父母全心全意的愛。佛洛伊德寫道，這種轉移是心靈治療的關鍵，是心靈變化的關鍵，因為它讓醫生變得似乎無所不能，轉變成不是醫生的角色。移情效果產生後，醫生的言語、一顰一笑對病患來說都變得無比重要，意味著接納或拒絕、驕傲或內疚、自愛或自怨自艾。我從麥考伊女士眼神中看到她愛上了她的醫生，那其實是一種移情作用，她愛的當然不是我這個人，而是我坐在她床邊的那個醫生身分。

移情作用的力量強大。麥考伊女士對我的移情作用，意味著白天她會等候我的腳步聲，為此她會繼續活下去。她對我的移情作用意味著她會聽我的話，努力迎合我。我只要要求她，她就會振作，就會努力。她會在床上坐起身來，自己進食，努力調養身體，毫無怨言地復健。她會努力邁出第一步，只為了討好我。她會對護士親切；兒子來探望她時，她會想辦法讓他們刮目相看，對他們微笑，和他們聊天。她也會加入病房裡的活動。她對我的移情作用意味著她會活下去，不會死。

後來確實是那樣發展。兩週後，麥考伊女士已經不需要腹帶了，她腹部的液體幾乎消失了，臉部和手臂的腫脹也消失了。她沒有感染，也沒有出血。她清醒過來，肝臟逐漸復原。於是護士將她從安靜的半私人病房移到比較熱鬧的開放式共同病房。她在那裡待了幾週，我幾乎每天都會看到她。

有一天我注意到她床頭擺了一張相片，那是她人生殘存的照片。照片是黑白的，已經泛黃褪色，有點磨損，也有些折痕。照片裡是一隻狗。那狗是誰？

「那是我的狗史佩克。」她告訴我：「我養牠很久了，但是搬進SRO時，那裡不准養狗，我不得不把牠送走。」她陷入沉默，接著又說：「狗其實和人一樣，只不過我們有五感，牠們有四感，只差不會說話而已。牠們什麼都懂，只是不會說話。」

「連政治和宗教都懂嗎？」我故意逗她。

「什麼都懂！」

誰來計算成本？

醫療照護的成本雖然高，但如果她待在這裡，因而節省的急診室及加護病房成本，那又怎麼算？

那次對話後不久，她出現在醫師辦公室門口。我們的門一向開著，部分原因是辦公室很小，主要原因則是那讓我們變成病房裡不可或缺的一部分。我們可以隨時掌握病房情況，看到來來往往的救護車人員、家屬、護士與志工，尤其是緩步行進、藉由輪椅移動、蹣跚踉蹌、偶爾跌倒、偶爾快走的病人；我們聽得見各式衝突、叫囂、嘔吐、笑聲、低語，感受得到短暫寧靜無聲的病房氛圍。儘管如此，所有人來辦公室時還是會習慣性的敲一下開啟的門，麥考伊女士也這麼做了。

「史薇特醫師，你在忙嗎？」她問道。

我從書桌旁抬起頭，那是我第一次看到麥考伊女士站著。她的身材矮胖，一頭深褐色的直髮，黃疸現象消失後的皮膚也是褐色的，她還有一雙溫和的墨西哥裔棕色眼睛，右手拄著枴杖，左手拿著一個盆栽。

「史薇特醫師，我有個禮物要送你。星期六我去溫室為你種了這盆植物。」

我走過去，接過植物。盆內沒什麼，只有新填的土裡冒出兩片葉子。「謝謝。」我把盆栽放在桌上。

「記得讓它保持潮濕。」她說：「那很容易照顧，真的，只要記得澆水就好了。」

約莫一週後，麥考伊女士從入院病房區轉到其他病房。我隔了將近一年才又見到她。那天，我從大廳穿過吸菸和打牌的人群，她拄著枴杖跛行朝我走來，看起來氣色不錯，一切正常，就像結實的五十歲墨西哥婦女該有的模樣。

「史薇特醫師，他們要我出院，把我送回ＳＲＯ。」

我看著她，目光移到她的枴杖，又移回她身上。我想到她來這裡之前的六個月，進急診室三十次，兩次住院都長達一個多月。我想到那條腹帶和那兩瓶從她腹部取出的蜂蜜色液體，想到她眼神中閃亮的光芒。

我說：「你知道的，如果你無法走路，因為膝蓋不好而坐輪椅，他們就不能讓你出院。」她的左膝不好，所以才需要撐枴杖。

她看著我，我看著她。她聽懂我的意思了。

之後又過了將近一年，我們才再次見面。她來辦公室找我，這次是坐輪椅過來的。

「他們明天就要我出院了。」她告訴我。

「你不能走路，他們怎麼會要你出院？」

「他們知道我能走路。」

我們都歎了一口氣，握手道別。基於形式，我和要求她出院的社工人員談了一下。社工人員解釋，麥考伊女士的身體狀況不再需要醫院的照護，醫療照護的成本高，所以她必須出院。

我反問：「如果她待在這裡，因而節省的急診室成本及昂貴的加護病房成本，那又怎麼算？」社工人員認同我的論點，但儘管讓麥考伊女士出院的長期成本可能更高，儘管社工也覺得遺憾，卻也愛莫能助。

永遠不會知道的答案

難道是醫護人員發現她倒在街頭，那是她最後一次進急診室？或者那次的急診後，她終於想通，終於戒酒了？我永遠不會知道答案。

之後我再也沒見到麥考伊女士了，但我持續透過電腦追蹤她是否又進了縣立醫院的急診室。有好幾個月都沒有消息。在她離開我們約六個月後，電腦顯示她又進了急診室。不祥的是只有那麼一次。她沒住進縣立醫院，之後也沒有再到急診室報到。難道是醫護人員發現她倒在街頭，那是她最後一次進急診室？還是她活得好好的，那次急診不過是因為指甲根上有肉刺、咳嗽、感冒之類的小事？或者那次的急診後，她終於想通，終於戒酒了？

我永遠不會知道答案。

後來我還是經常想起她，因為她送我的植物的確活下來了，但不是因為我照顧得好。儘管那時我開始明白前現代醫學用園藝當成主要的比喻：病人就像植物，醫生是園丁，但我老是忘了為那盆植物澆水，它在我的照顧下長得並不好。

不過它在俄裔護士拉瑞莎·盧索芙的手中長得很好。她過去在蘇聯時是小兒神經科醫師，如今是個優秀的護士。麥考伊女士的植物在我疏於照料下長得不好，她看了很難過。有一天，她站在辦公室的門口提醒我：「史薇特醫師，那盆植物快死了，需要澆水。」

「我知道。」

「我打算帶走它，好好照顧這可憐的東西。」

「好啊。」

於是，她拿走那盆植物。我不知道她拿去哪裡，可能帶回家幾天吧。當它又回來時，果然看起來好多了，恢復綠意，充滿生氣。

接下來幾年，拉瑞莎持續照顧麥考伊女士的植物。它始終綠意盎然，長得很好，從我的書桌往上沿著牆壁長到書桌上方，接著又蔓延到窗戶頂端，往下沿著電腦攀爬。就在它長到角落，即將沿著傑弗斯醫師的桌邊往上長時，有一天，醫療照護效率專家狄恩提顧問公司突然出現了。

03 織毛毯的護理長

那些手工毛毯在病房裡持續存在了好幾年。它們代表的不只是關注與關懷。織針的碰撞聲有如冥想一般，意味著沒其他事可做了。

在狄恩提公司的眼裡，那位護理長除了編織以外，什麼也不做，然而，那個「什麼也不做」就像道家所謂的「無為而治」，是一切該做的事都完成時智者所做的事。

狄恩提顧問公司並未先敲開病房或醫師辦公室的門。行政部門沒有對醫護人員宣布他們來訪，連梅潔醫師也不知道。我們是從拉瑞莎口中得知的，她的消息來自她在醫院的廣泛情報網，主要是她的俄裔人脈。

深池醫院有數百名來自世界各地的醫護人員，但來自俄羅斯的只有幾位。這幾位俄羅斯人相當特別。他們過去在俄羅斯都是專業人士，來到美國時，把技巧和知識連同偏見和嘲諷都一起帶過來了。例如，護理長拉薏莎在俄羅斯是腫瘤科醫生；費多羅是電機工程師，自己開工廠。醫院裡的俄羅斯護理人員雖然不多，但他們知道何時該注意聆聽，何時該守口如瓶；若有祕密官僚逐漸成形，他們一眼就看得出來。在這方面，他們對拉瑞莎有某種程度的幫助。不過，她的最佳線民是俄裔救護車司機，他們在舊金山市到處跑，運送病患、比薩、祕密貨物，連帶聽了不少八卦和傳聞。

儘管如此，拉瑞莎的情報網並不侷限於俄羅斯人。她兼具醫生和護士身分，是俄羅斯人也是美國人，信仰俄羅斯東正教也是猶太教徒，擅長跨界運作，因此，無論醫生、護士、治療師或警衛，幾乎人人都喜歡她，也都會把消息告訴她。加上她聰明伶俐，很有人緣，個性幽默，打扮合宜，身上始終會點綴些許歐洲氣息，例如戴上細細的金手鐲，繫著義大利絲巾，展現她並未完全美國化，因此，拉瑞莎幾乎知道醫院裡的一切消息，有時為了交換不知道的情報或做人情，她也會透露一些自己知道的情報。

有一天我偶然遇見她。她完全知道狄恩提公司來訪的消息，站在醫師辦公室門口，以得意的語氣告訴我們她聽到的部分消息，但未完整透露。

她說，舊金山市聘請狄恩提公司來幫忙解決醫療照護的預算問題，他們可能會在醫院裡待好幾個月。他們可以從節省的成本中分得一〇%做為酬勞，不過呢——說到這裡，她笑了——他們的建議要是造成任何成本增加，他們可不負責。

我們問，他們會怎麼執行任務？

這方面她還沒聽說。目前他們正與資深管理高層討論，同時也檢閱醫院的人事薪資結構，尤其是洗衣房[1]和護理部。講到這裡，她對我們露出了意有所指的表情（我從俄羅斯人身上學到了那表情的意思），接著告訴我，我的患者B先生膀胱感染，需要施打抗生素。然後她又露出微笑，回到護士的工作崗位。在場的傑弗斯醫師、蘿梅洛醫師、芬特娜醫師和我自己，我們四人面面相覷，接著回頭繼續做自己的工作。

因醫療政策流落街頭

當時，美國先關閉大多數救濟院或縣立醫院，最後關閉了州立精神病院，以及許多中途之家。許多患者在城市的街頭流浪，體弱多病，通常精神狀況也有問題。

這期間，蘿梅洛醫師二度完成住院實習。她結束內科實習後，重回入院病房區，接手拉荷嫚醫師的工作。拉荷嫚醫師終於還清數十萬美元的學生貸款，離開醫院結婚去了。

蘿梅洛醫師坐在拉荷嫚醫師的座位，之後在這裡工作很多年。我報到那天拉荷嫚醫師對我說的話果然沒錯。蘿梅洛醫師的確有兩面：在我們這個小辦公室裡，她機智犀利；走出辦公室時，她親切善良，有時甚至有點過了頭。她會幫病患調整被褥，或開玩笑地碰觸那些無家可歸的患者下巴。

除了蘿梅洛醫師接替拉荷嫚醫師，還有，在醫院無人巡視的廣大空間裡有顧問在某處檢查外，入院病房區基本上還是老樣子，只是比以前忙碌，因為沒有保險、必須依賴舊金山市日益不足的社會安全機制的病患愈來愈多。這時，我們每天會接到四、五位病人入院，他們通常來自縣立醫院，不過從市區各大小醫院轉來的病患也愈來愈多，有時甚至直接來自街頭——那是警察或醫護人員從街頭救起的病患，有的神智不清，有的感染發炎或滿身蝨子。

1 洗衣房位於地下室，負責院內所有衣物床單的清洗，也為其他醫院提供服務。狄恩提公司經過計算後，認為將洗滌作業外包會更合理。市政府同意了，並將醫院頭兩年因而節省的費用提撥一〇%給狄恩提當作獎金。然而，狄恩提不需為後續增加的費用負責。他們並未考量到，洗衣房的工作人員仍在此為整個城市工作。後來市政府不再接受他們為其他醫院洗滌的補貼申請。此外，醫院不但必須支付院內所有送洗費用，還需支付將待洗衣物送至院外廠商而額外產生的運輸費。（作者注）

病患不僅增加，病況也更加嚴重，有些複雜的醫療問題其實比較適合送往加護病房，而不是像我們這樣的救濟院。偶爾還會有直接從加護病房轉送過來的病患，他們甚至沒有先形式上在重症醫院的普通病房裡待個一、兩天。

病患人數的增加及病況的加重都是我們始料未及的。不過，這其實是一九八〇年代醫療照護政策下可預知的結果。當時，美國先關閉大多數的救濟院，接著逐漸淘汰大部分免付費的縣立醫院，最後關閉了州立的精神病院。關閉州立精神病院的後遺症特別嚴重，那是左派和右派在無意間達成共識的結果：左派認為任何體制都是有害的，右派則認為任何體制都很花錢，於是州立精神病院就這樣順理成章廢除了。

他們安排了一個折衷方案：關閉多數州立精神病院，把部分省下的錢用於中途之家，讓之前住院的患者可以慢慢回歸社會。每個中途之家容納五、六名患者，住在裡面的工作人員都受過精神病學訓練，精神科醫生每週造訪，確保新加入的精神分裂患者、躁鬱症患者或腦部受傷的患者都獲得需要的藥物。這對所有相關人員來說是比較人性、成本較低的方案，所以左派和右派都簽署通過了。

不過，州立精神病院關閉後不久就出現預算危機，而且接二連三出現，這種門診式醫療的經費不但受到刪減，最後完全刪除了。許多中途之家關閉，之前住在精神病院的病患無處可去，只能流落街頭，失去藥物、管理或住所。

有些患者起初過得還不錯，尤其是在他們發現毒品（海洛因、大麻、古柯鹼、酒精）對他們的精神分裂症、狂躁症、憂鬱症、焦慮症有效之後。但接下來的十年，很多人開始像一般人一樣面臨生理上的病痛，陸續出現高血壓、糖尿病、癌症……等病症。他們無家可歸，沒有工作，原本政府的醫療補助——提供給貧困成年人的健康保險——也已取消，再加上免費的縣立醫院大多已關閉，這些曾經罹患精神病的患者只能拖到最後關頭才獲得醫療。此外，一旦他們的病情穩定，醫院就讓他們出院，通常也沒提供精神病藥物，因為在一九八〇年代，精神病患者有權拒絕服藥。

由於這種種因素，他們的健康狀況很糟，而且始終處於生病狀態。有些人因糖尿病未醫治而截肢或失明。有些人因吸食古柯鹼或未治療高血壓，年紀輕輕就中風。有些人受到感染但未獲得診斷，導致感染擴散到心臟、骨骼和大腦。有些人因打架、車禍、自殺或吸毒跳樓而斷了手腳、傷了脊椎或裂了顱骨。他們在城市的街頭流浪，體弱多病，通常精神狀況也有問題。

最後他們通常會被送到縣立醫院，或輾轉進入縣立醫院（至少在舊金山市是如此），在那裡獲得治療，穩定病情。由於舊金山仍有救濟院，他們會被送來我們這裡。狄恩提公司造訪深池醫院時，約有三分之一的病患是所謂的「三重診斷」患者，同時有未治療的複雜疾病、精神病、吸毒的問題。

他以為自己是販賣機

透納先生有嚴重的鋅中毒現象。硬幣中的鋅滲入他的血液，干擾身體運用銅的能力，但造血需要銅，這就是導致他嚴重貧血的原因。

像這樣的病患很多，其中最令我遺憾的是吉米．透納。

他是我碰過最瘦骨嶙峋也是最瘋狂的病人。瘋狂這個詞很適合用在他身上，不需要經過複雜的精神病診斷，因為他確實瘋了，認為自己是一部自動販賣機。一九八〇年代的政策改變原本立意良善，但很多人卻成為犧牲者。透納先生和當時眾多受害者一樣，住在美麗的舊金山公園裡，就在醫院北方不遠處。他睡在空地上，或用睡袋睡在屬於他的樹下。他在那裡吃下了各式硬幣：二角五分的、一角的、五分的、一分的。後來，也許是另一位流浪病患，也許是小偷，也或許是善良的巡警，發現他在樹下睡了很久沒醒，通報了醫護人員。醫護人員趕到時發現他還活著，但陷入昏迷，叫不醒，於是把他送到縣立醫院。

縣立醫院檢驗後發現，透納先生紅血球數過低的貧血現象非常嚴重，站起來就會昏倒，會危及生命。不過他的貧血不是因為潰瘍或癌症失血等常見原因造成的，也不是因營養不良而缺鐵。在X光片中，透納先生的消化道裡散布著零錢，一共有一．二六美元！現在硬幣製造的材質已不是銀、鎳、銅，大多是鋅，因此他有嚴重的鋅中毒現象，血液中的鋅濃度比正常值高出十倍以上。硬幣中的鋅滲入他的血液，干擾身體運用銅的能力，但造血需要銅，這就是導致他嚴重貧血的原因。

縣立醫院的醫生當機立斷，以瀉藥和灌腸劑為他清洗腸胃，並確定所有硬幣都隨著排便排了出來：兩個二角五分、五個一角、三個五分、十一個一分。他們為他輸血，檢查他是否可能罹患罕見的銅代謝問題，甚至以昂貴的藥物「青黴胺」加以治療，以免他確實有此罕見疾病。不過，他們雖然竭盡所能地醫治他，他依舊虛弱得站不起來。他進食不夠，不足以維生，因為他找的食物是硬幣，於是他被送到我們醫院來休養與康復。

我第一眼看到坐在床邊椅子上的透納先生時，嚇了一跳。

他看起來像集中營的受害者，太陽穴凹陷，顴骨高凸，雖然輸過血，但臉色暗沉蠟黃，頭髮稀疏乾澀，略紅的髮色缺乏蛋白質。他脊椎的每塊椎骨清晰可見，肋骨明顯凸出，連聽診器都無法直接放在他的胸膛上。我可以從他凹陷的肚子看到主動脈的邊緣；他的四肢都是皮包骨。

看起來他的主要問題是沒有進食。他也不說話，所以很難知道他的說法——我的意思是他為什麼會想吃硬幣；他也沒有親朋好友，讓我無從問起。幸好，縣立醫院取得法院指令，允許我們提供透納先生需要的抗精神病藥物，我預期他不久之後就會開始進食和說話了。

然而等待的時間比我預期的還長。精神藥物開始發揮效用後，透納先生變得沒那麼孤僻，但話始終不多。此外，即使他嘗試進食，就是吃不下。他告訴我，他覺得噁心，不久就開始嘔吐。我調整他的藥物，幫他做了一些檢驗，發現血液中的鋅濃度太高、銅濃度太低，嚴重的貧血對他造成第二個副作用。他的食道阻塞，但造成阻塞的不是另一個硬幣，而是一個網。當病患有嚴重的貧血現象時，有時會長出一種奇怪的組織，如網架一般，原因至今不明。那個網會阻止養分達到胃部，因此透納先生暫時需要插管進食，我們也因而取得另一個法院指令，將灌食管穿過那道阻礙的網，通入胃裡。這樣一來，透納的病情終於開始有了起色。

這個變化非常明顯！當他的腸胃裡不再有硬幣，灌食管持續提供營養和維生素，又有安穩的庇護所、睡眠的床鋪與抗精神病藥物後，透納先生的病情大幅改善，身體開始排出多餘的鋅，血液中的銅濃度漸趨正常，貧血問題也解決了。食道裡的網消散後，我們也幫他摘除灌食管，他可以開始自己進食。事實上，透納先生不只是我接觸過最瘦弱的病人，也是體重增加最多的病人，三個月後他看起來已很正常，十分體面。這時他的體重有六十四公斤，紅髮閃著光澤，梳理得整整齊齊，體型也開始恢復，看起來甚至比實際年齡三十一歲還小一些。他的復原速度讓我相當驕傲，也很開心。

他自己也很高興。確實如此。他入院四個月後，有一天他告訴我，他已經準備好出院了。他說他不需要棲身之處，他會自己找地方住，那不難，以前他就做過了。他也說，他不需要食物券、一般補助或社工人員的幫忙，他的身體已經好了，可以找工作。他又說，他不需要任何藥物，也不需要維他命。精神藥物呢？那些讓他思緒正常的藥物呢？他說不必，謝謝。他覺得他也不需要那些藥物了，真的不需要，因為他不喜歡那些藥，服用那些藥讓他無法好好思考。

我們的精神科醫師也說，透納先生的確有權拒絕服藥。這一點我早就知道了。即使他是瘋子，他現在之所以不覺得自己是自動販賣機、不再吃硬幣，唯一的原因是法院要求他服用抗精神病藥物，但只要他拒絕服藥時，未因為疾病而對自己或他人構成危險，他就有權拒絕服藥。精神科醫生還告訴我，我們可以幫透納先生申請永久監護人，亦即有權代替他答應接受精神醫療的法定監護人。不過他也順口祝我好運，因為在舊金山幾乎不可能申請成功。這樣的監護人很少，也鮮少接受我們的病患；他們知道這些病患已經獲得不錯的照護。此外，透納先生的外貌和舉手投足都很正常，法官不會剝奪他拒絕服藥的權利。

我聽了很失望，但對於他的評估一點也不意外。

因為我知道，在一九八〇年代，約莫在州立精神病院關閉的同一時期，有關當局推動第二個原本立意良善的醫療照護政策，結果造成同樣大的災難。那個政策決議讓精神病患有權同意或拒絕精神醫療，主要是為了因應二十世紀一些過分的處理方式，例如：強制同性戀者住院，對焦慮、憂鬱或單純脾氣不好的患者採取電擊療法，進行腦葉切除的腦部手術……等，而回顧那些做法時就會發現，有些個案似乎只是因為當事人拒絕順從。那個政策的施行讓人很難強制精神病患住院，而且精神藥物的使用也必須獲得當事人的同意。那政策本身並沒有錯，也是必要的，而我之所以知道這點，是拜蘭托絲女士的個案所賜。

她與他殊途同歸

有蘭托絲女士這樣的例子，才會有後來透納先生的狀況，除非出現精神疾病症狀，否則透納先生有權拒絕接受精神醫療。

我見到蘭托絲女士那天，是因為要幫一位休假的醫師照顧病患。說「見到她」可能有點誇張，其實我只是去看另一位病患時經過她的病床。然而，她讓我不禁停下了腳步。

蘭托絲女士的身子嬌小，年歲已高，樣子枯瘦，看起來就像格林童話裡的女巫。她的手腳蜷縮，整個人因而顯得更加瘦小，身子占狹窄的病床不到三分之一。我停下腳步時，看見她雖然張著眼，卻沒轉過來看我，就只是盯著某處發呆，不斷以痛苦又絕望的聲音喃喃唸著：「我的貓，我的貓，我的貓，我的貓。」

就是那聲音讓我停下腳步的。

她是誰？為什麼在這裡？

她的入院報告是一頁泛黃的打字紙，已保留了五十年。我從報告中得知，她是一九五八年從州立精神病院轉來深池醫院的。一九四〇年代，她先在先生的要求下住進州立精神病院，報告上的理由是：「她不好好打理家務，沒做好妻子的本分。」在一九四〇年代，基本上沒有有效治療精神病的方法，病患大多是強制住院，必要時還會被限制行動，蘭托絲女士顯然就是一個例子。

第一種有效的精神疾病療法發明後，不但被視為奇蹟，還獲得諾貝爾獎的肯定。那種療法的論點是切斷額葉和大腦其他部分的連接，精神分裂症可獲得改善甚至治癒。手術名稱是「腦葉切除術」，在一九五二年第一種精神疾病藥物「冬眠靈」發明以前，有數千人動了腦葉切除術。

有些手術成功了，病患痊癒或至少病情好轉，因而能夠出院。不過也有許多人的病情並未改善，有些甚至更加惡化，蘭托絲女士就是其中之一。她在一九五〇年代初期接受腦葉切除術，結果沒有成功。無論原本是否真的有精神分裂症，她動過腦葉切除術後，不但沒有出院回家打掃房子或當個稱職的妻子，反而整個人萎縮並蜷縮了起來。州立精神病院關閉後，她被送進深池醫院，長年躺在病床上，每兩個小時都需要有人幫她翻身，以防褥瘡。她整天以哀傷又尖銳的聲音喃喃喊著：「我的貓，我的貓，我的貓，我的貓。」

正因為有蘭托絲女士這樣的例子，才有後來像透納先生的狀況。法律規定，除非他出現精神疾病症狀，否則他有權拒絕接受精神醫療，然而，他當時之所以沒有症狀，正因為接受了強制服藥。

從很多方面來說，那道法令是正確的決定，但它也像許多後來成為法律的社會決定一樣，最後變得相當棘手。那是法律，我知道因為別人不符合我們的理性概念而強制用藥是不對的，但當我見到愈多類似透納先生這樣嚴重的精神病患或真正的精神分裂者，就愈傾向認為：精神分裂症原本不是心理方面的症狀，而是伴隨生理疾病而來的精神錯亂。

我第一次閱讀榮格時，決定成為榮格派的精神科醫生，那時我相信精神分裂症是一種精神疾病，牽涉到哲學意義。後來到精神科實習時，雖然不是很確定使用精神疾病藥物來改變病人的世界觀有沒有道德的疑慮，但對那些藥物的療效印象深刻。

不過在深池醫院，我看到更多精神分裂症患者，觀察他們的時間比以前更長。他們的症狀似乎大同小異，令我大為驚訝。這些患者無論是中國人、菲律賓人、英國人，無論信仰猶太教、希臘東正教或是伊斯蘭教，全都有相同的恐懼：美國聯邦調查局（FBI）、蘇聯國安會（KGB[2]）、聖修道會（Grand

Order of the Saints）、喀巴拉（Kabala[3]）、魔鬼在跟蹤他們、聆聽他們、對他們說話、支配他們。然而，他們透過服藥來抑制腦中的化學物質（包括多巴胺、血清素、其他仍未知的化合物）之後，病情就改善了，音量開始變小，恐懼減少了，甚或完全消失。

於是我逐漸相信，精神分裂症主要不是精神疾病，而是能有效治療的生理疾病，即使未必能完全治癒。它可能由於欠缺某種化學物質而影響精神狀況，就像其他因欠缺化學物質而導致的疾病一樣，例如缺少胰島素、甲狀腺激素、可體松。我也逐漸瞭解，那是一種令人痛苦的疾病，一種令人感到孤獨和恐怖、不時會從惡夢中驚醒並充滿恐懼的疾病。如果我有這樣的疾病，我也會想接受治療。然而，罹患精神疾病的人並不知道自己生病且需要治療，就像因血糖太低、甲狀腺激素太高或可體松太少而產生幻覺的病人，不知道自己哪裡不對勁或需要什麼。

因此讓透納先生決定出院且不服藥，就像讓精神錯亂病患自己決定出院且不接受治療，在我看來是不對的，是錯的。不過院內的精神科醫師強調，如果我們認定他的妄想症是愛滋病、梅毒或威爾森氏症等生理疾病造成的，那麼不需他同意就能夠加以治療，但他是精神分裂症，因而不能這麼做。

於是，四月初某個春光明媚的日子，透納先生這位身體復原但仍有精神分裂症的「瘋子」出院了。他穿著從院內服裝部挑選的李維牛仔褲和格子襯衫，什麼也沒帶就信步走了出去。幾個星期後，社工人員告訴我，人們在某個停車場的空地上發現透納先生，他死了。

這是至今依然讓我感到遺憾的死亡案例，因為那原本是可以避免的，就像罹患肺炎藉由治療就可

2 蘇聯國安會（KGB）：前蘇聯時期的特務組織。
3 喀巴拉（Kabala）：猶太神祕哲學。

避免致命一樣。更何況，那原本也是可以好好活下來的生命。

探索希德格的醫學

我決定更深入探索希德格的醫學。我想埋首研究希德格的生活、學醫過程及時代背景，徹底瞭解她的行醫方式，讓自己盡可能融入其中。

在此同時，我對希德格及體液醫學的研究相當順利。我修了布朗教授開的所有課程，以及懷茲博士的醫學史系裡的所有課程，碩士論文的撰寫也很順利。

懷茲教授當初面試我時曾提醒過我，他的醫學史系規模很小，加上現代觀念不相信歷史價值，進一步侷限了該系所的發展。事實上，十九世紀末才開始有醫學史的記載，但那時現代醫學已取代了體液醫學。在那之前，儘管有希波克拉底和蓋倫（Galen）等名醫的歷史，也有奎寧和咖啡因等新藥的歷史，但真正的醫學史並不存在。前現代醫學和現代醫學之間出現了斷裂，這也是為什麼我們必須對於看似難解的過往歷史加以理解。

懷茲教授初掌這個系所時，系所的全盛期已接近尾聲。他任職期間，隨著現代醫學的發展愈來愈成功，過往的歷史更難以引人關注。他的預算每年都遭到刪減，獲得捐贈的基金也遭挪用，系所的存在備受威脅。不過，他仍盡力撐下去，每年向預算委員會力倡醫學史的重要，開放系所讓醫療照護體系進行研究，也把系名從醫學史更改為保健科學史。他四處免費演講與募款，進而為系所增加新的博士後研究學者、博士生，甚至招來了第二位教授——傑克．普雷斯曼。

普雷斯曼不像懷茲教授是醫生，他沒有就讀醫學院，而是直攻科學史的博士學位。這種情況已經不再罕見，如今有一派新的醫學史學家都有博士學位，但沒有醫學院學位。他們是學者，不是醫生，他們從病患的角度而不是醫生的觀點來研讀醫學。事實上，他們對醫生的觀點抱持著懷疑。他們認為，醫學專業化是單純的政治角力；他們雖然為數不多，卻對一九八〇年代和一九九〇年代的醫療照護政策有超乎比例的影響，例如，州立精神病院的關閉就是以一位博士生的研究為基礎，他的研究主題是住院對精神病患的負面影響。

普雷斯曼年輕又有活力，我們馬上就成為朋友。他講話很快，經常笑逐顏開，正好與懷茲教授相反。他們兩人合作的團隊雖小，對我的研究卻有很大的助益。我的碩士論文算是攻讀博士學位的前奏，普雷斯曼和懷茲教授希望我回答的問題是：希德格的醫學存在的背景是什麼？也就是說，十二世紀還有什麼人在行醫？他們是如何訓練的？他們使用什麼藥物？他們根據的是什麼理論？他們兩位希望我將前現代醫學的已知訊息套用到希德格上，然後運用我對希德格醫學的認知來瞭解前現代醫學。沒人做過這樣的研究，事實上，史學家覺得希德格的醫學只是聖徒醫學的一例，只靠信仰和禱告。沒人曾透過它來瞭解前現代醫學，或透過前現代醫學來瞭解它。

我首先研究十二世紀德國希德格那個年代所採用的醫學，發現行醫者很多，例如：修道士、受過大學教育的醫生、草藥師、猶太醫生。他們的學醫方式也各有不同，例如：當學徒、在大學學習、親友間薪火相傳；他們各有自己的醫學書籍，以德文、拉丁文或希伯來文寫成。很多書籍都流傳下來了，我也讀了。我很驚訝地發現，它們雖然使用不同文字，也來自不同的傳統，內容卻很相似。每一派都有簡單、實用的架構。首先都是簡要解說四分系統，接著說明體液，最後是為身體從頭到腳的各種病痛列出一系列的藥草處方。

我將希德格的《病因與療法》（*Causae et Curae*）和這些書加以比較時，發現並無差異。《病因與療法》的架構與其他書一樣，也很實際，依賴藥物治病，而不是祈禱。希德格的確自己有一套看待事情的方式，她的確在書中加入了其他書籍沒有的東西，例如幫病患放血的技巧、艾灸的方法。她甚至在書中加入照護農場動物的單元，我覺得很古怪有趣，尤其是她為騾子頭痛開的草藥處方。不過整體而言，希德格的醫學單純反映了十二世紀醫療的常見做法。

我寫了論文，普雷斯曼和懷茲教授審核通過，讓我升上博士班。

我決定博士論文要更深入探索希德格的醫學。我想埋首研究她的生活、教育和學醫過程，以及那個時代背景，最後徹底瞭解她的行醫方式，讓自己盡可能融入其中。

懷茲教授告訴我，我的研究計畫野心不小，需要好幾年的時間，我可能還需要到歐洲待一陣子，研究古老圖書館裡收藏的中世紀醫學手稿。

我告訴他我應付得來。我每隔一天到醫院上班，另一天則進圖書館探索希德格的醫學，兩者相輔相成。況且可以投入另一個世界，對我來說也是好事，因為狄恩提公司的出現，讓深池醫院開始出現些微的動盪。

病房的靈魂人物
——護理長

當時我不太清楚護理長的實際工作內容，
那回和凱瑟琳談話之前，我從來沒停下來想過，
這些病房的獨特性有多少來自護理長的影響？

狄恩提公司經過半年的調查後終於完成報告，準備離開。告訴我這個消息的是凱瑟琳。

凱瑟琳是院內的愛爾蘭—天主教護士團體成員，有一頭紅髮，皮膚白皙細緻，藍色的眼睛清澈明亮，神情誠摯，近乎天真。愛爾蘭—天主教護士是醫院當中歷史最悠久的護士團體，淵源可追溯到一八六二年舊金山救濟院的護士體系，甚至可遠溯至中世紀在照護所裡照顧病患的修女，當時「救濟院」這個名稱尚未出現。

我喜歡凱瑟琳，她是個好護士，細心周到，負責又樂於助人。修女向來的傳統是必須奉守三大規定：服從、恆常、守貞，凱瑟琳除了已婚外，完全符合另外兩點：服從、恆常。她在院裡是從護理學生的身分開始受訓的，後來取得護理師資格，繼續在入院病房區服務。這些年來，她從樓層護士陸續晉升為護士長、護理長，最後成為護理督導，但還沒升到令人敬畏的護理部副主任。

我們在走廊上相遇時，凱瑟琳把我拉進放置床巾的櫥櫃室裡，關上門。

她這麼做是有原因的，因為護理部主任萊斯特女士不贊成醫生和護士太親近。舉凡醫護之間的普通友誼、推心置腹，甚至平常護士幫醫生做的舉手之勞（泡咖啡、掛白袍）等，她都相當不以為然。只要護士與醫生的交情太好，就會莫名其妙被調到其他病房區和夜班。除了拉瑞莎外，所有護士對這一點都很小心，不敢逾矩。

因此，我後來對很多病房的櫥櫃室都相當熟悉，尤其是入院病房區的那一個。那個空間比醫師辦公室稍微小一點，盡頭也有一個大窗，牆上排著木架，上面堆放著病人使用的白毛巾、白床單、白棉被。那裡永遠飄著潔淨的香味，也開著暖氣，好讓毛巾、床單和棉被至少一開始使用時是溫暖乾淨的。那是個很隱祕的空間。

「你聽說了嗎？」凱瑟琳問：「狄恩提公司昨天走了。」

「真的？你知道嗎，他們從來不對醫生提這些事。」我告訴她。

「他們也從來不告訴護士啊。」

「你聽到什麼？」

「他們不太喜歡我們，不喜歡這個建築——開放式病房、開啟的窗戶、開放空間。不過他們知道，除非重建，不然無法改變那些狀況，所以他們的主要建議是把護理長的人數砍一半。」

「他們打算怎麼做？」我問。

「他們想把護理長的頭銜改為護理行政管理經理，要求每人管理兩個病房區，而不是一個。到時候她要隨身配戴呼叫器，而且必須為兩個病房區負責。」

她看著我，以為我聽完後會生氣。我不知道該怎麼回應。那聽起來似乎沒那麼糟，把護理長的人數減半可以省很多錢。當時我不太清楚護理長的實際工作內容。在入院病房區，我們的護理長確實非常忙碌，因為我們有三十六位病患，每天會收進四或五位新病患，為四或五位病患辦理出院，我很難想像她如何兼顧兩個病房區。

我也知道醫院的關懷組織是由護理長組成的，就像醫院的實體架構是由病房區組成的一樣。每位護理長負責自己的病房區，這傳統遠溯及中世紀的修道院。最早的修道院療養所建得像教堂一樣，盡頭有個聖壇，病床沿著牆壁放在窗旁，由修士或修女療養長負責經營。

中世紀以後出現其他醫院和救濟院的組織結構，不過十九世紀中葉，南丁格爾撰寫《醫院筆記》（*Notes on Hospitals*）時，她較支持採用中世紀的做法。她認為醫院應由個別的病房組成，她稱為「獨立式病房」，並建議每個病房應容納三十位左右的病患，病床沿長牆擺放，盡頭設置日光室。每個病房應獨立運作，自成一個小規模的醫院。最重要的是，每個病房都應有自己的護理長，她坐在前面，同時關照三十名病患，病患也都能看到她。護理長負責整個病房的管理，每個病房各有一位護理長。

我們的病房設置方式就是以南丁格爾的建議為基礎，每個病房約有三十張病床，盡頭有個日光室，護理長的位置在前面。護理長負責自己的病房，那也是根據南丁格爾的建議規劃的。從建築來看，每個病房其實就是醫院裡的迷你醫院。

每個病房雖是相似的建築，但每回造訪其他病房時，發現它們擁有各自的特色，總是令我好奇不已。有的病房氣氛活潑，有的陰鬱；有的安靜，有的熱鬧；有的融洽，有的寂寥。就像醫院村裡各自形成的鄰里一樣，每個病房也有各具特色的裝飾和不同的病患。不過，那回和凱瑟琳在櫥櫃室裡談話之前，我從來沒停下來想過，這些病房的獨特性有多少來自護理長的影響？或者是否與護理長有關？我唯一確定的是，走到每個病房，護理長都坐在圍著玻璃板的護理站裡，她從那裡監督整個病房，包括病患和護理人員。她也接聽電話、整理報表、和家屬談話；護士太忙時，她也會協助處理該完成的任務。護理長人數減半確實可以省很多錢，但我不確定那是不是好主意，也沒對凱瑟琳這麼說。

當護理長變成管理經理

為了重新訓練護理長，必須耗費很多時間在教育與訓練會議，但狄恩提公司相信那樣能讓醫院更精實，一年大約能省下兩百萬美元。

幾個月後，狄恩提公司提出報告時，凱瑟琳的消息得到了印證。

報告中指出，狄恩提公司在深池醫院考察期間，這裡的情況讓他們感到震驚。例如：大量老舊的設施、缺乏有效利用的空間、寬敞的瓷磚走廊、開啟的長窗；還有群聚在大廳裡並從牛皮紙袋進食的沒有腳的吸菸者。此外，還有浪費時間照顧鳥園、溫室和穀倉前院的治療師；寄宿神父；住院修女；住在未使用的側翼建築裡的足科學生……等。

那份報告指出，他們對醫院三十八個病房裡都有一名護理長感到訝異，認為那樣的安排不合時宜。他們覺得護理長大多時間只是坐在護理站裡，沒做其他事。她確實有接聽電話、整理報表、偶爾走出護理站跟著護士一起檢查病患的狀況。她也泡咖啡、維持電視間和交誼廳的整潔、為病患辦生日派對，一般而言，就是做必須完成的事。狄恩提公司認為那是一份優雅的工作，確實對醫院有幫助，但在弗雷德里克．泰勒（Frederick Taylor）提出科學化管理的一百年後，再加上醫療照護預算緊縮，那樣運用經驗豐富的護理師不切實際。他們甚至看到一位護理長就只是在織毛線。沒錯，就像他們說的，那位護理長整天坐在病房前面的椅子上，什麼都不做，只是幫病患編織毛毯和保暖的腳套。

因此他們的主要建議是改變深池醫院的護理架構，取消護理長一職，設置新的護理行政管理經理，每人負責兩個病房區，而不是一個。她不再接聽電話、整理報表或協助病患護理，而是管理護理人員。所謂管理，就是落實最快、最有效率的醫療照護方式。

這麼一來，為了重新訓練留下來的護理長，必須耗費許多資源，很多時間會用在教育與訓練會議上，但狄恩提公司相信那樣能讓醫院更精實，一定可以立刻省下很多錢，包括十九份薪水，一年大約能省下兩百萬美元。根據合約，狄恩提公司可獲得其中的一〇％。

這份報告的完整版從未公布，卻在醫院裡掀起一陣波瀾。不久，護理長的人數減半，但他們並未遭到裁員，而是轉調其他行政工作。另一半留任的護理長拿到呼叫器，每人負責兩個病房區，有了新頭銜，並接受大量訓練，以便瞭解科學管理的原則。至於他們過去的工作內容並未重新分配，而是由有空檔的人來完成。

手工毛毯是無效率的象徵？

那個病房裡幾乎每個人都有一件手工編織的毛毯，毛毯有白綠相間的，也有紅白相間、黃白相間的。我經常想到那些毛毯，想到它們的意義。

這一切帶給我們的啟示，總歸一句就是「追求效率帶來的無效率」。最好的解釋，就是以那位織毛線的護理長為例。狄恩提公司說的沒錯，確實有位護理長整天坐在病房前方織毛線。

我第一次看到她辛勤的成果，是某天我在醫院走動，穿過寬廣的大廳到另一個病房，途中經過兩位瘦小的女士身旁。護士把她們的輪椅推到病房外，讓她們可以看看來往的人。她們看起來幾乎一模一樣，都是一頭白髮，身形瘦小，靜靜坐著。引起我注意的是她們的毛毯，左邊那位女士裹著藍白相間的手工編織厚毛毯，右邊那位披著紫白相間的手工毛毯。

我回到入院病房區時，問拉瑞莎那毛毯是哪裡來的，她說，那個病房的護理長立誓為病房裡的三十六位病患各織一份毛毯和腳套，她還說我應該去看看，於是我又走回去。

那個病房裡都是身形瘦小的老婦人，共有三十六位，全都滿頭白髮，老邁且瘦小。果然，幾乎每個人身上都裹著一件手工編織的毛毯，或者床上有一件。毛毯有白綠相間的，也有紅白相間、黃白相間的。那位護理長就坐在護理站裡，接聽電話、整理報表、觀察病患，織著剩下幾件尚未完成的毛毯。

後來，當護理長以及原本運轉良好的鄰里型病房消失後，我經常想起那些毛毯，想到那些毛毯的意義，以及它們代表了什麼。重要的是，那些毛毯讓我驚訝，引起我的關注，讓我留意到那位護理長特別有心、特別投入、特別關心病患。那些毛毯讓我和其他人都注意到了。

重點不是拿到手工毛毯的老太太欣賞或注意到那些毛毯，而是其他人都注意到了，來訪的家屬也注意到了。他們從病房的中央走道往後看，可以看到兩排白髮的老太太，她們可能是他們的母親、姨婆或姊妹，每位都裹著色彩鮮豔豐富的手工毛毯。他們也看到護士幫每位老太太都上了妝，梳了頭，擦了指甲油。護士都知道病房前方的護理長正在編織。俄裔救護車司機也注意到了，當他們衝進病房接某位老婦人時，他們也看到每位病患都裹著色彩豐富的毛毯，他們也注意到護理長坐在護理站裡，接聽電話、整理報表、指引他們正確接到病患。就連醫生也注意到了。那些毛毯讓我們所有人都發現，這是一位關懷病患的護理長。

那些手工毛毯在病房裡持續存在了好幾年，歷經後續的多次調查。每次我看到瘦小的女士披著那毛毯，就會想起那位護理長、她的誓言、狄恩提公司，還有所謂的效率。那些毛毯代表的不只是關注與關懷。織針的碰撞聲有如冥想一般，意味著沒其他事可做了。在狄恩提公司的眼裡，那位護理長除了編織以外，什麼也不做，然而，那個「什麼也不做」就像道家所謂的「無為而治」，是一切該做的事都完成時智者所做的事。

追求效益的代價

減少護理長後，報告上看起來節省了很多成本，卻也同時刪去了一些在精神上付出真心與關懷的空間。

我們後來的確習慣了新系統。其他護理人員盯著電腦或填寫新任護理行政管理經理製作的表格時，也學會接聽電話、整理報表、和家屬談話、協助醫生、調查病房、互相支援。然而新系統是必須付出代價的。工作充滿了壓力。護理長人數減半後，護理人員生病的情況多了，病假的天數也增加了，更多人受傷、無力工作、提早退休。病人出現更多的跌倒、褥瘡、爭吵和眼淚。而這一切從大局來看——即使是從經濟學的角度來看——卻都是沒有效率的。

這和州立精神病院的關閉幾乎如出一轍。當初看起來很有效率，報告上更是符合成本效益。表面上，的確是既有效率又符合成本效益；實際上，立意良善的預算遭到刪減，理想受到破壞，有時真正讓系統、甚至醫院運作的關鍵，反而不見容於Excel報表。

狄恩提公司的報告不僅讓我瞭解「追求效率帶來的無效率」，也讓我明白了「無效率帶來的效率」。因為狄恩提公司提出建議後，消失的不只是護理長的任務而已，消失的甚至不是他們在醫院內用心營造的鄰里感，而是那些不僅屬於他們、更分配給所有人員（包括醫生在內）自由運用的時間。那些自由運用的時間，在狄恩提公司的眼裡是無效率的，卻是深池醫院的一大祕密關鍵。減少護理長後，報告上看起來節省了很多成本，減少了一些額外的時間，卻也同時刪去了一些在精神上付出真心與關懷的空間。我發現無效率和良好照護之間是有關聯的，而我的偶像之一——英俊的柯蒂斯醫師就是最佳寫照。

04 深池醫院是個恩典

那個療程所需的時間令我印象深刻，整整兩年半。

前現代醫學的經驗法則是：當初疾病醞釀了多久，療癒的時間就要多長。她的療癒花了很長的時間，也需要很長的時間，但時間也是她的治療中最重要的成分。泰莉在醫院裡獲得的最寶貴恩典正是足夠的時間，也就是恰到好處的時間——在毫無壓力及終極目標下，她擁有恰到好處的時間。

我第一眼見到柯蒂斯醫師就覺得他英俊瀟灑，這種情況並不常見。很多朋友或患者一開始看起來很平凡，等到我逐漸認識他們，才覺得他們有魅力，但柯蒂斯醫師立刻就讓人覺得他非常帥氣。事實上，他在眾多相當俊美的醫生當中是最帥的。梅潔醫師在找人時對俊男美女情有獨鍾。

我加入深池醫院第一週就見到柯蒂斯醫師了。那時我站在有自動販賣機的寬敞大廳，看著眼前的景象。大廳裡瀰漫著香菸的煙霧，坐著輪椅的病患三五成群圍在圓桌邊，嘴角叼著菸，專心玩牌。自動販賣機賣的是糖果、冰淇淋、紙杯裝的咖啡，紙杯上也印著撲克牌的花色，有的病患也會賭販賣機送出來的紙杯花色。

這時柯蒂斯醫師突然出現，站在我身旁一起看著病人。在那之前，我只從遠處看過他迅速移動的俐落身影。我知道他是醫療部副主任，隔天就要離開醫院，加入海岸附近的私人醫院。我也知道他公餘時熱愛衝浪，當他站在我身旁時，我發現他的站姿有衝浪者的感覺，重心穩定，身體保持完美平衡。那天他穿著夏威夷襯衫，黑髮卷曲。他轉過身來對我說話時，我看到他的臉型方正，鬍子刮得乾乾淨淨，湛藍的眼睛充滿熱情和關懷。

他最迷人的是舉止和微笑。他舉手投足溫文儒雅，泰然自若，腳步輕盈，似乎隨時都很從容。他的笑容很特別，不是露齒而笑，而是嘴角微微上揚，就像古代伊特魯里亞人的微笑，溫和的目光彷彿凝視著不遠處。柯蒂斯醫師站我身旁，同樣看著眼前的一切，似乎興致盎然。隨後，他突然語氣嚴肅地迸出：「維多莉亞，或許你還沒發現，但我想說的是，深池醫院是很特別的地方。」

他突然這麼說，感覺有點怪，我看著他問：

「怎麼說？」

他笑著說：「深池醫院是個恩典。以後你就會明白。」

說完話他就離開了。

那顯然是某種訊息，但我不明白他想傳達的真正意涵，也不知道他為什麼會對我說這些。不過我還是記住了他的話，把它放在心上，偶爾在醫院裡遇見不尋常的、感人的或奇特的事時，我總會想起那句話。

柯蒂斯醫師加入海岸附近的私人醫院之後，全心打造他理想中的醫療型態，投入他認為重要的事：病人的感覺、醫護人員的感覺、他深具信心的預防醫學——運動、膳食、快樂。隔了幾年，我才又見到他。

許多在派對、感謝、禮物、匾額歡送下離職的醫護人員，往往離開幾年之後又回到醫院，柯蒂斯醫師也一樣，他也回來了。他還是喜歡這個城市。海邊的衝浪生活沒有比這裡好太多，市區的學校對孩子來說比較好，他也很喜歡深池醫院，於是後來他又回來擔任醫療部副主任。這表示，梅潔醫師忙著開愈來愈多的會議時，柯蒂斯醫師能幫她分攤工作。他照顧病人，也幫請病假或休假的醫生代班；他面試新的醫生，撰寫療程和方案，傾聽與安撫憤怒、壓力大或即將離婚的醫生，有時，他只是靜靜聆聽。

由於入院病房區基本上運作順利，我只有偶爾上樓到X光室或在走廊間才會遇到他。不過，我漸漸認識柯蒂斯醫師後，發現他不只帥，也是個認真的人。他努力讓自己的生活更有意義。大學畢業後，他不是直接進入醫學院，而是到印度學習瑜伽、梵文和魯特琴。後來他決定成為醫生，並希望把瑜伽、印度靈性思維和印度醫學融入醫療中，於是返回美國就讀醫學院。他認識了安寧療護運動後，來到深池醫院，決定在這個城市設立第一個安寧療養院。

他以理智、和諧、周全的方式著手進行，一年之內不僅讓隨和的梅潔醫師加入陣容，也找嚴謹的護理部主任萊斯特女士一起參與。柯蒂斯醫師就像印度的文殊菩薩，以智慧利劍斬除困難，化解重重的難關和異議，為安寧療養院的計畫爭取到資金，也得到不同類型的志工協助，包括禪修者、嬉皮豎琴師、園丁志工。他讓安寧療養院成立，讓它平穩運作後，把責任和榮耀一併交給凱伊醫師。柯蒂斯醫師不僅充滿熱情，更是熱心的人，充分體現了古希臘字*entheos*的意義——內在有神。他也和我們其他人一樣，優點正好也是缺點。他不會在任何地方落地生根，只在需要時才留下來。一旦需求消失，他就轉身投入下一個計畫，下一個他即將付諸熱情的地方。

他親自為病患買鞋

這件事做起來很簡單，但我沒想過要這麼做。柯蒂斯醫師沒多問什麼，他親自開車出去，匆匆買了鞋，趕回病房，幫病患穿上。

柯蒂斯醫師是我在這個醫院裡的偶像之一。他不像我們戴著眼鏡，敏銳的雙眼似乎可以看得比我們更遠、更深。確實如此。蘿梅洛醫師和芬特娜醫師寫的入院診療報告詳盡娟秀，傑弗斯醫師的雖然潦草但重點清楚，至於柯蒂斯醫師的報告往往不超過一頁，但字跡像印刷的一樣工整。我看過其中一份只寫了幾句：蓋茨先生已是末期，需要安寧照護，已聯絡家屬，他目前狀況平和。

我從柯蒂斯醫師的身上學到很多，不過，缺鞋的個案為我帶來最多關於照護與關懷、時間與無效率的啟示。

醫院裡有一條設有窗戶的寬敞長廊，它貫穿全院，可通往所有病房區。那一天，我碰巧在長廊上遇見他。他看起來神色匆忙。

我問他要趕去哪裡。

他說回復健病房，那幾週他在那裡代班。

復健病房和入院病房一樣，在深池醫院裡就像一個迷你醫院，專收輕微中風和腦部受傷較不嚴重的病患。多數患者休養一段時間後就能康復，有家可歸的就可出院返家，不過那裡的病患大多沒有朋友、金錢或健康保險。復健病房和入院病房一樣，也有自己的醫生負責接收病患入院、檢查、辦理出院，那個月，柯蒂斯醫師也是其中一位。

他說他剛從外頭回到醫院，正要去找一位因中風入院復健的病患。那名患者等待出院已經好幾個月了，但柯蒂斯醫師每天巡房查看病房的三十六名病患時，這個病人一直還在，而且滑著輪椅到處去，繼續接受治療。

柯蒂斯醫師說：「最後我問他，既然你能走路了，為什麼還在這裡？為什麼還坐在輪椅上，還沒出院？」

「醫師，沒有鞋子。他們幫我訂了特殊的鞋子，但還在等政府核准醫療補助。」

「他們等多久了？」柯蒂斯醫師問。

「三個月。」

柯蒂斯醫師想了一下，接著問：「你穿幾號的鞋子？」

「九號。」

柯蒂斯醫師思索片刻，想了一下他的職責、其他患者、必須寫的報表、必須填的品質確保表單，接著離開醫院，開車去沃爾瑪百貨，買了一雙一六．九九美元的九號慢跑鞋。這時他剛買了鞋子回來，正要回病房交給那位病患，然後填寫出院單。

我問他打算拿收據請款嗎？

他笑了。

我看著他匆匆走回復健病房，心想，為什麼柯蒂斯醫師這麼做？為什麼其他人沒這麼做？

這件事做起來很簡單，但我完全沒想過要這麼做。鞋子遲遲不送來，我當然也會不耐，我會再填一次申請單，甚至填第三次。我甚至可能會寫信或打電話到政府醫療補助單位，抗議審核一雙鞋子竟然要那麼久的時間。但我完全不會想到跑一趟沃爾瑪幫病患買鞋。我手邊有太多事要做、太多單子要填、太多病患要照顧。那樣做，也等於跨過某道無效率的界線。然而柯蒂斯醫師沒多問什麼，他親自開車出去，匆匆買了鞋，趕回病房，幫病患穿上。

他讓我想起一句格言：「照顧病人的祕訣在於關心病人。」我一直很喜歡這句話，但始終不太明白，以為那是指關懷病患——關愛或至少喜歡患者。當我看到柯蒂斯醫師衝去為他不太認識的病患買鞋時，我想那句話肯定有更深的意涵。於是我探尋那句話的來源，發現它出自一九二七年弗朗西斯·皮巴迪醫師（Francis Peabody）對哈佛醫學院畢業生的演講。我進一步探究後，發現皮巴迪醫師指的不是關懷病患，而是照護病患。他說，那是指為患者做點小事，也就是護士常為病人做的貼心的事，例如調整病人的床單，餵病患啜飲幾口水。皮巴迪醫生坦言，那樣做會占用時間，也許不是醫生最有效運用時間的方式，卻是值得的，因為那種費時的照護，培養了患者和醫生之間的關係，那關係正是促進療癒的祕訣。

所以皮巴迪醫師真正的意思是：照顧病人的祕訣在於——無效率。

這真是諷刺。同樣諷刺的是，當狄恩提公司檢查醫院裡除了病患以外的一切——書籍、醫療方案、成本、營收……時，柯蒂斯醫師其實一直在提供最有效率的健康照護，放下所謂的職責，去完成真正的職責。他買那雙鞋，想必幫醫療照護系統省下好幾千美元，但狄恩提公司不會認為那樣做是有效率的。他們會認為那是無效率的，浪費領高薪又受過高等訓練的醫生的時間。

柯蒂斯醫師也讓我想起印度對於好醫生、優等醫生、最高等醫生的形容。好醫生診斷正確，給予適切的治療。優等醫生不僅這麼做，還陪病患一起去拿藥。最高等的醫生在藥局等病人服下藥物。去沃爾瑪買鞋正是最高等的醫生會做的事。

在遇到那次的鞋子個案前，我一直努力當個好醫生——診斷正確，給予適切的治療。但柯蒂斯醫師把標準提高了。托德小姐教我改變膳食、更換眼鏡等小事的重要，柯蒂斯醫師教我的，則是偶爾可以考慮親自為病患拿取食物或更換眼鏡。

後來我有時也會那麼做，醫院裡很多醫師也是。有時我會為厭食症的患者烹煮特殊的食物，或幫渴望閱讀的病患更換眼鏡（樓下診所在老舊的天鵝絨盒裡擺了精美的工具，還有一大罐古老的眼鏡螺絲）。那樣的無效率照護往往是有效率的，可以迅速確實地解決問題。於是我第一次深深思索：深池醫院的無效率照護，實際上可能比狄恩提公司講究成本效益的醫療系統更有效率，即使從金錢、Excel試算表的角度來看，可能也是如此。

愛滋病房裡的母雞

那是生命的火花，那額外的火花與亮光，想必讓其中一、兩人因此多活了一、兩天。當人生只剩下幾天，多一、兩天顯得更加意義非凡。

深池醫院的確有很多地方缺乏效率，有些我特別喜歡，例如耶誕節，尤其是耶誕禮物的發送。

每年，耶誕節前一天的早上（我指的是真正的耶誕節，不是一般年節、猶太光明節或非裔美人的寬薩節），蒙著灰塵的耶誕樹上掛著耶誕裝飾，警察局會送來二千三百五十六個包好的禮物，女性病房是適合女性的禮物，男性病房是男用禮品。院內的每位病患都會收到兩份禮物。若要說沒效率，確實如此，一整個早上，所有人都只關心這件事。我甚至不確定是不是每位病患都吃了早上的藥，不過，就我對護理長的瞭解，他們應該都吃了。每個病房的活動治療師會把一大一小兩個禮物放在每位患者床邊，其他醫護人員也會聚集過來觀看或幫忙病患拆禮物。

男性患者收到的是格子襯衫（紅色、藍色、綠色；小、中、大），女性收到的是開襟毛衣（粉紅、藍色、米色）。小禮物是手錶（鋼錶、金錶、銀錶）。接著，整個上午，大家開始交換衣服和手錶，收集包裝紙、彩帶和包裝盒，把電池裝進手錶裡，穿脫衣服，交換顏色和尺寸。整個過程非常沒有效率，甚至稱不上醫療照護。

後來，醫院減少護理長後，新的護理行政管理經理更忙、更有效率。他們改變了整套流程。禮物還是會送進病房裡，但禮物上會寫好尺寸、顏色、款式。在耶誕節前幾天，活動治療師會先詢問每位病患，讓他們選擇：你想要鋼錶還是銀錶？藍色開襟毛衣還是粉紅色？耶誕節前一天，禮物會直接送到病患手中，這樣比較安靜，也比較省時。病患的確拿到新襯衫、毛衣和手錶了，但對醫護人員和病患來說，都不像以前那麼有趣了，感覺有點掃興，甚至有點哀傷。這讓我不禁納悶，樂趣雖然毫無效率，但那會不會正好有療癒效果，所以其實是有效率的？

耶誕節還不算是我最喜愛的無效率例子，我最愛的是穀倉前院、溫室、鳥舍。我只去過鳥舍一次，不過一次就很足夠了。

鳥舍位於穀倉前院旁，占地很大，又長又高，由嵌著大片玻璃的木製框架組成，牆邊排著手工製作的木質工作桌，桌上有鴿巢掉下來的鴿糞。鳥園裡也有麻雀和其他雀類，牠們就像醫院的病患一樣無家可歸，但很健康，不知何時偷偷潛了進來。入口左邊是雞蛋孵化器，右邊籠子裡有小雞。

活動治療師負責鳥舍、溫室、穀倉前院的管理。每個星期六，他們會帶病患走出醫院，到溫室來種種小盆栽，麥考伊女士送我的植物就是這樣來的。平日，他們有時會帶病患到穀倉前院，造訪籠中的兔子、草坪上覓食的圓滾小黑豬，以及鳥舍裡的鳥類。

有一天，一位活動治療師把一些蛋和一台孵化器拿到愛滋病房，幾週後，其中一顆蛋孵出了小雞。那時有效的愛滋療法尚未問世，柯蒂斯醫師之所以設立愛滋病房，是把它當成安寧病房的延伸，讓愛滋患者在安寧中過世。他們的確在那裡過世，而且幾乎天天都有人走，通常是在陷入精神錯亂之後。不過，不管有沒有精神錯亂，愛滋患者都很愛那隻小雞。愛滋病房小雞後來長大了，變成愛滋病房母雞，成天在開放病房裡走來走去，啄食病患用餐時留下來的麵包屑。牠也啄食洋芋片（不是很喜歡）、軟豌豆（也不太喜歡）、軟爛的生菜。牠比較喜歡麵包。牠長得很好，活得比許多病患久。

當然，牠和精神錯亂的愛滋病人一樣會製造混亂，畢竟牠無法訓練，也不會控制排泄。牠也會把生菜渣和雞糞弄得到處都是，但護士會跟在牠後面清理。那樣很沒效率，更別說不符合衛生了。州立認證局的調查護士來醫院調查後，在報告中提到了這點。不過，那隻雞在愛滋病房自由活動的那幾個月，並沒有傳染任何疾病，愛滋患者也沒把愛滋病傳給牠。

然而，外界認為一隻雞在病房裡走動很不衛生，所以某天牠就消失了。

若要說沒有效率，牠的確毫無效率，但牠的無效率卻有療癒的效果。我無法記下數字，但每次在午餐時間來到愛滋病房，看見那隻雞在病房裡昂首闊步，病患興致盎然地看著牠，消瘦的臉龐全都亮了起來，我覺得一切都值得了。那是生命的火花，那額外的火花與亮光，想必讓其中一、兩人因此多活了一、兩天。當人生只剩下幾天，多一、兩天顯得更加意義非凡。

我不確定醫院所有的無效率是不是都有療癒效果，但我的確開始思索，把它們全部加總在一起會有什麼樣的效果。可能會有更多正確的診斷。醫生有足夠的時間面對病患，病患可以免於急診。心情受到安撫，眼鏡換好了，還有免費的禽類娛樂。醫生到沃爾瑪買鞋，為病患減少不必要的住院天數，如此省下的成本，是否足以用來讓病患享有的最好的飲食、按摩、鮮花或替代療法？我開始思索，在這個講究實證醫學的年代，深池醫院的無效率醫療模式也許值得一試。

尋找生命的綠意

希德格用 *viriditas* 來指植物長出葉子、開出花朵、結出果實的力量，她也用那個字來比喻人類生長、生產、療癒的力量。

這段期間，我攻讀博士學位，研究希德格和前現代醫學。我已修完包括德文、拉丁文、法文等所有必修課程，也找好論文委員會，開始擬定博士論文大綱。瞭解前現代醫學最根本的園藝譬喻之後，我希望透過論文，探討前現代醫學如何將對於人體的掌握加以概念化。

我打算以希德格的文字，以及我寫碩士論文時發現的其他拉丁文、德文、希伯來文醫療書籍，對希德格的醫學和四分系統加以解釋。我想證明，四元素、四種性質及四體液不像多數作家認為的那樣，是哲學家的抽象概念，而是園丁的務實想法。我的企圖心不小，因而決定從小處著手，先把碩士論文精簡成一篇文章發表。

整個精簡過程，其實就像將自己對病患所知的一切濃縮成病歷一樣。我不久就發現了當初寫碩士論文時遺漏的東西：希德格了不起的 *viriditas* 概念。*viriditas* 這個字來自拉丁文的 *viridis*，亦即綠色。那也是法文 vert、義大利文與西班牙文 verde 的字源。*Viriditas* 的意思是綠意，通常指植物的顏色或翡翠等寶石的顏色，但也用來比喻活力或青春。

不過，我寫文章時發現，希德格使用的 *viriditas*（綠化或綠意）是比較廣義的。她用那個字來指植物長出葉子、開出花朵、結出果實的力量，她也用那個字來比喻人類生長、生產、療癒的力量。我不知道我的碩士論文裡為何會遺漏這個部分，不過那個「綠色」概念，正好呼應了前現代醫學的基礎：以園藝為比喻的醫學或精神概念。我心想，這概念是希德格發明的嗎？更古老的醫學文獻中，也有用植物的力量來代表人體療癒力的先例嗎？

接下來的那一年我都在探索這兩個問題。這期間我遇到了泰莉．蓓可，她讓我見識到 *viriditas* 的真正意義。

死亡才是真正有效率的

> 那張照片說明了一切。從那張照片可以看到：在能依自己的節奏和方式運作時，深池醫院能成就的是什麼。至於那是有效率或缺乏效率，我想就留給人們來判斷吧。

如果透納先生是我見過最瘦弱、後來體重增加最多的病患，泰莉則是我照顧最久、最令人感覺不可思議的患者。我照顧她最久，她還曾在災難邊緣搖搖欲墜，最後卻帶給我最大的驚喜。

關於泰莉，以及她對我的意義——包括我第一、第二、第三次經手她入院，以及此時看著《江城時報》（*River City Times*）上她的訃聞——最好的敘述方式，就是從訃聞上的照片開始說起。

泰莉稱不上漂亮，但至少從醫療回顧的角度來看，她的面容令人印象深刻。那是一張堅毅的美洲原住民臉龐，隱約帶著笑意。她的長髮濃密烏黑，垂散在背；臉上的顴骨大而明顯，身上戴著串珠耳環、串珠項鍊、串珠手鍊。她戴著出院那天我們給她的眼鏡，鏡片之後是印地安人的黑亮眼珠。

那張照片說明了一切。從那張照片我們可以看到，在能依自己的節奏和方式運作時，深池醫院能成就的是什麼。至於那是有效率或缺乏效率，我想就留給人們來判斷吧。不過我認為你也會同意，只有死亡才是真正有效率的，從醫療照護的效率來看，生命本來就沒有效率，也毫無成本效益可言。

我第一次見到泰莉，是到復健病房支援的時候。原本負責那個病房的醫生休假，柯蒂斯醫師又不在，入院病房區因預算危機而暫時關閉。這種事每年都會發生；無論經濟好壞，舊金山的預算永遠都有危機，尤其是醫院的預算。追根究柢，大家會問，為什麼我們的城市還需要救濟院？其他城市早就把救濟院關閉了，他們的病患反正也都想辦法找到棲身之所了。那樣做雖然從長期來看比較貴，但短期內可以省下很多錢，因此這裡永遠都有經費危機，永遠都有人想砍深池醫院的預算。

不過梅潔醫師將這次的預算危機視為挑戰，決定關閉入院病房來強調嚴重性。這樣一來，除了復健病患可以進復健病房、末期病患能進安寧病房外，我們無法再接收新的病患。舊金山市原本可送來這裡的其他病患這時都無法轉過來，只能繼續待在縣立醫院和其他醫院，等待送往某個地方。有些醫院無法從不再需要急性照護的病人身上有收入，開始賠錢，於是對政府施壓，要求政府盡可能通過深池醫院一向能獲得的預算。在預算通過前，芬特娜醫師和我暫時到復健病房照顧病患。

這就是我第一次見到泰莉的機緣。她從縣立醫院轉到這裡復健，我經手她的入院手續。

她是遊民，我從病歷中得知她有海洛因毒癮，曾經賣淫，和男友一起住在街頭。她原本健康狀況一如往常，十二天前睡醒後發現再也無法移動手臂或雙腿，男友把她送到急診室。經過診斷後，發現她罹患橫斷性脊髓炎，也就是脊髓發炎，短短幾小時內就可能導致部分脊髓因腫脹而抵住脊柱內側骨頭。脊髓由類似線路的神經組成，負責在大腦和身體其他部位之間傳送訊息和神經脈衝，這類腫脹會破壞身體的移動力，因為它會導致神經停止運作，通過腫脹部位的一切傳送也會隨之停擺。泰莉的腫脹發生在頸部，所以脖子以下的部位都為之癱瘓，手腳、腸道或膀胱都停擺了。橫斷性脊髓炎是罕見疾病，罹病率是十萬分之一，不過深池醫院的性質獨特，泰莉是我見過的第三個病例。

縣立醫院讓她住院。那裡的醫生確定不是愛滋、梅毒、多發性硬化症等原因造成她的癱瘓，因此他們觀察泰莉的病情是否好轉。通常這類疾病都會有所改善，泰莉後來也的確恢復了一點，但還無法回到街頭生活，他們便將她送來深池醫院復健。護士安排她住進復健病房入口處的半私人雙人病房，我看完她的病歷後，準備到病房去看她。我來到病房前，在門口停下腳步往內看。

她坐在輪椅上，背對著我，凝視著窗外，輪椅上掛著沒覆蓋的尿袋。房裡沒有其他人，沒有任何親友，也沒有任何私人物品，連俄裔救護車司機通常會幫病人堆放在一起的放著衣物的塑膠袋、裱框的相片、菸盒等也未見蹤影。我敲了一下開啟的門，走了進去，繞過輪椅，靠近一點看看她。

她像許多吸毒者和街友一樣憔悴，看起來像五十幾歲，但我從病歷中知道她只有三十七歲。她身形乾瘦，暗淡的長髮黏膩，疲憊的臉痛苦扭曲，深色的雙眼有黑眼圈，牙齒蛀蝕，指甲髒汙未剪，因尼古丁而染色。她坐在輪椅上，姿勢看起來不太舒服，脖子歪斜。她抬頭看我時，雙眼有點失焦。

「我可以坐在床上嗎？」我問道。

「我可以吸菸嗎？」她回應。

我坐了下來：「先讓我跟你談談，幫你做一下檢查，這樣好嗎？」

她上下打量我。我個子不高，但語氣堅定，而且她動彈不得。

「好吧。」

我開始進行檢查。她的狀況整體來說還算不錯，她可以稍微移動右肩和右腳，多多少少也能感覺到四肢。橫斷性脊髓炎雖然沒有治療方法，但多數病患確實都會恢復，只是程度不一。以泰莉目前的復原程度來看，她應該能恢復相當多的活動力和獨立自主。

「你出院後有人能照顧你嗎？」我問。

「我男友麥克，他很快就會來了。」

我完成檢查後，她抽了菸，之後護士帶她去洗澡、洗頭、剪指甲，接著她加入了我們的復健療程。

愛情的代價

究竟是什麼原因讓他一直黏著泰莉？錢？還是愛？那次出院一週後，他拿厚木材打她，打裂了她的顱骨，也打斷了她的左腿。

泰莉住院後不久，新的一個月又開始了。在舊金山市，每月一日是街友的「發薪日」。當天街友只要到市政廳就能無條件領取三百六十美元，那是一般援助計畫的一部分。那個月一日一到，她的男友麥克就出現了。他二十多歲，金髮帥氣，穿著緊身的李維牛仔褲及牛仔外套，但不是很乾淨。他沒有蓬頭垢面，挺有禮貌，不過也算不上梳理整齊。

他告訴我，他想帶泰莉去南市場幾個小時，讓她把支票轉簽給他。

我看著他推著她離開，輪椅邊掛著尿袋，沒有覆上蓋子。她那天的狀況比剛入院時好一點，頭髮洗過且梳理整齊，衣服乾乾淨淨，兩個肩膀也都能動了。麥克將一根菸放入她口中，他們就離開了。

不過她沒有遵守承諾回來，至少不是馬上回來。我從醫生間流傳的消息得知，她離開幾天後被人發現孤伶伶置身街頭，坐在我們的輪椅上，導尿管阻塞，膀胱腫脹，導致腎臟嚴重感染，甚至感染了血液。於是她又被送進縣立醫院，病情穩定後又送回我們的復健病房。

這時我已回到重新啟用的入院病房，但仍持續追蹤她的狀況。她的狀況有好有壞，好的是她的病情持續有起色，手臂有力了，也可以站起身來。壞的是那個金髮帥氣的男友麥克持續推她出去，每次回來都是醉醺醺的，陷入吸毒後的恍惚狀況。這樣連續三次後，梅潔醫師終於放棄，讓泰莉坐著輪椅出院，回到巴克斯特旅社，讓男友照顧她。

接下來幾個月，泰莉多次進出縣立醫院，大多是因為腎臟感染，一次是遭麥克毆打並搶走財物。最後一次是冬季中旬某一天，她被發現坐在輪椅上流落街頭，全身冰冷，失去意識，沒有心跳。有人呼叫了醫護人員。她看起來雖已無生命跡象，他們還是開始搶救，幫她的身體加溫。他們花了好一些時間，後來她的身體逐漸暖和，心臟恢復跳動，脈搏也恢復了，接著開始呼吸。兩小時後，她醒了過來。

醫護人員將她送到縣立醫院，幾天後，她又回到我們這裡。

這是我第二次見到她。她的身體已失去不少功能，肩膀仍可移動，但雙腿癱瘓，再也站不起來。復健人員開始幫她復健，幾個月後，她又恢復最初的樣子，重新站了起來。隔一段時間，麥克又帶酒精和毒品出現，泰莉又離開了醫院。

不過她離開的時間不長。

麥克沒有好好照顧病人，泰莉也沒有好好照顧自己。他們喝酒、抽菸、吸食古柯鹼，有時她連續幾天都坐在輪椅上，最後因久坐不起，坐骨出現傷口——褥瘡，因感染而發炎，她又被送進縣立醫院。整型外科醫生花了好幾個小時，從她的大腿移植皮膚來覆蓋那個傷口。那個手術相當昂貴，傷口需要好幾個星期的小心護理才能正常癒合。但是手術過後又是月初，麥克又出現了。

縣立醫院教他如何照顧泰莉的植皮傷口，如何處理敷料和導尿管。不過他們兩人都無家可歸，麥克從來沒辦法更換敷料，一次也沒有。那想必也很困擾麥克。他原本就是個謎樣的男人，究竟是什麼原因讓他一直黏著泰莉？錢？還是愛？總之，那次出院一星期後，他拿四寸寬二尺厚的木材打她，打裂了她的顱骨，也打斷了她的左腿。

這是她第二十八次被送到急診室。[1]這一回連急診的醫生都驚愕不已。之前手術移植覆蓋的傷口已經惡化，剩下一團爛肉，坐骨兩側又出現兩個新的褥瘡。他們呼叫外科醫生會診。

外科醫生看到辛苦移植的結果受到嚴重破壞，大為震驚。他們花了好幾個小時摘下、移位、細心縫合她背後的完好皮膚，如今卻腐爛長疽，必須從感染的開放性傷口中將小塊爛肉一一移除。

急診醫生問外科醫生考慮再動手術嗎？

他們拒絕了。如果泰莉遵守醫院的指示，也許幾個月後再說吧。眼前她應該接受古老療法，每天更換傷口內的敷料三次，乾了就換。這麼做能清潔感染的傷口，這是能在深池醫院進行的療程。

從當下的不完美想像未來的完美

我的首要之務是移除阻礙泰莉生命力的一切障礙，還有，必須從泰莉未來已恢復健康的完好形象開始往回推想，從未來的完美走回當下的不完美，接著擬定接下來的治療對策。

就這樣，在泰莉二度離開我們四個半月後，我第三次為她辦理入院。這也是最後一次。

1 很遺憾，這裡提到的第二十八次送進急診室是事實，而不是刻意誇張。當我閱讀泰莉的病歷時，我計算了一下她因為那個開放性傷口而送急診的次數——一共二十八次。（作者注）

她被推進入院病房時，看得出來那四個半月她過得並不好。她看起來比年初更消瘦虛弱，身上有靜脈注射，左腳裝了石膏，黑眼圈更黑了。她看起來比我第一次經手她入院時還老，不同的是，她看到我時露出了微笑。

這時我們對彼此已相當熟悉。我先等她抽完菸，等護士幫她洗澡、洗頭、更換衣服，然後才為她檢查。這次護士把她安排在病房盡頭的牆邊，那裡最靠近洗手間，這很好，但離吸菸室最遠，這不太好。最棒的是她由護理佐理員康妮負責照顧，我留意過，病人在康妮的照顧下總是有起色。

泰莉的檢查結果和我從病歷上預期的差不多，和上次見到她的情況也沒太大的差異，只不過更嚴重了。不過這次她似乎已經精疲力盡，心理上是放棄了。至於她的身體——皮膚狀況及缺乏肌肉——也透露出同樣的訊息，缺乏生命力，缺乏構成健康本質與生命實質的*vis vitalis*（生命力）。

我看著她左腳上髒汙的石膏，從其餘的檢查可以清楚看到，上次住院的復原成果都已消失。接著，康妮協助泰莉向左轉身，我看見了她背上的開放性傷口，顯然，縣立醫院的病歷描述還不夠恐怖。

泰莉的褥瘡是我見過最糟的，非常大，又大又深，從背部中央一路開到尾骨，橫跨兩邊的坐骨。當然，皮膚完全消失了，連覆蓋脊椎的脂肪和肌肉也消失了，只剩下皮膚移植失敗後留下的一團腐肉和感染組織。在那個又大又深的洞裡，我可以看到底部的骨頭，那是她的脊柱。

我來到深池醫院之前，甚至剛來的那陣子，並不瞭解褥瘡的重要性。它聽起來沒那麼嚴重，不過就是臥床太久留下的傷口。事實上褥瘡是災難，它不僅可怕，它代表的意義也很可怕。褥瘡意味著有人沒注意泰莉那樣的病患所面臨的困難；她已經感覺不到下半身，所以無法像我們一樣不自覺地挪動身子，舒緩身體壓在鞋子、椅子、被單上的壓力。

褥瘡代表的意義更是糟糕，那表示身體已經失去完整。身體通常由皮膚所覆蓋，液體和病菌無法穿過。在健康的皮膚上塗滿細菌不會有事，不會感染，除非皮膚有傷口。皮膚下面還有脂肪和肌肉提供額外的保護，脂肪包覆著肌肉，肌肉保護著骨頭，骨頭保護著脊髓。

這就是為什麼泰莉的褥瘡如此令人驚駭。她完全處於無保護狀態；骨頭、腎臟、脊髓等體內既脆弱又重要的一切全都暴露出來了，面對充滿危險和病菌的環境，可能接觸到各種來源的細菌，甚至對住在我們體內的細菌也沒有招架能力。我知道給她抗生素也無法讓她避免感染，因為細菌很快就會產生抗藥性。此時即使外科醫生願意動手術，那個褥瘡也大到無法進行移植手術，必須讓它自行療癒，但那必須花上好幾年，這段期間，泰莉避免感染致死的機率有多高？我走回小小的醫師辦公室，坐在那張搖晃的桌前，盯著我們的木架看了好一會兒，麥考伊女士送我的植物就放在上面，此時長了滿牆。我心想，這個褥瘡是個災難，泰莉很可能就這樣結束了一生。

這也是我第二次面對病患時想到希德格。我問自己，如果是希德格，她會怎麼做？她會如何醫治泰莉那巨大的開放性傷口？我思考的同時，凝視著麥考伊女士那株綠意盎然的植物。

我突然想到，希德格應該會移除阻礙泰莉的 *viriditas*——她的自然療癒力——的一切障礙。因為只要沒有阻礙，*viriditas* 一定會療癒她的傷口，就像植物一定會冒出綠意一樣。

我問自己，那麼現在阻擋它的是什麼？

那團死去的組織阻擋著它，應該全部移除。

泰莉身上的任何壓力也都是阻礙，從皺折的被單到硬床墊都是，全都必須移除。任何干擾血液循環的東西也都阻礙了*viriditas*，例如尼古丁。還有身上的髒汙、蓬亂和不潔的衣物、不必要的藥物、恐懼、憂鬱、絕望……等，全都是阻礙。

因此，身為園丁醫生[2]的我，首要之務不是什麼了不起的診斷，或是什麼神奇的藥方，而是移除阻礙泰莉生命力的一切障礙。

還有呢？

為了瞭解還需要什麼，我必須從泰莉未來已恢復健康的完好形象（只缺一副眼鏡）開始往回推想。我真的那樣做了。我從未來開始往回推想，中間經過牙齒的治療、身體的強化、意志的強化、憂鬱的化解、褥瘡的癒合。我從未來的完美走回當下的不完美，接著開始擬定接下來的治療對策。

我以對希德格的理解做為基礎而擬定的治療對策，是除了移除阻礙*viriditas*的東西外，以土、水、氣、火等元素來加強泰莉的*viriditas*——良好的營養（美味的食物、維生素、液體）、充足的睡眠、新鮮的空氣和陽光。

然後呢？平和、靜養、心安。

其他的不太需要了。或許這麼簡單就夠了。噢，對了，還有時間，她需要多久就療養多久。

用兩年半等候褥瘡復原

泰莉的褥瘡漸漸癒合，結痂逐漸增厚。
就像花瓣推開花蕾的拘束一樣，結痂剝落了，下方是粉紅色的皮膚。
這整個過程花了很長的時間，但是我們不急，泰莉也不急。

希德格的處方很快就發揮了效果，快得令人訝異。

幾週內，我從傷口底部開始看到癒合的跡象，沒有感染。是我的幻覺嗎？在那傷口深處閃著光滑的粉紅色，開始覆蓋、保護她的脊椎。

然而，月初又到了，麥克又出現了。

他看起來還是很帥氣，還是穿著緊身的李維牛仔褲，走起路來還是略帶輕浮、做作的感覺。護士讓他在吸菸室等候，泰莉則躺在輪床上，臉部朝下，背部覆蓋著保護物。輪床穿過整個病房，轉進吸菸室，他們在裡頭待了很久，後來門開了，麥克走了出來，掉頭而去。

泰莉甩了他，告訴他不要再來了。

後來她戒了菸，胃口慢慢變好，體重逐漸增加。少了尼古丁對血管的影響，褥瘡底部的微小新動脈和靜脈可以吸收到她攝取的維生素和蛋白質，背部的洞開始填補了起來。

我不是天天檢查褥瘡，而是一週檢查一次。褥瘡癒合的進度，就像學校播放縮時影片裡的植物成長過程一樣神奇，幾分鐘內就看到植物的種子發芽，還有嫩芽衝出土壤時，兩邊的土落下；一分鐘後，微小的葉片開始展開，花蕾冒出，逐漸擴大，直到兩側裂開，展開第一片花瓣。

泰莉的褥瘡就這樣漸漸癒合。她的背部原是裂開的，中間有一個又大又深的傷口，占了背部一大半。接著，內皮細胞連結血管和結締組織，傷口底部開始閃著亮光，骨頭開始發亮，接著肌肉、脂肪、皮下組織出現了。這個星期，脊柱上出現一些新血管，傷口邊緣出現幾毫米的新皮膚。下一個星期，

2 在前現代時期，園藝與醫療之間的關係密切，經常相提並論。有時醫生被視為園丁，有時園丁被視為醫生。園丁使用的藥劑是肥料，醫師使用的則是另一種型態的「肥料」。到了現代，仍有人將園丁視為土壤的醫生。（作者注）

沒什麼特別的，但褥瘡看起來淺了一些。

泰莉的傷口看起來像巨大的結痂。結痂逐漸增厚，直到和其他皮膚一樣平。接著就像花瓣推開花蕾的拘束，結痂剝落了，下方是粉紅色的皮膚。那可怕的洞就這樣從底部填滿，兩側封閉了。

這整個過程花了很長的時間，整整兩年半，但是我們不急，泰莉也不急。

兩年半後，褥瘡終於痊癒。牙醫也幫泰莉整了牙，驗光師幫她配了眼鏡。這段期間，她的體重增加不少，臉部凹陷填滿了，頭髮濃密烏黑，新眼鏡後方的臉也開始上了妝。

兩年半的最後一段期間，社工人員找到她的兄長。當時他仍和妻子及兩個孩子住在阿肯色州。他詢問能不能把妹妹接過去一起住。他手頭並不寬裕，無法負擔她的費用，但如果院方能送她到阿肯色州，他會接手照顧妹妹的一切。由於醫院有家屬捐贈的「病患禮金」，專門用來支援這類的情況，於是社工人員幫泰莉買了機票，安排她到阿肯色州的醫院接受照護。

光陰釀的藥酒

她的療癒需要很長的時間，但時間也是她的治療中最重要的成分。前現代醫學瞭解這個特殊的成分，稱之為「光陰藥酒」。

在泰莉身上，我隱約明白了柯蒂斯醫師所謂「深池醫院是個恩典」的意思。深池醫院提供了畢生難逢的機會，在這裡，不僅能看到再也看不到的案例，也保留了再也看不到的療程。在泰莉身上，我親眼目睹了從內而外的療癒。

那是個漫長、帶著諷刺意味但又神奇的過程。

那個療程所需的時間令我印象深刻，整整兩年半。那的確需要兩年半的時間，我無法想像她能以更快的時間復原。前現代醫學的經驗法則是：當初疾病醞釀了多久，療癒的時間就要多長。泰莉的疾病不管是橫斷性脊髓炎、褥瘡、吸毒、自卑，或是——我認為的真正因素——某種深層的精神創傷，兩年半的療癒時間差不多正好。

她的療癒花了很長的時間，也需要很長的時間，但時間也是她的治療中最重要的成分。前現代醫學瞭解這個特殊的成分，稱之為「光陰藥酒」。他們觀察後發現，只要有適切的情境，幾乎所有疾病都會獲得療癒。泰莉在醫院裡獲得的最寶貴恩典正是足夠的時間，也就是恰到好處的時間——在毫無壓力及終極目標下，她擁有恰到好處的時間。

諷刺的是她歷經種種波折才得到這些。我們備受詬病的醫療照護系統提供了各種藥劑（再貴的藥都有），以及各種必要的程序，但每次接受耗費五萬美元的住院醫療後，她坐著輪椅出院，重回街頭或巴克斯特旅社。深池醫院的價值令我動容，在這裡，時間不是那麼昂貴的東西。我認為，像泰莉那樣的病患應該安置在這裡，遠離行政人員的監督，遠離預算人員的檢視，讓時間發揮療癒效果。

觀察泰莉的療癒過程是如此神奇，讓我調整了自己的醫療方式。在這個醫療講究效率的年代，沒人有機會目睹那樣的療程。對我來說，那不只是一門手藝，更像是一種幻術，彷彿是一種魔術戲法。

當然，現代醫學可以輕易解釋泰莉療癒的機制。整形外科醫生移除細菌賴以維生的組織，並為病患提供養分後，傷口底部的健康細胞就會「去分化」，也就是失去多種對去氧核醣核酸（DNA）的抑制結構，變成多潛能幹細胞，接著膜受體、酵素、轉錄酶透過複雜但可解釋的過程，開始產生核醣核酸（RNA），接著產生重建肌肉細胞、內皮細胞、軟骨細胞、膠原蛋白所需的蛋白質。這一切其實並不神奇，這過程一旦啟動，就會自然而然進行。

儘管如此，感覺起來卻不一樣，我彷彿看到一位隱形的藝術家在填補他為泰莉想像的完美軀體。我不會說現代醫學的解釋有誤，只是那過程似乎不是機械化的，而是從容且謹慎的，彷彿有一股力量讓它漸趨完美，彷彿目標與最後預計完成的形體十分明確。不過，就像剖檢貝克先生的遺體時那個看不到的小小黑盒子一樣，我也找不到言語來形容它。

當我研究希德格的*viriditas*概念，試圖瞭解她的意思時，發現前現代醫學確實有個詞彙用來形容這種身體的神奇變化，他們稱之為「*vis medicatrix naturae*」，通常譯為「自然療癒力」，那其實不是很貼切的譯法。*Vis*和vim（活力）及vigor（精力）有關，意指生命力、青春力、新的力量。*Medicatrix*和remedy（治療）及medication（藥療）有關。*Naturae*不是指「大自然」的自然，而是你的自然本質、我的自然本質、泰莉的自然本質，指的是回歸我們的自我本質。所以*vis medicatrix naturae*其實是指「回歸自我的療癒力」，在我們受傷時回歸原點。

這個概念遠溯及希波克拉底，他寫道：「療癒疾病的是自然（*physis*）。」他的*physis*所指為何？*physis*來自*phuo*，意指成長，就像一顆種子長成它所能長成的植物：一粒芥菜子長成一株芥菜，一粒麥子長成一束小麥。希波克拉底的*physis*，指的是一個生命長成自己的「自然本質」，就某種程度而言，也就是希德格所說的*viriditas*。

*Physis*就是每個人的個體本質，也是physician（醫生）這個字的來源。醫生是研究*physis*的人，他研究病人的個體本質，瞭解之後加以處理。

不過，就像*anima*和*spiritus*一樣，*physis*和自然療癒力的概念都在一百多年前遭醫學淘汰。在「機械論」與「生機論」兩種截然不同的健康、疾病、療癒概念爭戰中成為受害者。

機械論者認為，生命有如機器，是一連串的程序，科學最終會瞭解這些程序並加以複製，身體是可以修理的機器。對生機論者來說，身體不是機器，生命有某些特殊之處是科學永遠無法複製的。生機論者是醫學的浪漫主義派，十九世紀最後的數十年，他們敗給機械論者。到了二十世紀初，任何涉及生機論或自然療癒力的論點都被視為異端。然而，生機論並未消失，而是隱遁於西方醫學的主流之中，在許多非主流的替代醫療中重新出現。

自然療癒力是否真的存在或許不是重點，但我可以肯定的是，那是觀察病患身體的有效方式，讓我能夠想像身體的自然狀態是完整、完美、無瑕的。那正是生命體和機器之間的差異：因為身體在毫無干擾下可以自行療癒，機器不行。

從希德格的 *viriditas* 概念觀察泰莉的療癒後，我的焦點也從人體轉向環境。此後，我不再只關注隱約存在於某個環境裡的病患，我也會反過來看——退後一步，關注病患周遭的環境，然後問自己：是否有任何東西干擾著 *viriditas*？我該如何移除那個干擾？

告別苦戀，療癒心靈

> **她的性情開始出現明顯的改變，我甚至覺得她也感到快樂了。她最後一次進吸菸室會見男友時，某種根本的改變就此定型。我不知道那個改變開始於什麼時候或如何開始的。**

我從泰莉身上也領悟了另一個道理。

那是另一個同樣令人印象深刻的療癒過程。她甩了男友，然後戒菸、戒酒、戒毒，接著性情開始出現明顯的改變，從煩躁易怒變成開朗感恩，我甚至覺得她也感到快樂了。她最後一次進吸菸室會見男友時，某種根本的改變就此定型，難以逆轉。

我不知道那個改變開始於什麼時候或如何開始的。我想不是麥克把四肢癱瘓、坐輪椅的她拋棄在街頭時，因為在那之後她又讓麥克將她推出醫院兩、三次。我覺得也不是在她帶著可怕又巨大的褥瘡住院時。我認為，應該是她來到我們這裡，在月初麥克出現之前，在病房盡頭，上方的窗戶開著，她臉部朝下躺了好幾個星期的那段期間。

兩年半後，泰莉出院了。

社工人員開車載她到機場，她多年不見的兄長到阿肯色的機場接機。之後，我不知道她有什麼樣的遭遇，也不知道她過得如何。十一年後，我才從訃聞上得知她的消息。訃聞裡提到她的孩子與孫子，但沒提到她曾經住在舊金山很長一段時間，沒提到麥克、街友生涯和大褥瘡。訃聞裡也沒提到救了她一命的力量，那股回歸自我意識的力量，或許在那之前她早已遺忘或不知道自己擁有那個力量，或許她是躺在輪床上進入吸菸室以後才擁有那個力量。

或許她從來沒告訴家人那段失落的歲月；或許家人從沒問起；或許她經常提起，而且子孫都知道那些故事。從訃聞相片中那雙瞇起的眼睛、高聳的顴骨、配戴傳統珠飾並得意地昂起的臉龐，以及緊抿的嘴角，我想，她的家人應該不知道吧。不過，天曉得？相片中的她仍戴著我們的眼鏡呢！

05 緩慢療法

穆勒太太的個案最令我驚訝的是我幫醫療照護系統省了多少錢，而且花的心力竟是那麼少。我開始覺得深池醫院是緩慢療法的代名詞。以穆勒太太的例子來說，真正省錢的是正確的診斷及充裕的時間重新評估病患，那不是多大的要求，只不過需要時間。經濟學家認為這種照護的成本很貴，但這些仍比核磁共振攝影甚至例行的化驗還便宜，更別說是讓穆勒太太餘生都住在醫院裡的成本了。

泰莉回阿肯色不久，深池醫院接獲通知，司法部正在調查醫院。院內有人向司法部告密，至於告密者是誰以及告密的內容則從未揭露——也許我應該補充一下，拉瑞莎對此相當滿意。不過每個人心中都有各自懷疑的對象。有人覺得是安寧部主任凱伊醫師[1]，有人覺得是住院修女

1　我第一次見到凱伊醫師時對他印象深刻，原因是他配戴的名牌：「CNA？合格的護理佐理員？」他說：「沒錯。我剛完成護理佐理員的訓練。工作了二十年，我才知道自己對護理工作的認識有多淺薄，也才明白護理工作有多麼重要，特別是在腫瘤科，尤其是在這家醫院。我去學習如何幫病人刷牙，這其實是高難度的工作，尤其他們口中有傷口或感染時更不容易。我也學習如何幫病人鋪床、餵食、協助他們喝水。護理工作包羅萬象，更需要技巧。那真是一門藝術。醫生都應該學習才對。」（作者注）

米麗安。拉瑞莎認為是護理部主任萊斯特女士[2]。萊斯特女士對於護理長減半一事非常不滿，一路往上抗議到公共衛生部主任。拉瑞莎認為，萊斯特女士這麼做可能是放手一搏，以阻止醫院摧毀她花了一輩子建立起來的護理系統。起初我覺得不太可能，根據我對萊斯特女士的瞭解，她不是那種會大義滅親的人，但從後來得知的消息判斷，也許是她，甚至可以說很有可能。

我加入深池醫院時，萊斯特女士擔任護理部主任已經三十六年，我加入後她又做了八年。她在醫院服務的年資幾乎比任何人都長——比警衛長、廚房的烘焙師還長，甚至比動了腦葉切除術的蘭托絲女士還長，儘管只稍微多了一些。萊斯特女士一離開軍隊就加入深池醫院，截至當時為止，她任職期間一共經歷了五任行政主管、六任醫療部主任、八任公共衛生部主任。

她一加入深池醫院，就接掌位於救護車入口和病患抽菸打牌的大廳之間的辦公室。那個辦公室裡有兩個房間，她將副手東妮．麥法蘭安排在第一個房間，之後的四十四年，東妮都在那個房間門口站崗。護士常在那個開啟的上下兩截門門口來來去去，有的是請病假，有的是詢問棘手病患的處理事宜，平日要是有什麼狀況，也都會拿到那個門口請東妮審查。

萊斯特女士坐鎮在第二個房間，想找她只能從第一個房間穿過裡面的門走進去，所以她的工作幾乎不受干擾。拉瑞莎告訴我，她只去過萊斯特女士的辦公室一次。當時東妮正好暫時離開崗位，她走了進去，發現萊斯特女士的門開著。

「我往裡面看，」她帶著俄羅斯腔說：「房裡是暗的，萊斯特女士坐在桌邊抽菸。她的桌子兩側各放了一疊白色的報告，每疊報告上各坐著一隻貓。她問我有什麼事，我嚇死了，但我是去請假的，只好照實回答。她告訴我，只要確定我是拿黃紙寫請假單就好了，因為她只看黃紙，如果我用白紙寫，會被扔掉。」

拉瑞莎沉默了片刻：「她就是比較凶悍，但很公平。」

> 每天早上六點半，夜班和早班的護理督導會到她的辦公室報到，接著他們三人一起去看醫院裡的每位病患，總共一千一百七十八人。巡房結束後，她已經知道所有大小狀況，也擬好了計畫。

軍隊般嚴謹的護理部

萊斯特女士的身材矮壯結實，她不再穿戴白色的制服或護理帽，但看來仍像護士。她以強硬的作風經營醫院，後來我逐漸明白，那正是醫院穩定運作的原因，可能也是醫院裡剛中帶柔的原因。萊斯特女士的護理架構很簡單：她在最上面，在她之下有一位護理部副主任，然後是護理督導，以及每個病房的護理長。她從那個小辦公室裡掌管整家醫院，至少是掌管醫院的護理部。她完全不用電腦、祕書或答錄機，如果有文件需要打字，她自己打；有電話需要撥打，她也自己打、自己接聽；家屬如有任何不滿，立刻就能找到她；病患和醫護人員也是，這也減少了大家請病假的天數。

萊斯特女士在那個辦公室裡待了數十年，這段期間，醫院從前現代護理轉變為現代醫學，又從現代醫學轉變為醫療照護。在這些改變當中，萊斯特女士旗下的數百位護士和工友始終井然有序又有紀律，就像軍隊一般，至少像軍營一樣。說實話，他們比軍隊更有紀律。

2 我在二〇〇七年訪談了萊斯特女士。二〇〇九年，我訪談了曾與她共事且仍在醫院工作的護理人員。當時她已離職十年，但他們仍記得她：「一切都安排得妥妥當當的。很多事她自己就能搞定。早上請她簽核或處理的事，她一定會在下午三點半前完成。她管理很嚴格，我們壓力很大，但有任何問題她一定會解決……」（作者注）

每天早上六點半，夜班和早班的護理督導會到她的辦公室報到，接著他們三人一起去看醫院裡的每位病患，總共一千一百七十八人。

我之所以知道這點，是因為每天早上八點，他們都會走進入院病房的雙扇門，經過醫師辦公室那扇開啟的門，在護理站停下來，等護理長加入一起巡房。隨後，抿著雙唇的萊斯特女士便帶頭巡視病房。她會在每個病床前停下來，目光鎖定病患片刻，然後環顧周遭。只要發現任何凌亂、東西擺錯位置，或有問題未解決的跡象（如病患呻吟或四肢扭曲、被褥髒汙），就會記錄下來，並提出質疑。之後，一行人又往下一個床位移動。

萊斯特女士離開病房前會交代護理長該注意的事項，接著繼續巡視三十八個病房。每天一開始的那三個小時她幾乎都在巡房，巡房結束後，她已經知道所有大小狀況，也擬好了計畫。接著她會回到那涼爽、陰暗的辦公室，點根菸，開始工作。

不過她的計畫裡不包括醫生，而且是刻意把醫生排除在外。事實上，我在入院病房服務的那幾年，萊斯特女士每天在她的同事簇擁下經過我們辦公室門口，卻不曾往裡看一眼。我和她只正面遇過一次，她來不及撇開目光，但她的確有時間把我當成隱形人，對我視而不見，完全忽視我的存在或我所在的位置。

儘管如此，我並不在乎。首先，她的系統雖有缺點（例如醫生和護士只能躲到樓梯間或櫥櫃室交談），但運作得很好。萊斯特女士幾乎沒用什麼現代化用具，但還是能為病患提供必要的最佳照護——溫和又可靠的護理人員。彷彿無形的線交織在老舊組織之間的貼心善意，是她那套系統具有的獨特的溫柔；無論那是或不是因為她而存在的，至少她不曾加以阻擋，未曾刻意將它廢除、移除或淘汰。

還有，我認為她對我的視而不見並不是針對我個人。萊斯特女士有充分的理由不信任醫生；我是從懷茲教授的醫院史課程中學到這點的。自從修士療養長的職責劃為兩部分分別交給醫生和護士後，拉丁文裡的*curare*也區隔成care（照護）和cure（治療）兩部分，兩者之間開始爭奪主控權。醫院該由誰掌控？醫生還是護士？誰的*curare*模式勝出？治療，還是照護？雙方的爭權之戰甚至也成為法國大革命的一部分，當時，醫生想從負責護理的修女手中奪下巴黎神恩院舍的控制權。

修女經營神恩院舍已有上千年歷史，照顧貧困病患是她們的神聖志業。她們提供食物、居所和精神關懷；她們照護病患，只有必要時才請醫生前來看診。在十八世紀末之前，醫生也接受這樣的方式，因為神恩院舍的貧困病患無法提供他們金錢或任何報償。

到了法國大革命時期，醫療和許多其他事物一樣面臨改變。醫生開始認為，想要真正瞭解人體，必須將治療與病患身上發生的事相互緊密連結。他們開始做詳細的紀錄，對過世的病患進行屍體剖檢。那些記錄和屍體剖檢讓他們能夠將疾病的歷程和內臟的問題有所聯想，同時也與活體檢查及在屍體內發現的病理狀況產生了連結。這些都是很大的創新，為我們奉為圭臬的《德高文臨床診斷學》提供了多數資料。法國大革命時期，醫生突然想掌控巴黎神恩院舍的控制權，原因在於能測試他們那套新方法的最佳「素材」就在神恩院舍，那裡有為數最多、病況最多元以及最順從的病患。

醫生說服法國大革命的當權者，自修女手中取走神恩院舍的主導權，交給他們。

修女群起抗議。她們拒絕為醫生工作，並指出神恩院舍的修女會會長向來地位高於醫師，把病患——耶穌的子民——當成實驗對象更是殘忍、毫無人道的念頭。她們的主張遭到否決，但她們仍逐步向管理階層爭取。最後，當局威脅她們，如果繼續違抗醫生的指示，就必須離開神恩院舍。她們不願順服，也拒絕離開。她們宣布，如果有人試圖進入她們的病房，改變原有組織，她們會堅持並阻止到底。

管理當局不得不讓步，取消之前的命令，將神恩院舍的掌控權交還給修女。她們繼續在那裡堅守崗位一百五十年，繼續照顧病患，直到一九〇〇年代初期法國將院舍世俗化，修女才離開。

我不知道萊斯特女士是否知道這個故事，或許護理學校有教這段歷史。然而我知道她完全體現了神恩院舍那些修女的堅持與熱情關懷；她對一般醫療人員的懷疑，尤其是對現代醫學的懷疑，多多少少是可以理解的。

最重要的是萊斯特女士十分清楚，好的護理工作是病人療癒的關鍵，好的護理需要護士，尤其每個病房都需要護理長。她竭盡所能想要恢復原來的護理長制度，一路往上抗議到公共衛生部主任，之後又向監事會抗議裁員。公共衛生部主任聲稱，他的決定是根據狄恩提公司的建議，監事會提出質疑時，他向監事會保證病床護理人力並未刪減，我們的編制模式仍超乎業界標準。

因此，或許是萊斯特女士向司法部告密的。如果是神恩院舍的修女，肯定也會這麼做。

告密帶來衝擊

司法部認為，醫院的開放式病房侵犯了患者的隱私權，我們無法說服他們，社群感比欠缺的隱私更重要。

如果真是萊斯特女士告密的，而她的目的是想跳過新任的公共衛生部主任進行越級申訴，恢復過去的護理長制度，那她的計畫可說是完全走偏了。

司法部來到醫院調查，之後第二個調查單位——健康照護財務署也來了。突然間，來自司法部和健康照護財務署的醫生、護士和律師團體都在查我們的病患資料。他們仔細詢問行政主管梅潔醫師和萊斯特女士一切細節，也許是那些盤問讓萊斯特女士終於受不了而退休。總之，在那十八個月的調查期間，萊斯特女士中途就辭職了，她告訴報社記者，她是辭職以示抗議。她抗議護理長裁減，導致護理品質下滑，無可避免波及了病患。

舊金山市的衛生委員會遺憾地接受了她的辭呈，並頒發獎章，投票通過以她的名字為醫院的小農場命名，於是萊斯特女士就這樣離開了深池醫院。她只差六年就在此服務了半個世紀。

幸好她在司法部公布十八頁的報告前就辭職了。在那份報告中，除了病房老舊外，司法部對醫院的一切不滿幾乎都指向護理部。他們認為醫院最大的問題是實體設施，例如不符合消防規定、通風規定或防震規定，最糟的是開放式病房，那侵犯了患者的隱私權。

醫院裡大多數人都喜歡開放式病房。護士喜歡，是因為開放式病房可以隨時照看所有病患，萬一病人跌倒、突然感覺疼痛，或做了任何危險動作，護士馬上就會看到。身為醫生的我們也喜歡開放式病房，因為那樣的設計很適合四處走動，方便和病患交談及評估病患狀況。患者也喜歡開放式病房，因為那比較有趣，可以和其他人互動，尤其是臥床不起的病人。一九八六年，院內甚至做了一份調查，有八八%的患者表示比較喜歡開放式病房而非私人病房。

偶爾我的確會遇到有些患者覺得隱私受到侵犯，但我遇過更多患者拒絕搬進私人病房。他們說：「醫生，別送我進去，太孤單了。」確實如此。在開放式病房，患者比較容易交朋友，有很多人可以選擇，而且天天都會看到彼此。病患在開放式病房裡聊八卦，交換訊息，形成小圈圈。偶爾某位病患的家屬來訪，也會連帶關心其他無親無故的患者，為他帶點食物。壓力大的中年人、疲倦的調查員和忙碌的醫生對隱私相當重視，但隱私對臥床不起和身心不便者來說不是那麼重要，甚至是有害的。

然而司法部並不認同，我們無論怎麼說就是無法說服調查人員，讓他們相信開放式病房不是「三十六床的房間」，而是寬敞開放的空間，有很多窗戶、陽光和新鮮空氣。我們也無法說服他們，開放式病房營造的社群感比欠缺的隱私更重要。司法部要求，市府必須對老舊醫院做出因應對策：根據二十一世紀的規定重建，不然就必須關閉。

司法部對我們的不滿不僅止於建築。他們發現，醫院裡有些病人不需要住院，可以回歸社群，住院侵犯了他們在最不受限的環境下受到照顧的公民權。因此他們提出的第二項要求是：深池醫院必須馬上評估每位病患，讓可以出院療養的人盡速出院，不管病患想不想離開。

最後，司法部也發現護理部有許多問題。調查人員到醫院調查時，發現病患溜出去，護士完全不知道他們的去向。有些病患會偷偷夾帶酒類及毒品進醫院。司法部指出，護士發現這類事情時都是看情況處理，沒有監督工具，沒有調查，沒有委員會。護士大致都缺乏訓練，不知道他們的用藥有什麼副作用，有些護士不知道搶救病患時該做什麼，護理政策和程序手冊已經超過三年沒有更新。

這些問題都必須解決，十八頁的司法部報告就這樣草草結束。

改革後的官僚式管理

落實新的護理行政體系花了不少時間，他們幾乎為各種事情設計了表單，此後，病患從醫院消失時，必須填寫病患失蹤單。病患跌倒時，有跌倒單。病患長了褥瘡或吸毒被逮到時，也有特定的表單。

市長讀了他們的報告，把報告交給新任的公共衛生部主任史坦醫師。

史坦醫師來自紐約，年輕，皮膚黝黑，鬍渣長得超快，充滿活力。出席喪禮和剪綵時，他會穿西裝打領帶，平時則穿著領口敞開的格子襯衫和李維牛仔褲，褲管還會捲起一截，因為他沒有車，每天騎自行車上下班。史坦醫師是解題高手、樂觀主義者，也是很好的傾聽者。他聆聽時，表情開朗，面帶微笑，瞇起眼睛。不過，後來他雖然還是很樂觀，但沒那麼善於聆聽意見了。

面對司法部的報告，他著手做的第一件事，是要求我們重新評估一千一百七十八位病患，確認是否有人適合出院。我們花了幾個星期評估，結果司法部說的沒錯，的確有些病患可以回歸社群，一共有六十位。其中二十五位拒絕出院，三十位無處可去。另外還有五位同意出院，而且也有地方可去，因此順利出院了。

接著史坦醫師開始研究老舊醫院未來的可能性。他應該把醫院關了？還是重建？如果要重建，應該多大？建在哪裡？比照市立救濟院的慣例，建在同一個山坡上？還是像許多較小的單位，分散在市區各地？接下來的那一年，他都在評估不同的可能方案。

最後他聘請愛倫．瑪麗．法蘭德絲取代萊斯特女士的空缺。法蘭德絲是護理師、護理學碩士，即將取得博士學位。史坦醫師特地騎車過來宣布這個消息。他在會議上告訴我們，愛倫．瑪麗是個優秀的管理者，她對「消費導向照護」的投入備受好評，我們應該歡迎她。

掌聲零星響起。

愛倫．瑪麗起身致詞。她和萊斯特女士的風格可說是天壤之別。她身形嬌小，一頭金髮，穿著灰色套裝、絲襪和包鞋，髮型吹得蓬鬆，戴著貴氣的耳環，笑容可掬，說話帶著南方的熱情長音。她說這個醫院令她印象深刻，她很期待把這個醫院帶入二十一世紀。接著，也許想強調她的新護理模式將和萊斯特女士的舊護理模式截然不同，她告訴我們直呼她愛倫．瑪麗就好了。

愛倫．瑪麗做的第一件事，是把萊斯特女士的護理部辦公室從醫院後方移到前方的行政區。那裡比較安靜、祥和，完全遠離救護車、醫生和病人。她把老式辦公室重新裝修成灰褐色，鋪上米白色地毯，搭配淺色的丹麥式書桌，安裝新的電腦。她也從縣立醫院招募許多過去的同事，他們也都是親切、充滿抱負的護士。最後，她靜下心來分析司法部的報告，認定我們需要的是新的表格、新的委員會，並為護士提供新的訓練。

於是她和新員工開始設計表格，籌組委員會，設立新的護理訓練與教育部門。他們從各個病房找出最優秀的護士，組成新的委員會，要求所有人去聽他們的簡報，並參加線上的訓練課程。由於預算有限，這些護士為了受訓而無法工作時，無法安排其他護士代班，病患因此獲得較少的照護。

落實新的護理行政體系花了不少時間，但他們最後幾乎為各種事情都設計了表單，也指派了委員會。此後，病患從醫院消失時，必須填寫相關表格——病患失蹤單，還要呈報給相關的委員會——病患失蹤委員會。病患跌倒時，有跌倒單和跌倒委員會。病患長了褥瘡或吸毒被逮到時，也有特定的表單。如果床邊的欄杆必須拉起，以免病患墜床，那也有表單。每次採用或改變某種精神藥物時，也有表單。後來表單實在太多，檔案爆增，每隔六個月，所有的醫生診斷紀錄都必須從檔案中移出，以騰出空間置放表單。

雖然醫院經常面臨預算危機，愛倫．瑪麗仍想辦法雇用足夠的管理人員來監督她創造出來的官僚體系。我們有時會看到他們穿著深色的套裝和光亮的鞋子，翻閱著病患的檔案。

愛倫．瑪麗不像萊斯特女士那樣天天巡視病房，她甚至沒有每週或每月巡視。她不需要那樣做，因為那也有表格——每日報表，列出所有持續發生的問題，例如飲酒、跌倒、病患亂跑。雖然護士接受新的訓練和教育後，我不覺得她們變得更訓練有素或更有知識，但那似乎對她們無害。她們大多保有常識，也確實更注意那些需要填表的事，不過那些表格和委員會的存在也占用了她們照護病患的時間。我只注意到這些，但我有點懷念萊斯特女士和她的晨間巡房隊伍。

在希德格的世界遠離現實

希德格醫學書裡的插畫，我最喜歡是「靈視三」。當時我並不知道那會是我瞭解希德格醫學的關鍵，也是我瞭解前現代醫學的關鍵。

這段期間是醫院的改變期，我很幸運有希德格和前現代醫學的研究做為避難所和堡壘。這時我已完成攻讀博士學位的要求，將碩士論文精簡為一篇文章，同時也開始探索思考希德格醫學的新方法。我在圖書館裡窩了好幾個月，在那之前，如果有人問我中世紀的書籍有多少留存至今，我會猜數百本，但我後來發現有好幾千本。

那些書籍原本都是以手稿的形式出版。當時印刷術還沒發明，重要的手稿通常會在每章開頭的地方漫印迷你的插圖。那些圖案是以從植物中萃取的色墨來印製的，例如番紅花、沙棘果、木藍……等，但當我在圖書館翻開那些手稿時，發現這些上千年前的圖畫竟然都沒褪色，不禁感到驚訝。小圖中的人物亮眼生動，醫生的紅帽、朝聖者的藍色斗篷、女孩的金髮躍然紙上。我發現那樣的圖畫有數千幅，描繪的題材五花八門，幾乎涵蓋了一切，例如廚房裡的女性、園圃裡的園丁、醫生和病患等，可說是中世紀生活的縮影。欣賞這些圖畫時，我感覺我們之間的鴻溝、彼此之間相異的隔閡消失了。

希德格的醫學書裡沒有圖，不過另外三本最重要的著作中確實有插畫，三本都是神學書，根據她幼時曾出現過的複雜靈視景象寫成的。我們不知道那些靈視景象來自什麼樣的生理現象，有些醫生認為那是偏頭痛的先兆，是偏頭痛發生前偶會出現的閃爍視覺圖像。其他醫生猜測她的靈視可能是癲癇現象。無論那是什麼，都讓希德格從一位靦腆的修女轉變成自信堅毅的女性。她的神學書中都有插畫，那些插畫的副本仍在，都很優美、複雜、奇麗，帶有夢境的氛圍。我發現這些圖畫時，不僅因為它們的美麗感到驚訝，也因為它們透露了與希德格有關的資訊以及她的世界而感到驚喜。

那當中甚至還有希德格的畫像，那是她生前繪製的，不是很寫實，但確實透露出不少她的相關訊息，例如她如何看待自己、希望外界如何看她。畫中，她穿著黑色的本篤會修女服，坐在教會的寫字台前，雙腳擱在凳子上，手持鵝毛筆，長髮覆蓋在修女帽下，從天而降的光輝灑落在她的額頭上，她的友人兼祕書——修士沃瑪（Volmar）——一臉訝異地看著她。

不過我最喜歡的插畫是「靈視三」，收錄在她的第一本著作《認識主道》（*Scivias*）裡，因為那幅畫說明了四分系統，以金色和藍色繪製而成，形如尖狀的橢圓形，上方有太陽、月亮、行星排成直排，意指它們會合，畫出上帝創造世界的那一刻。橢圓形的外面是火焰，火焰裡是滿布星星的夜空，那畫出了火元素。橢圓形的中間是圓形的地球，象徵土元素。在火與土之間是水元素，由空中的降雨雲代表。最後一個元素是氣，由圖中各角落的東西南北風代表。這些風是宇宙的原動力，希德格解釋：宇宙轉動地球，創造四季時，這些風讓冷熱濕乾四種性質相互轉變。

那是一幅將一切融為一體的美麗圖案，當時我並不知道那會是我瞭解希德格醫學的關鍵，也是我瞭解前現代醫學的關鍵。

不得不拒收患者

我們沒有護理長了，外界也不贊成對病患使用束縛背心和鎮靜劑，他不得不打電話給縣立醫院，將大衛送回去做長期、沒必要的住院治療。

我在圖書館中發現的大量中世紀書籍，多多少少幫我隔離了醫院的壓力。入院病房區以外的狀況十分緊繃，近乎混亂，我從梅潔醫師臉上的疲憊可以感受得到。入院病房區的情況倒是沒有太大的變化，芬特娜醫師和我繼續一起照顧病患，蘿梅洛醫師繼續進行她的徹底檢查，好脾氣的傑弗斯醫師依舊微笑接受大小事。不過，這並不表示入院病房有輕鬆或平和的一刻，這裡的步調向來緊湊，工作繁重，但始終很有意思。

我見到克萊拉．穆勒太太那天就是一個例子。

前一天負責接受最後一位病患的是我，因此這天由傑弗斯醫師負責經手第一位病患。我在早上已巡過病房，也探視過病患了。救護車抵達時，我正坐在那張搖晃的桌邊。我看著司機走到車子後方，打開雙扇門，爬進車內，推出傑弗斯醫師的病人。病患仰臥著，縛在輪床上。不久，司機將輪床推過醫師辦公室打開的門，傑弗斯醫師長腳一蹬，穿上白袍，出去迎接新病患，我繼續做我的工作。

幾分鐘後，我聽見跑步聲，接著傑弗斯醫師把頭探進辦公室裡。

「維多莉亞！他逃走了！我的新病人！他跑到外面的停車場，快幫我把他帶回來！」

我一躍而起，一起跑了出去，途中遇到梅潔醫師，她也加入我們。我們一起跑進停車場，接著停了下來，傑弗斯醫師環顧四周。

「發生什麼事？」我問道。

「我的新病人，他有亨丁頓舞蹈症，他母親無法再照顧他了。他精神錯亂，但還年輕，身強體壯，我們幫他從輪床上鬆綁後，他就逃跑了。他在那裡！」

在停車場另一頭草木茂密的山坡上，X先生站在樹木之間。他身材瘦高，看起來乾淨機靈，兩臂揮舞著，兩隻腳不時更換重心，左右擺動，那是亨丁頓舞蹈症的典型舞蹈特徵。他站在樹叢之間，環顧四周，尋找脫逃的方向，恕我直言，那樣子真像遭到追捕的獵物，而他的確是如此。

我們趁他還沒衝下山丘跑到車來人往的街頭前，分成三路包圍他。在此同時，醫院的警衛也出現了。他高頭大馬，移動緩慢，但勢不可擋。我們四人逐漸靠近X先生。他環顧四周，衝向山丘，但警衛早已派人守在那裡了。我們五人繼續逼近他，直到他無處可逃。他最後一次環顧四周，深深吸了一口氣，垂下肩膀，這時警衛包圍了他。傑弗斯醫師和我在局勢穩定後一起走回醫師辦公室。

「那是怎麼回事？」我問道。

「呃……」傑弗斯醫師先是拉長音起個頭，一邊走一邊看著我：「他的情況有點悲慘。大衛和他哥哥史蒂夫都罹患了亨丁頓舞蹈症，他們的母親一直照顧他們兩人。後來他們的病情惡化許多，精神錯亂，但依舊身強體壯，她已經無法照顧他們了。他們常逃出家裡，出現在鄰居的床上，或者和母親爭吵。因此，幾個月前，他母親把史蒂夫送來醫院，我們原本打算把大衛也安排在同一個病房，方便他母親來探視，對他們兄弟倆也比較好。但我們沒辦法那麼做。」我們回到辦公室的座位坐下時他繼續說：「司法部調查及預算刪減後，如今他對我們來說負擔太大了，我們已經人手不足。我會聯絡縣立醫院，他們必須把他帶回去，直到他答應待在這裡為止。」

亨丁頓舞蹈症是說明現代醫療奇蹟的好例子。那是無法治癒的腦部疾病，以體染色體顯性遺傳的方式傳給下一代，只要父母當中有一人罹患這個病，孩子患病的機率就是五〇%。在大衛家中，他的父親和祖父都因這個疾病而死亡。亨丁頓舞蹈症以特殊的方式破壞大腦：先是破壞大腦的判斷，接著破壞感官，最後破壞體力和活力。它也會破壞大腦當中調節運動的部分，因此患者會出現類似舞蹈的抽搐動作。

這種疾病具有一種特別殘忍且諷刺的特質，它通常到中年才會發病。幾年前，還沒有方法能判斷是否躲過家族遺傳的詛咒，因此有家族病史的人還是繼續結婚生子，於是這種疾病就繼續遺傳給下一代。後來發現一種預測性的驗血方法，才改變此病操弄命運的特質。有家族病史的人當然都想知道自己是否逃過這遺傳性的不治之症，不希望自己遺傳了，因此，進行檢測就像在檢驗心靈強度。不過，那個檢測方式是在古鐵雷斯兄弟（Gutierrez brothers）之後才出現的，大衛和史蒂夫很不幸都遺傳了亨丁頓舞蹈症。

在狄恩提公司及司法部來深池醫院以前，我們會像傑弗斯醫師說的那樣，想辦法收留大衛。護理長會將他安排在最靠近她的觀察站附近，全天候看著他。我們可能會讓他穿上束縛背心，服用鎮靜劑，以免他亂跑。萬一他真的偶爾逃脫了，那也在我們的預期之內。不過我們現在沒有護理長了，他們沒有多餘的時間打毛線和看著病人，外界也不贊成對病患使用束縛背心和鎮靜劑，司法部也不太能容忍病患偶爾脫逃。

於是傑弗斯醫師不得不打電話給縣立醫院，將大衛送回去做長期、沒必要的住院治療。傑弗斯醫師告訴縣立醫院的醫生，大衛還是可以送來深池醫院，但要等他病情改善，願意好好待在床上才行——就像因腦病變而自我設限行動一樣。

從髖骨手術變成災難

髖部骨折手術後，穆勒太太變得精神錯亂，醫生開始讓她服用抗精神病藥物。她的身體從手術康復，但抗精神病藥物並未解決她的精神錯亂問題，反而讓她變得安靜又孤僻。

那是當天的第一起入院病歷。

我負責的是第二起病歷，患者是穆勒太太，她是從家裡送過來的。她還沒到醫院前，我先看了她的病歷，裡面的資訊雖少，但也夠了。那病歷寫著穆勒太太七十八歲，已無法自理。

八個月前，她原本一切都好好的。我說好好的，是指她可以自己打理家務，照顧四十歲的智障女兒。她很健康，過著對那年紀的寡婦來說還算普通的生活，平日打打牌，到處辦點事，在市區某個角落的住家裡自炊。然而後來她跌倒了，摔裂了髖骨。

髖部骨折的治療也是現代醫學的奇蹟。三十年前若發生髖部骨折，通常意味著好日子結束了。髖部修復手術不僅費時，術後康復期也需要臥床許久，還有很多潛在的併發症，如肺部出現血塊、褥瘡、肺炎；還會失去工作、住所和社會地位；讓病人感覺無聊，引發憂鬱症，而且費用龐大。如今，髖部骨折手術時間只需要四十五分鐘，換個新髖骨，住院幾天就行了。

穆勒太太就是動了那個手術。她跌倒摔裂髖骨後，打電話緊急求助，救護車送她到舊金山的貝斯特醫院，當天就動了手術，取出髖關節，以鈦球取代。院方也開給她神奇的藥物以防血液凝塊，接著為了避免她產生褥瘡、憂鬱症和煩悶，院方鼓勵她馬上起來走走。

不過，事後卻出現了幾個意外的併發症。

首先，穆勒太太手術後變得精神錯亂。後來檢查發現無重大的醫療問題，醫生將她的精神錯亂歸因於未診斷出來的阿茲海默氏症造成的，開始讓她服用抗精神病藥物。此外，醫生也發現她有糖尿病，血糖濃度時高時低，難以控制。她的身體從手術康復，但服用抗精神病藥物並未解決她的精神錯亂問題，反而讓她變得安靜又孤僻。她因為腦袋混亂，無法學習瞭解自己的糖尿病病情，或每天自己注射以防血液凝塊，也無法正確服用止痛藥。

她的醫生無法想像她能繼續照顧已成年的智障女兒或打理家務，但利用率的審查員認為，讓穆勒太太待在家裡比住院好，醫生也認同。那樣的安排對醫院也比較好，因為他們已從穆勒太太的髖部手術獲得一切補助，但不管她住院多久，院方都無法再獲得額外的費用。那樣的安排對穆勒女士也比較好，因為她可以避免接觸醫院裡不尋常的細菌，家裡對她來說也比較熟悉，也許不久之後精神錯亂的現象就消失了。那樣做對她女兒也比較好，對醫療照護系統也比較好，因為即使安排護士到府幫她注射、提供止痛藥、檢查血糖，或是安排復健師到她家進行復健、家居照顧員幫她打理家務、安排膳食送遞服務、請社福人員管理種種服務、安排社工人員……等的費用雖然很高，所有加起來的成本還是比讓她住在重症醫院便宜。

因此，一切安排妥當後，穆勒太太就回家了。

她出院後，一切依照安排規律運作。每天復健師到她家幫她復健，家庭探視護士給她必要的止痛藥，幫她檢查血糖，注射胰島素，甚至試著教她女兒注射。膳食送遞服務每天來兩次，家居照顧員每天去她家打理家務，幫她女兒準備上學，幫穆勒太太穿衣，把她放上輪椅，晚上再來一次，把一切倒過來再做一遍。

只不過穆勒太太的狀況始終沒有好轉，至少社工人員把她送來深池醫院時是這樣告訴我的。她的病情毫無起色。她使用了麻醉止痛藥，但臀部依舊疼痛，他們只好一直增加劑量。她愈來愈不願下床活動，也不願坐上輪椅，不肯走路，最後復健師不再去她家。糖尿病的狀況有起色，因為她吃得不多；但失智現象依舊，有時又更加嚴重了。穆勒太太整天躺在床上，不太說話，開口只是為了要求增加止痛劑量。

社工人員告訴我，他們最後不得不放棄，即使他們竭盡所能讓穆勒太太待在家裡，最後還是失敗了。她需要送到醫院裡照護。由於她的病情複雜，加上有寡婦預算，深池醫院是最適合她的地方。至於她的女兒，則需要送往其他地方安置。

我謝謝社工人員的告知，接著離開辦公室去找穆勒太太。我找的是體弱臥床的白髮老婆婆，孤獨而安靜，可能會含糊回應我的問題。我找到她了，她白髮蒼蒼，躺在床上，閉著眼睛，看起來的確很虛弱。

然而我對她打招呼說「您好」時，她的反應卻令我驚訝。她的聲音雖然輕柔，但以帶有抑揚頓挫的奧地利腔調回應了「您好」。不僅如此，她也從床上看著我，藍色的眼睛比診斷書上描述的機靈謹慎。她知道自己的名字，此時在哪裡，當天的日期，身體有什麼問題。她看起來雖然疲累，昏沉沉的，但她清楚地告訴我，她無法走路，因為臀部很痛。

我為她做檢查時，看不出糖尿病的跡象，這也令我有點訝異。為她檢查臀部時我再度感到訝異。手術切口已經癒合，但當我檢查臀部的移動範圍時，穆勒太太痛得縮起身子。置換人工髖關節已經六個月了，這種現象很不尋常。我檢查完畢後，立刻送她上樓照X光，幾分鐘後，我上樓去看片子，發現不正常。穆勒太太的鈦髖關節脫離了凹槽，而且幾個月前就是如此，難怪她無法走路。

我回辦公室，打電話給她的外科醫生，告訴他X光片的情況。幸好，那位醫生是我告知誤診的所有醫生中最感歉疚的，他表示他會親自過來檢查一次。當他知道沒必要再來一趟時，他主動表示，他會安排穆勒太太隔天到他們醫院做補救手術，隔天他也真的做了。

穆勒太太再次動完手術後並沒有問題，三天後又回到我們這裡。這時，她的人工髖關節已經就定位了。她看起來跟之前一樣，安靜臥床，依舊疼痛，但又有些不同。髖關節脫臼造成的長期疼痛令她不解、衰弱，手術後的疼痛則是可預期、局部的，最重要的是，那是暫時的。穆勒太太的疼痛從前者轉換成後者，她的臉部放鬆了一些，不再眉頭深鎖。這時，我看得出來她是個美人。

很少人老得優雅美麗，我只見過少數老得優雅的女性患者，老而帥氣的男性患者又更少了；他們年輕時想必都非常漂亮或英俊。我的大多數病人確實具有某種讓他們顯得較為獨特的特質，例如微笑、昂首的模樣、眼中的光芒，而且他們病得愈重時，那特徵愈有吸引力。不過穆勒太太是真正的美人，她的白髮濃密，眼睛是湖藍色，皮膚因多年防曬幾乎沒有皺紋，如玉脂般白皙。

不過其他部分沒什麼改變。她的用藥沒變，依舊虛弱，孤僻，昏昏欲睡。

接下來幾週，新切口癒合，髖關節的疼痛消失了。由於她不再需要止痛藥，我幫她停了藥。停藥後，她的心情開朗了起來，聲音更加清晰，身體似乎更好了。

接著，護士開始每天早上讓她坐上輪椅，我去巡床時，會坐在她的床邊練習德語。她告訴我以前住的奧地利村莊、移民美國的經過，以及她和先生在舊金山市發現的小奧地利區。她說那個街區只有幾條街，但非常奧地利。她說我會喜歡的。在那裡的小店可以買到德文書籍和雜誌、德國音樂和糖果、麵包、香腸和餅乾，那裡還有奧地利的裁縫師，我甚至可以在街角的餐廳品嚐美味的德國菜餚和德國啤酒。她要我一定要去逛逛。

又過了幾週，我開始懷疑穆勒太太是否真的有失智現象和精神異常。她看起來不像精神錯亂，眼睛敏銳，坐在椅子上可以注意到病房裡的一切動靜，而且她還記得前一晚其他病人和護士做了什麼。她看起來也不像精神異常，沒有幻覺，也沒有妄想。她並不會感到害怕，阿茲海默氏症的妄想現象在黃昏時會變得比較嚴重，但她看起來毫無異狀。當然，她仍在服藥，那會掩蓋那些症狀，但藥物的效果有限，通常外界還是可以看出隱約的精神異常，可是穆勒太太看起來很有活力又機靈，似乎值得幫她停掉抗精神病的藥物，看看情況如何。

後續幾週我幫她停了藥，這需要花點時間觀察，因為抗精神病的鎮靜劑可在人體內停留幾週。病患一開始停藥時沒什麼問題，但停藥幾週後會開始焦躁，然後產生妄想，接著開始抱怨護士在毒害他們。不過穆勒太太停藥後完全沒有那些現象。整個觀察過程令人開心。隨著藥劑的減量，她的個性愈來愈顯著，就像相片顯像一樣，整個人顯得愈來愈豐富多彩，更加清明。

她住院大約三個月後，問我能不能去復健學走路。她復健時相當認真，不久已經能推著助行器在開放病房裡走動，後來又換成枴杖。我開始思考，她能不能回家，儘管她仍有糖尿病，需要注射胰島素，還有女兒要照顧。

我知道她可以學習自己注射胰島素，但我第一次幫她體檢時，並未看到長期罹患糖尿病的徵兆——沒有神經變化，眼睛也沒有病變，況且她在入院病房的三個月期間，血糖濃度都很正常。看起來似乎可以幫她逐步減少胰島素，看看情況如何。

結果什麼都沒發生，沒注射胰島素也沒事，她沒有糖尿病。

當初她是如何得到那個診斷的？那實在很難說。也許她第一次住進貝斯特醫院時，壓力促成潛在的葡萄糖耐受不良，也或許是實習醫生過度解讀某些化驗結果，或是糖尿病診斷根本是以靜脈注射葡萄糖來治療低血糖現象所導致的誤判。

總之，穆勒太太在髖關節修復後，已經可以無痛行走，不需要止痛藥，也不再昏沉了。停掉抗精神病的藥物後，她不再昏昏欲睡。少了糖尿病診斷後，她可以回家了。

我們開始安排她出院，社工人員很高興聽到她即將出院，不需要護士到府提供藥物治療，不需要家居照顧員幫忙家務，不需要復健師指導走路，也不需要託人照顧女兒。於是穆勒太太在住院六個月後，出院回到公寓，回到女兒身邊，回到舊金山的小奧地利區。

X光解開半年來的謎

> 醫生是從護士和復健師那裡得到報告的，他告訴我，他沒想過請穆勒太太再回醫院檢查，那太麻煩了。相反的，在深池醫院，要為她檢查和照X光都很簡單。

穆勒太太的個案最令我驚訝的是我幫醫療照護系統省了多少錢，而且花的心力竟是那麼少。那不是什麼高難度的診斷，換成深池醫院裡的任何一位醫生，終究都會送她去照X光，診斷出是人工髖關節脫臼的問題。

那麼，為什麼她之前臥病在床的六個月都沒人那樣做？我不知道，但我大致可以猜測出原因。復健師讓穆勒太太的醫生知道她的病情毫無起色，但她告知醫生後，她的責任就結束了。家庭探視護士到她家照顧她的糖尿病症狀，也盡了本分。家居照顧員天天到府幫忙，社工也盡了社工責任，但沒人負責把這一切整合在一起來觀察。

她的醫生呢？她不是有醫生嗎？醫生難道不就該做出應有的診斷？

我對這部分的瞭解不像穆勒太太那麼多。她在公寓樓上臥床許久，可能那六個月期間都沒看醫生，也沒找外科醫生回診。醫生是從護士和復健師那裡得到報告的，他告訴我，他沒想過請穆勒太太再回醫院檢查，那太麻煩了。相反的，在深池醫院，要為她檢查和照X光都很簡單，照了X光後，我可以很快就上樓自己看X光片。

換成深池醫院的大多數醫生，一旦發現穆勒太太不再疼痛，也會幫她停掉止痛藥。那是我們這裡的文化。外面的做法和我們不同。我收過很多病人早就不再疼痛了，卻仍在服用止痛藥。為什麼他們不幫病人停藥？一來因為習慣，另一個原因是病患偶爾才去門診，醫生也難以評估，既然病患的狀況穩定，就沒必要停藥，以免出現其他狀況。

在深池醫院，會幫她逐漸減少抗精神病藥物的醫生可能比停止痛藥的少，但還是有很多醫生會那麼做。畢竟我們這裡多的是時間，在全天候的觀察下，穆勒太太因用藥減量而精神異常的風險是我們可以接受的，萬一她又開始出現精神混亂的現象，我們會注意到。

這裡會幫她停止注射胰島素的醫生可能又更少了，因為病人一旦診斷出有糖尿病，通常就很難擺脫。不過，穆勒太太在深池醫院的任何醫生照顧下，幾乎都能出院回家，因為那是深池醫院的特質——在開放式病房裡，觀察入微的護士能隨時追蹤病患，醫生每天都能看到病患並留意變化，而且樓上就是X光室。

經濟學家瞭解醫療運作嗎？

他們的邏輯是醫藥、化驗、療程是必需品，
但給人足夠的時間去完成工作，則是可犧牲的奢侈品；
經濟學家也把良好的膳食、安靜的環境視為昂貴的奢侈品。

我看著穆勒太太上車時，想到深池醫院的緩慢療法幫醫療照護系統省下的金錢。我開始覺得深池醫院是緩慢療法的代名詞，就像飲食之中有分速食和慢食一樣。

我之所以想起這件事，主要是因為這時我們又再次面臨預算危機，管理高層發函要求我們節約成本，注意我們做一切事情的成本。例如，如果比較便宜的舊藥有效，也許我們可以避免開最新的藥物給病患；如果檢驗沒什麼臨床效果，也許我們應該擱置那些昂貴的檢驗；使用廂型車，而不是救護車；重新考慮常規檢測等。管理高層提出那些建議的方式，彷彿他們需要說服醫生注意成本似的，有些醫生的確把那些建議視為資本主義者入侵醫療照護機構的證據。然而一如穆勒太太讓我看到的，真正的問題其實是管理高層想得不夠遠，網子灑得不夠廣，沒抓到真正的罪魁禍首。

以穆勒太太的例子來說，真正省錢的是正確的診斷及充裕的時間重新評估病患。那其實不是多大的要求，只是身體檢查和照傳統的X光而已，但那的確需要時間，而且挺耗時的。徹底的檢查幾乎花了我兩個小時，我每天造訪病患的時間雖然不長，但不匆忙，不過那樣就足以讓我發現穆勒太太並沒有失智，沒有精神異常或糖尿病。

經濟學家認為這種照護的成本很貴，但這些仍比核磁共振攝影甚至例行的化驗還便宜，更別說是讓穆勒太太餘生都住在醫院裡的成本了。我算過，病患平均在深池醫院待六年，每年要花十二萬美元，扣掉穆勒太太補救手術的成本（這還不算照顧她智障女兒的成本），為穆勒太太做正確的診斷可以幫醫療體系省下約四十萬美元。

穆勒太太的案例讓我不禁思考，如果醫生要為成本負責，為什麼節省成本卻不算我們的功勞？為什麼我們不能把省下來的錢用在病患身上，用在經濟學家視為浪費的照護上？

目前的現況正好相反。所有人對醫藥、檢測、療程的花費毫不手軟，但為了支應那些開銷，大幅刪減人力、食物、裝備的花費。他們的邏輯是醫藥、化驗、療程是必需品，但給人足夠的時間去完成工作，則是可犧牲的奢侈品。

尤其是醫生。經濟學家始終認為醫生很昂貴，這點令我相當訝異。他們發明了許多划算的對策，例如降低醫療工作的技術性，以便轉交給護士和醫師助理；將醫療決策電腦化；以運算法則取代思考，因為他們認為醫生成本太高。事實上醫生成本不高，至少我認識的醫生都不是。我們的成本和護士、中階管理者、資訊工程師差不多。把我花在穆勒太太身上的時間加總起來，正確診斷的成本和一次核磁共振攝影的成本（大規模計價）差不多。

經濟學家也對前現代醫藥的其他療法——良好的膳食、安靜的環境、各種細節——採取同樣的做法，把它們視為昂貴的奢侈品，從計算中刪除。例如，在深池醫院，多數病患每天用藥十五種，甚至二十種，很多藥物其實並不需要；相較之下，病患的每日用餐預算則刪減至七美元，那只夠供應基本的膳食。

我不禁納悶：經濟學家是否曾把他們的「證據導向醫療標準」套用到他們的經濟假設上加以驗證？犧牲良好的膳食、清潔的環境、醫生的時間，以換取醫藥、檢測、療程（尤其是那些病患不需要的東西），在什麼情況、什麼病人、什麼疾病下真的有成本效益？

穆勒太太雖然是深池醫院的緩慢療法中令人印象深刻的案例，但她不是唯一的特例。我經手入院的每位病患幾乎都有誤診或診斷過時的情況，他們也因為那些不當的診斷而接受醫療。例如，有的用藥需要定期驗血；有的會導致副作用，因此需要更多醫療；有的會造成不良反應，對病患有害。我的病患剛送來時，通常都服用十五至二十種的藥物，但最後往往只需要六、七種。

任何藥物——即使最便宜的——都很昂貴。再加上副作用、化驗、不良反應，以及藥劑師、醫生、護士用來準備、指定、施打藥物的時間，每種用藥的每日成本約六、七美元。因此，深池醫院的緩慢療法既然可以停用十到十二種不必要的藥，其實比號稱有效率的醫療照護更有效率，每天至少可以省下七十美元。

我想到那七十美元每天可以為病人買到哪些東西。例如好的膳食——不只是美味的食物，而且還是優質、有機、多元的食物。例如好酒——治療厭食症的希德格藥酒、治療消化不良的餐後酒；例如針灸、按摩等。每天多了七十美元可以花在每位病患身上，醫療將會變得更加豐富。

如何證明慢療的價值？

何不設立一個新病房，讓深池醫院的緩慢療法得以驗證效率？藉此反駁經濟學家聲稱有效率的醫療照護方式？我幫那個病房取了一個名稱：生態醫療病房。

之後那幾個月，我研究希德格的醫學，想法又有了變化。我突然想到：何不設立一個新病房，讓深池醫院的緩慢療法得以驗證效率？藉此反駁經濟學家聲稱有效率的醫療照護方式？做為期兩年的實驗很簡單，只要一個病房，行政高層豁免我們應付各種表格與規範，再加上一套電腦程式追蹤成本及節省的金額就行了。我很肯定我們一定會有盈餘，我知道如何運用那些省下的經費。

我也幫那個病房取了一個名稱：生態醫療病房（Ecomedicine Unit），簡稱ＥＣＵ[3]。之所以稱為生態醫療，是因為它會是一個*oikos*——人體、病房、世界等各種層級的自給自足的系統。病患的身體是個*oikos*，因為它不是單獨的，而是周遭環境的一部分。病房是個*oikos*，因為它是自給自足的迷你醫院，在整個醫院和世界等更大的生態裡，也有自己的生態。工作人員的福利，以及其他進出這個生態醫療病房的一切人事物（例如我們吃的動植物、使用和拋棄的東西）的福利，也都會一併納入考量。

生態醫療病房的生態是分部式的，裡面有從最小到最大、從最低到最高的生態系統。

我去找柯蒂斯醫師討論這個概念，他會是推動這個生態醫療病房的最佳人選。

他說，這概念很好，但他已經為人生的下一步做了規劃。他準備搬到紐西蘭，那裡的衝浪很棒，醫療系統也運作得不錯，他很期待新的改變。

後來我告訴拉瑞莎我的想法，問她願不願意擔任那個生態醫療病房的護理長，到時候我會先撥款應用的項目就是護理長。

她說她當然很樂意，畢竟我的想法並不極端。俄羅斯不像美國這樣斷然淘汰前現代醫學。她在俄羅斯經常為病患開酊劑及蒸汽浴等草藥處方，那些療效雖然比合成藥物慢，但效果很好，副作用較少。不過她問我，醫院目前發生那麼多事，又有司法部、健康照護財務署、愛倫．瑪麗提出的新要求，我真的認為院方會讓我做那樣……那樣……另類的東西嗎？

我說梅潔醫師會幫我，我肯定她會讓我成立生態醫療病房。

她問：「你沒聽說嗎？梅潔醫師提出辭呈了。」

拉瑞莎一如既往，消息非常靈通。梅潔醫師在這裡服務十二年後也要離開了，沒有人知道原因，但是她和我們一樣，對於醫院裡中階管理者愈來愈多、臨床工作人員愈來愈少而感到沮喪。少了梅潔醫師，我永遠也沒辦法獲得必要的行政豁免，設立我的生態醫療病房。

這樣也好，反正我也該寫博士論文了，正好可以趁機休假。我已經從懷茲教授提供的獎學金存夠了錢，可以休假一年，何不前往歐洲寫論文？前現代醫學在那裡誕生，而且尚未消逝，我可以在醫院蛻變的陣痛期逃離這裡，造訪希德格的修道院和村莊，研究古老圖書館中的美麗手稿。天曉得？也許以後我再也不回來醫院或醫界了也說不定。

接下來幾個月，我開始準備出國，最後又去了梅潔醫師的辦公室一次。她也在收拾東西，為我未來的計畫感到高興，很樂意核准我一年的留職停薪假。接著，我回到醫師辦公室，向蘿梅洛醫師、芬特娜醫師、傑弗斯醫師道別，脫下白袍和聽診器，不久就搭機前往瑞士了。

3 我們在深池醫院曾進行三次研究，希望進一步瞭解病患入院後是否能減少某些用藥。結果發現，可減少使用的藥品達到九〇%。幾年後，有一份正式報告探討了同樣的主題，報告中指出，五〇%的藥品可不再使用，不但不會對病人造成傷害，而且對患者的復原或健康是有幫助的。（作者注）

06 膳食大夫，靜心大夫，愉悅大夫

檢驗完畢後，她會開出處方，其中包括兩個部分：個人化的生活規律，以及草藥組合。希德格為生活規律開出的處方，內容包括：

患者該攝取哪些飲食，不該攝取哪些飲食——這也就是膳食大夫；

患者該有多少運動、睡眠、休息——這是靜心大夫；

還有患者該有多少性愛和哪種情緒——這是愉悅大夫。

飛機在瑞士降落時已經入夜了。

踏出機門走下階梯時，機艙外霧氣朦朧，有點寒冷，但航廈裡十分明亮，四處都是海報，標榜瑞士銀行的專業及瑞士手錶的工藝技術。每個人看起來都高雅極了！身形比美國人苗條，頭髮有型，手腕和頸部戴著黃金飾品，腳蹬皮鞋。我要搭的火車就在航空站下方，沒多久我已上車，眺望著窗外的暗黑湖面，以及湖對岸的法國的燈火。這裡的一切和我剛離開的地方是如此迥異，感覺自己不只是來到一個文化不同的大陸，而是另一個不同的星球。

我盡快在公寓裡安頓下來，因為再過幾天，在希德格的家鄉——德國賓根即將舉行一場重要的希德格大會，討論主題涵蓋了希德格的所有面向，包括她的神祕主義、音樂、藝術、醫藥……等。會議特地安排從她的冥誕日開始（距離她出生的一〇九八年正好滿九個世紀），直到九月十七日她的逝世紀念日結束。

追蹤希德格的一生

希德格的人生經歷了歐洲一段迷人的年代——十二世紀的文藝復興時期。事實上，她可說經歷了一場文化革命。她的最大成就，或許是在八十一歲時安然辭世，留下了著作，後繼有人。

希德格的生日與忌日有確切的日期，由此可知這位中世紀人物很不一樣。在十二世紀，沒有任何單位負責管理出生、死亡、版權註冊等事項。然而，希德格在寫作時特別標明了日期，也刻意保存自己的著作，方便後人參考。她留下數百封寫給教宗和大主教、國王和女王的信件副本，也確定自己的著作以單卷形式完整保留下來。這些作品至今依舊完整。她甚至還寫了類似自傳的文件[1]。因此，希德格最不尋常的地方，在於她雖然不是國王、女王或教宗，後代的人對她卻能有很多認識。

希德格出生於波默舍姆（Bermersheim），一個位於德國西南丘陵區的小村莊。她的家境富裕，信仰虔誠，有兩位姊妹也是修女，兩位兄長是修士。八歲時，家人送她到遠方去跟隨遠房親戚尤塔（Jutta）學習，四年後，她、尤塔，以及尤塔另外三名學生獲准進入原本只收男性的迪希邦登堡修道

1 這個類似自傳的文件，其實是她寫給一位好奇的仰慕者的信。在她另一封信件中也有相關資料。這兩封信均收錄於《希德格生平》（*Vita Hildegardis*（*Life of Hildegard*））一書當中，作者是她的祕書——修士葛弗雷（Godfrey）和狄奧多利胥（Theodorich），希德格或許也有參與編著作業。這本書雖然聚焦在她的信仰、心靈及不可思議的能力，但仍提供許多與她生平相關的資料，其中包括數百封她所寫的信件。（作者注）

院（Disibodenberg）。這在當時可說非比尋常，因為那表示希德格有機會接觸到更豐富、更複雜的修士文化。

尤塔過世後，希德格接任為迪希邦登堡女性分部的負責人。四十二歲時，她開始撰寫第一本書《認識主道》，書中描述並說明她從小看到的靈視。那是很大膽的嘗試。當時教會在歐洲雖是最有權勢的機構，但也面臨愈來愈多反對者的威脅。希德格認為她的靈視就是她覺察了上帝的旨意，但聲稱自己能洞悉上帝旨意的作者未必能獲得共鳴，有時甚至會被當成異端遭到審判、監禁，甚至處決。不過希德格卻說服了修道院院長，接著又說服大主教，最後甚至說服教宗，她的靈視是來自上帝而不是魔鬼。他們同意她繼續寫作，甚至鼓勵她持續下去。

她在五十歲那年決定離開迪希邦登堡，到賓根建立自己的修道院。這又是一次大膽的創舉，因為修女和修士通常在最初加入的修道院裡終老，而且修道院的院長也不准她離開。希德格因此重病臥床好幾個月，病因不明，最後院長終於讓步。她奇蹟似地復原，帶著多數修女前往賓根，也帶走她們擔任神職時存下的錢財與土地，在賓根的魯伯斯堡（Rupertsberg）山丘上打造了新的修道院。

希德格在那裡度過餘生。那三十年間，她撰寫了另外兩本有關靈視的書[2]，編了七十多首葛雷果聖歌[3]。一一五二年，她為了修道院的奉獻儀式寫了歐洲第一齣音樂劇《美德典律》（*Ordo Virtutum*），讓修女製作戲曲與歌唱，還穿著希德格為那情境特地設計的大膽服飾。七十多歲時，她開始在德國各地傳教，展開四次不同的旅程。她也寫了許多其他作品，包括聖者的生命故事、她對本篤會教義的詮釋，以及醫療和草藥相關文獻，她還為許多希望追隨她的婦女打造了第二座修道院。

她的人生經歷了歐洲一段迷人的年代——十二世紀的文藝復興時期。當時西方對第一次十字軍東征所發現的阿拉伯文化感到好奇，開始翻譯與模仿阿拉伯的音樂、醫學、天文學、文學和技術。事實上，希德格經歷了一場文化革命；她的最大成就，或許是八十一歲時在自己打造的修道院裡於睡夢中安然辭世，留下了著作，後繼有人。

希德格大會將會討論她所有的一切。

除了參加大會，我也想參觀她出生的地方，看看她在賓根和迪希邦登堡的修道院還留下什麼。因此我把公寓安頓妥當後就搭火車前往賓根。大會開始前的那個週日下午，我在當地開始進行探索。

很快我就發現，賓根沒有太多十二世紀留下的遺跡。那是位於萊茵河畔的荒涼小鎮，鐵道穿過鎮中心，其中有些建築應是希德格認識的，例如遠眺她的修道院的克羅普古堡（Klopp Castle）、聖馬丁教堂（那裡的修士不喜歡她）、一座她應該走過的羅馬橋。這些建築已經歷多次損毀與重建，她的修道院也已消失，早在三十年戰爭期間就遭摧毀，聽說還有一小部分保留在某個房地產公司裡。

我找了好一會兒才找到那棟建築，但因週日未開門。我還是繞到那棟建築的後方，跨過雜草往下走，想看看建築裡面是什麼樣子。建築後方的百葉窗拉起，我把臉貼在窗戶上。黑暗中依稀的光線讓我只看得見拋光的水泥地板、嵌入的鹵素燈、精緻的現代辦公桌。過了一會兒，我的眼睛習慣了昏暗，突然看見它了。一個以十二世紀巨大白石砌成的龐大拱門自陰影中浮現，從辦公室的一頭跨到另一頭。真是詭異的景象。那就是希德格的修道院唯一留下的東西。她排除萬難，以過人的技巧設法打

2 這兩本書為：《生之功德書》〔*Liber Vitae Meritorum*（*Rewards of Life*）〕，以及《神之功業書》〔*Liber Divinorum Operum*（*Book of Divine Words*）〕。（作者注）

3 西方教會聖歌的一種流派。

造出教堂、迴廊、宿舍、食堂、文書房、照護所、醫務室，最後就只剩下它。

希德格的兩種形象

希德格的粉絲有兩種不同的類型，因為希德格有兩種形象，一種出現在她的神學、信件、自傳中，另一種出現在她的醫學中，這兩種形象有點格格不入。

大會在賓根後方山丘的希德格之家（Hildegard Haus）舉行。那個地點不是很精緻，只有幾棟建築和幾張折疊椅，但四周都是栽種藥草的園圃，全是希德格開過的處方，如：鼠尾草、薰衣草、罌粟花、迷迭香、琉璃苣……等。另外還有一個希德格小店，販售希德格的雕像、行事曆、書籍。

會談分成上午及下午，中間提供午餐讓與會者交流，但所有人並沒有熱絡地打成一片，因為彼此的差異大大了。後來我漸漸發現，希德格的粉絲分成兩種，而且彼此並不對盤。一種是在大會上演講的學者，他們態度嚴肅，講求精確，看起來文弱。另一種是聆聽演講的熱情粉絲，他們穿著勃肯鞋，戴著護身符，充滿自信。學者關注的焦點是希德格生命中的種種細節，而讓熱情粉絲深深著迷的是她的各種面向，是這位創作宏偉樂曲、繪製精采圖畫、產生奇妙靈視、為現代西方帶來新醫學的中世紀女性的所有一切。這也是他們看待希德格醫學的方式：它不是前現代醫學的一支，而是某種新奇、了不起的東西。這些熱情的粉絲人人眼睛炯炯有神、身材纖瘦，他們大多經營希德格溫泉浴所或希德格靜修院社，午餐時總是聚在圓桌旁交換藥方和名片。

希德格的粉絲會有這兩種截然不同的類型並非偶然，因為希德格有兩種形象，一種出現在她的神學、信件、自傳中，另一種出現在她的醫學中。大會的參與者之所以無法全部融洽地打成一片，是因為這兩種希德格的形象看似矛盾。第一個形象是個幾乎不曾離開修道院的修女，個性害羞，生性虔誠，嚴守本篤會的生活，有固定的禱告時間，禱告之外則進行其他工作與休息。

她的第二個醫學形象截然不同。她瞭解人體，對人體的一切都有充分的認識，能為身體所承受的各種病痛開處方，例如：頭痛、牙痛、耳痛、咳嗽、感冒、癌症等，連不孕、分娩、陽痿等修女不該懂的東西，她也有處方。在這兩種形象的作品中，希德格使用的語氣也不一樣，宗教的她較超脫世俗、抽象，感覺不是這個世界的人，醫學的她比較樸實、直率、務實。

這兩種形象有點格格不入。多數學者不在乎她的醫學，只專注研究她的神學、信件、音樂和藝術。其他學者則質疑那些號稱出自希德格手中的醫學文獻是否真實，因為我們對希德格醫學的瞭解只有兩個來源——她的《病因與療法》和《自然史》（*Physica*），而這兩本書都是她過世以後才出現的。熱情的粉絲完全不在意這些，對他們來說，她的醫學是真實的、獨特的，是上帝賜給現代人的恩典。那是精神醫學的啟示，他們照單全收，栽種她使用的藥草，組合她的藥方，飲用她配製的藥水。

我想我自己介於這兩種粉絲之間。我很難想像聖潔的希德格如何寫出《病因與療法》裡那些症狀和屬於俗世的問題——她是如何知道或關心那些事物的？然而，這些東西確實存在，而且兩種希德格存在的證據幾乎一樣多。希德格的一生以療癒者著稱，也以神祕主義者著稱。拉丁文版《病因與療法》和《自然界》的寫作風格，就像她寫神祕主義的風格，而在她的神學裡，醫學是主要隱喻之一。

最後讓我得出結論的，是希德格那令人費解卻又毫無爭議的作品——《不明語言》（*Lingua Ignota*）[4]。

4 希德格在書中以一千多個獨創的詞彙來描繪周遭世界，因而也提供了瞭解中世紀的重要線索。

這部作品讓我確信，人們之所以難以接受希德格既聖潔神祕卻又是行醫者，或許是我們的問題，而不是她的問題。

逐步融合古今的瑞士

瑞士以添加、揉合的方式逐步融合中古與現代的生活，即使是醫學也採用這種模式，現代醫學的新觀點和藥物，幾乎以無縫接軌的方式和過往的醫學結合在一起。

大會結束後，我回到瑞士的洛桑，在遠眺湖水的公寓裡安頓下來。那年雪下得特別頻繁，我的書房白淨清幽，下雪時更顯靜謐。書房裡只有一張沒有抽屜的白色桌子，一張藍色的椅子，一疊書籍和論文，以及一部電腦。

這裡的生活不是很刺激，和入院病房情況正好相反。之前每天走進醫院時，不會知道當天會遇到什麼（如病患逃到樹林或尋死等），現在每天都在自己的掌握中。我的生活節奏幾乎沒有什麼變化：早上寫論文，下午做研究，晚上散步，偶爾會到瑞士的圖書館實地考察，翻閱特殊的中世紀手稿。

這裡的生活和我在美國的生活還有其他差異。耶誕節時，洛桑的街頭裝飾著冬青和蠟燭，市場裡每週都有不同的節慶食物。這裡的耶穌降臨節[5]是吃瑞士傳統的耶誕餅乾，耶誕節則吃耶誕薑餅，如果在耶穌降臨節沒買到耶誕餅乾，隔週就買不到了。這裡感覺上真的就像中世紀。

住了幾個月後，我逐漸瞭解，瑞士雖然現代，並未像美國那樣拋棄古代的一切。瑞士人保留了自己喜歡的過往，同時也不斷將每個時期最好的部分納入文化當中。因此，火車發明時，儘管瑞士人喜歡這個交通工具，到處興建鐵道，鑿山開洞，在群山之間鋪設鐵路，但他們也保留了山路及鵝卵石步道。汽車發明後，他們也喜歡汽車，增設了巴士系統和公路，但並未移除火車，也沒在鋪石步道上鋪柏油，或以公路取代步道。他們喜歡電燈，安裝電燈，甚至加以改造，但他們也喜歡黑暗，沒在湖旁和城鎮裡加裝太多照明，因此夜晚還看得到星星，夜空一如往昔。洛桑特別喜歡他們從中世紀留下的巡夜人，目前仍保留了一位，每天晚上，我都可以聽到他準時報平安的聲音。

瑞士似乎是像層層上漆那樣，以添加、揉合的方式逐步融合中古與現代的生活；或者更像演化般，適者生存，不適者逐漸萎縮消失。即使是醫學也採用這種模式，現代醫學的新觀點和藥物，幾乎以無縫接軌的方式和過往的醫學結合在一起。

這也是為什麼我在瑞士的醫院發現，他們為夜晚安眠開了按摩和白蘭地等醫囑，藥草浴也仍在使用。在那裡，醫生發現順勢療法有效，甚至很有說服力時，不會因此辭去醫院的職位，而是混合使用中世紀和現代的療法。我在藥房裡發現，中世紀的藥水和現代的藥丸都擺在貨架上。美國老早就不信的格言，這裡依舊篤信，代代相傳，例如冷天導致風寒，把薑塗在太陽穴可舒緩頭痛。我努力從前現代醫學發掘的一些健康與身體概念，尤其是從希德格醫學發現的學問，在瑞士其實是老生常談。

神祕的詞彙

《不明語言》是洞悉希德格世界的代碼。在那個世界裡，神祕主義的希德格和行醫的希德格之間並沒有矛盾。

我在靜謐的書房裡開始做的第一件事，是再度翻閱希德格的《不明語言》。我在會議裡聽了一場

5 指耶誕節前約四週的期間，從星期日開始算起。

與這本書相關的演講後，對書中內容及它能幫我瞭解希德格哪些部分感到更加好奇了。

希德格的靈視、彩繪、葛雷果聖歌、信件等所有創作中，《不明語言》是最神祕的。那毫無疑問是她的作品，因為那是她在世時彙編的文稿之一。不過沒人知道該如何將它歸類，因為《不明語言》只有五頁，是以沒人聽過的語言寫成的，每個字上方都列了拉丁文或德文翻譯。希德格從未解釋那是什麼，她有位朋友說，那是「上帝給你的不明語言」，那也是書名的由來。

有些學者認為，《不明語言》保留了希德格在恍惚狀態下所說的無意義詞彙，類似女祭司皮提亞[6]或某種基督教派的舌音祈禱。不過多數學者認為那是祕密交流用的詞彙表，是希德格為修女發明的用語，讓她們在她的修道院裡使用，至於為什麼這麼做，目前仍無法得知。我第一次看到那些文字時，猜想那是不是代碼偽裝成的詞彙表。中古世紀的人相當喜愛使用代碼，而這些代碼可能是希德格為了寫下不敢寫的東西而想出的替代方法。我請一位研究代碼的電腦專家幫我看了那些文字，他把《不明語言》拿給學生解碼。我在瑞士時收到他們的研究摘要：希德格的《不明語言》絕對不是代碼。

於是我打算把它當成希德格用語的詞彙表來研讀。

一開始我先計算字數，《不明語言》裡共有一千零一十一個字，我注意到所有的字都是名詞，這表示如果它當成語言來使用，應該會搭配另一種語言的文法，其中最有可能的是拉丁語或德語。希德格選擇翻譯了哪些名詞？又是依照什麼樣的順序？

我看見《不明語言》裡的第一個字是*aigonz*，根據那個字上方的譯文，那是指「神」。接著是*aieganz*——天使；*zivienz*——聖人；*livionz*——救世主；*diveliz*——魔鬼。由此可以確定，在《不明語言》裡，希德格把信仰中的人物擺在高於一切的地位。

接下來的字彙是男人、女人、小孩，以及家人的稱謂：父親、母親、兄弟、姊妹、兒子、女兒、繼父、繼母……等。

我看到第三類字彙時特別驚喜，那是醫學用語，包括盲人、瘸子、痲瘋病人、心臟病患，然後是從頭到腳的身體部位。最驚人的是，每個身體部位都有對應的字彙，不只有肺臟、心臟、肝臟，還有陰道（*fragilanz*）、睪丸（*virlaiz*）、陰莖。事實上，陰莖有兩個對應的字彙——*creveniz*和*lizia*。這和內斂、與世隔絕的修女有多矛盾！閱讀《不明語言》裡的字彙清單，突然變得就像閱讀推理故事一般。接下來還會出現什麼呢？

接下來出現的是教會裡的重要位階：主教、神父、男修道院的院長、女修道院的院長。接著是建築（畢竟希德格打造了修道院），然後是工人和工匠，如園丁、漁民、織工、金匠、銀匠等。另外還有文書房裡的工具（她的手稿應該是在文書房裡謄寫的），包括筆、羊皮紙、墨、顏料。還有每週的日子，每年的月分，每天的時辰。

真是神奇極了。希德格的《不明語言》透過其中的文字及順序，勾勒出她眼中實體世界的模樣。這同時也解開了希德格行醫的疑問，因為《不明語言》中不僅有體液的字詞，也有身體部位和特定疾病的字彙，另外還有數百字是希德格在醫學書裡推薦的藥草。藥草名稱其實占全書內容的最大宗，如薰衣草（*liniz*）、蓍草（*agonzia*）、艾草（*karischa*）、大麻（*aseruz*）、罌粟（*cuz*）……等。她之所以把那麼多草藥名稱放進字彙表當中，唯一合理的解釋是她確實使用了那些藥草。

6 在希臘神話中，皮提亞（Pythia）是德爾菲阿波羅神廟裡的女祭司，負責傳遞神諭。

最後我推論，《不明語言》確實是代碼，但不是解開某個祕密文件的代碼，而是洞悉希德格世界的代碼。在那個世界裡，神祕主義的希德格（需要神、天使、紙筆之類詞彙）和行醫的希德格（需要體液、身體部位、藥物之類詞彙）之間並沒有矛盾。《不明語言》讓我相信，撰寫《認識主道》和《病因與療法》、因宇宙幻象而驚訝得說不出話、知道如何配製藥水和觸診病患的希德格是同一個人。

希德格的兩種處方箋

首先最重要的工作是觀察病患，接著開始檢查病患的生命徵象。檢驗完畢後，她會開出處方，其中包括兩個部分：第一部分是個人化的生活規律，第二部分是草藥組合。

接下來我問自己，如果希德格確實曾行醫，她是如何學習那些知識的？答案只有一種可能——她在迪希邦登堡修道院的女子分部擔任過療養長。

每個本篤會修道院裡都有一位修士療養長或修女療養長，他們的職務就是照顧患者。他們照顧的病患比我原本想像的更多元，因為修道院不僅是做禮拜的地方，也是工作的地方，那裡雇用了很多人，包括受傷的勞工及生病的勞工家屬、朝聖者和旅人、生病或衰老的修士和修女，修士療養長或修女療養長必須負責照顧他們。有時，療養長是從醫生變成終身修士的，但大多數時候，他們是從學徒開始跟著資深的療養長學習醫術的。

希德格想必是那樣習得醫術的。她遇上絕佳的時機，因為迪希邦登堡修道院有男子部也有女子部，需要一位修女療養長負責女子部，她可能就這樣跟著修士療養長學習。她搬到賓根後擔任的是院長，因此，她撰寫《病因與療法》，應該是為了接替她職位的修女療養長提供醫學參考書籍。

於是我重拾《病因與療法》。這次我把自己當成希德格十二世紀的學徒來研讀這本書。我決定只用她在《病因與療法》裡提到的資訊，搭配當時學徒能取得的東西。我不使用十二世紀以前的醫學文獻，除非當時她的學生也能看到那些資料；我也不參考十二世紀之後的文獻。我像學生一樣實際嘗試自己所學的事物，栽種一些她建議的藥草，配製一些她開的處方。我真的煮了她的鼠尾草止咳糖，也調配了一些她的處方藥水。

希德格並未條理化說明她的醫療方式，但我慢慢開始摸索出一點心得。透過她對疾病的描述、對藥效的說明及診斷方式的傳授，我漸漸拼湊出她是如何治療患者的。她的方法和我的不同，卻又有令人意外的相似之處。

她和我一樣，首先最重要的工作是觀察病患。病患走進來，坐下來講述自己的情況時，她會留神觀察他們的一舉一動。她留意病人的貧富狀況，身體乾淨或髒汙的程度，氣色、活力和眼睛的亮度，然後評估他的 *viriditas*——「綠意」程度。

接著她也和我一樣，開始檢查病患的生命徵象，包括體溫、呼吸率、脈搏，只不過她檢查的方式和我不一樣。希德格不是用溫度計量體溫，因為溫度計是在七個世紀後才發明出來的。她藉由撫摸病患的額頭和手腳來測量溫度。自從醫院不再使用水銀溫度計，改用好用但不可靠的電子溫度計後，我也是改用這種直接觸摸法。

接下來，她會留意病患的呼吸，不過她不像我那樣衡量呼吸率。她在意的不是數字，呼吸對她來說是指 *spiritus*——生命的本質。她直接觀察病患的呼吸狀況：呼吸是強是弱？是快是慢？是持續的，還是——最嚴重的——時有間歇，而且兩次呼吸之間是否有長間隔？她從病患的呼吸就能看出病情的嚴重程度。

她最後才測量的生命徵象是脈搏，她的方法也和我不一樣。她不是先計數十五秒的脈搏跳動後再乘以四，那樣做需要有時鐘的輔助，而時鐘也是在七個世紀後才發明出來的。她測量脈搏的方式，就像我們現在替社群中的患者把脈一樣，用來大致瞭解病患的情緒狀態——熱切，不情願，還是充滿活力。她把脈是為了將病患的生命力和一般標準加以比較，用來瞭解病患的健康和生病程度，與心臟、血壓和循環無關。

她靜靜坐著，握住病患的手，先判斷對方的性情，因為不同性情的人的脈搏有不同的特質。病患可能憂鬱、樂觀、暴躁或冷漠，通常是這四種狀態的組合。就像DNA由四種基本核酸組成一樣，每個人的「性情」也是這四種基本狀態的微妙組合，患者的脈搏也會顯現這種獨特的性情。接著，她會判斷那樣的脈搏是否「正常」，對那位病患來說算不算「健康」。

她做的其他檢查比我的檢查集中和簡單。她一定會檢查病人感到不適的身體部位，不過她不是用手電筒、壓舌板或聽診器來進行，而是運用雙眼和雙手，因為她對身體的概念和我的不一樣。她不是檢查由血管和神經系統相連的器官，而是檢查體液是否通暢平衡。

最後，她檢查病患的血液和尿液。她的方法也和我做的驗血驗尿方式不一樣。我直接把檢體送到化驗室檢驗，不過我有些檢驗的方式是從她的方式加以改良而來的。她的方法是抽血和取得尿液的樣本，接著等候血液和尿液分解成血液、黃膽汁、黏液、黑膽汁這四種基本的體液，然後開始「解讀」，評估四體液的平衡，確認她對體液的診斷。

檢驗完畢後，她會開出處方，其中包括兩個部分：第一部分是個人化的生活規律，第二部分是草藥組合。

regime（生活規律）這個字來自於 *regula*（規範），指的是一套包括膳食內容、睡眠長短、運動多寡、性愛頻率的生活規律。它不只是病患才用得上，只要身體依循適當的生活規律，就很容易維持健康。生活規律因人而異，也因個人的體液組成、季節、年齡、氣候而有所不同。簡單來說，生活規律的原則就是俗話說的：「即使不看醫生，你也有三個貼身大夫：膳食大夫，靜心大夫，愉悅大夫。」

希德格為生活規律開出的處方，內容包括：患者該攝取哪些飲食，不該攝取哪些飲食——這也就是膳食大夫；患者該有多少運動、睡眠、休息——這是靜心大夫；還有患者該有多少性愛和哪種情緒——這是愉悅大夫。如今我們的養生之道一味強調減重、降低膽固醇、每天睡足八小時、運動、心情愉悅。希德格和前現代醫學比較微妙，沒有絕對的好壞或對錯，一切都因應季節、氣候和個人而有所不同。因此她可能建議厭食症患者喝啤酒增肥，禁止暴躁者喝紅酒；春天攝取鮮綠的嫩芽是好的，冬天則改吃燉菜；她建議有相思病的人多點娛樂以分散注意力，但建議焦躁渙散的人集中精神。

希德格處方的第二部分是藥物，通常是藥草的組合，藥草的名稱都詳列在《不明語言》中。她會詳細指出藥物的組成及該如何服用，例如是吃的、喝的或塗在皮膚上，一天幾次，總共使用幾天。

我融會貫通希德格的醫療方法後，最感興趣的是她的方法和我的方法如此不同，卻又如此相似。其中最大的差異在於她的方法不使用數字，完全主觀，而我做的一切幾乎都有數字，如血壓、脈搏、體溫、肝的寬度、小腿周長、血液和尿液的所有數據。那讓我的方法有某種程度的客觀性，其他人也能複製同樣的做法。然而，我們的方法雖然看起來不一樣，拉遠來看其實沒什麼不同。找希德格看病的病患就像找我看病的病患，他們都有症狀——疼痛、咳嗽、紅疹等，希德格和我一樣，都會詢問和檢查患者，幫他們驗血、驗尿、開處方。

不過，她的方式有效嗎？

有些處方可能有效，她的藥物不像現今的化學藥物那麼濃縮，因此需要較長的時間才會發揮藥效，效果也不是那麼明確。然而，如今很多有效的療法，都源自於她和其他前現代醫療者所開的藥草。鴉片有強效的嗎啡和可待因成分，療養長的園圃中向來都有栽種鴉片，希德格開這些藥方，的確有助於舒緩疼痛、咳嗽、腹瀉等症狀。裸麥真菌的麥角確實就像希德格使用的那樣，可控制失血和刺激分娩。我們現在仍用長春花和槲寄生的萃取物來治療某些癌症。希德格要求病人服用的甲狀腺、熊睪丸和肝臟，其中無疑都有活躍的激素和強效的維生素。

最後，我甚至覺得她的方法中有一些值得學習的地方；有些東西在我們追尋最能重複運作的檢測及最強效藥物的過程中佚失了，例如她的耐心、觀察病人的技巧，以及她對患者與環境之間的關係所抱持的看法——膳食大夫，靜心大夫，愉悅大夫。

無論如何，當我第三次讀完《病因與療法》時，對現代醫學的感念又更深了，特別是它以科學的方法檢驗過去、淘汰無效的方法，並對有效的方法加以改善，把最有效的結果流傳下來。整體來看，希德格一定很羨慕我和我用的科技，羨慕我用來驗血、洞悉身體內部及療癒患者的方法。

在醫院裡飲酒

這裡的病患可以喝葡萄酒和啤酒。醫生也會在處方裡加入酒類，例如用餐時搭配葡萄酒，有厭食症的病人則是喝啤酒。

洛桑的積雪開始融化，白天感覺愈來愈長。有一天我出門散步時，與一位甲狀腺腫大的婦人錯身而過，我可以明顯看到她咽喉處腫大的甲狀腺，突然想叫住她，上前幫她檢查一下。我當然沒這麼做，畢竟這裡是瑞士，但我真的開始懷念行醫治病的生活了，想要為病人看診。這時，距離我留職停薪結束還有幾個月的時間。

當天晚上，我聯絡日內瓦大學附屬醫院的社區醫療主任侯福醫師。我先自我介紹，告知我來瑞士的原因，以及我想念的事。我們聊了好一會兒，侯福醫師告訴我，我無法臨時加入看診，但他可以安排我輪流到各部門走一圈，讓我瞭解一下瑞士的醫療方式。或許下星期先在醫院碰個面？我們可以一起吃個飯，他也會幫我安排時間表，讓我在他負責的每個醫療部門待上一、兩天。

一個星期後，我搭火車到日內瓦和他碰面。我愛瑞士的火車，它是瑞士人特地從十九世紀保留下來的。身為美國人，我理當對汽車有特殊偏好才對，但到了瑞士我才知道，汽車和人的關係比較像變調的婚姻，彼此之所以還在一起，只是因為沒有更好的選擇。在瑞士，人們可以選擇安靜、清潔又安全的火車，既準時，又能帶人到想去的地方。火車停靠在市中心，十分鐘後我已經走在通往日內瓦大學附屬醫院的山坡上。我愈接近醫院，看到愈多的指標，指標上畫著禁按喇叭的圖示，以及「保持安靜：醫院區」的提示標語。

我走著走著，突然想到好久沒看到這種標示了。我剛到深池醫院時，醫院周邊到處都是這種標示，後來不知為何全都消失了。那些標示怎麼了？什麼時候不見的？它們不僅提醒人們不要按喇叭，也讓大家知道病患需要安靜、休息、平心靜氣。我懷念那些標示。不過，當我愈來愈接近日內瓦大學附屬醫院時，我又想，那些標示消失也沒什麼大礙，因為深池醫院本來就不安靜，汽車喇叭反而是最不重要的噪音。電視和收音機、呼叫器和手機、廣播和傳真、靜脈注射儀、氧氣裝置、心電監視器……等，每種機器各有不同的訊號和警報系統，深池醫院裡唯一安靜的地方是櫥櫃室。然而，每個人都知道，安靜、休息、不干擾具有療癒效果，那也就是靜心大夫，瑞士人顯然還沒忘記他。

日內瓦大學附屬醫院是大型的多層辦公大樓，從外表看起來就像美國的醫院，但裡面完全不一樣。這裡毫不擁擠，地板光亮，採光自然。病人看起來也不一樣，他們穿著休閒褲和襯衫，打著領帶，或是穿著洋裝、絲襪和高跟鞋，靜靜在大廳等候。

侯福醫師在電梯口和我碰面，我們一起上樓到他的辦公室，他在那裡為我解釋他的部門運作方式。他說，瑞士把公共與社會醫療專案交由社區醫療負責，包括移民照護、酒精與毒品勒戒，還有流行病和公共衛生，以及熱帶疾病醫療等。他的部門之下還有重症醫療區和急診室。接著他遞給我一張排定的時間表，接下來的幾個星期，我有機會在各單位待一段時間，最後一天，我還可以跟著他的醫療團隊到法國去造訪一間復健醫院。接著我們一起去用餐。

他帶我到醫院樓下的小餐廳。我第一眼看到餐廳就非常驚艷：空間寬敞，採光充足，設計現代。不過最令我驚訝的是食物。那裡有新鮮的沙拉和湯品，戴著白帽的廚師有的切羊排，有的煎客人現點的歐姆蛋捲。最驚人的是整排食物的盡頭還有小瓶的瑞士葡萄酒，以及三大桶不同的啤酒。

我問侯福醫師，這是醫生的自助餐廳嗎？

他說，不，這裡開放給每個人，醫生和院內的員工、病患、訪客都可以來這裡用餐，送到病房的食物也是來自這裡。沒錯，病患可以喝葡萄酒和啤酒。事實上，醫生也會在處方裡加入酒類，例如用餐時搭配葡萄酒，有厭食症的病人則是喝啤酒，有時晚上可以喝點杜松子酒幫助睡眠。

他點了一小塊牛排、沙拉和一小瓶紅酒，我也點了一樣的食物。用餐時，我想到了膳食大夫。

在深池醫院，膳食大夫原本也很風光。曾經有段時間，良好的膳食幾乎可說是醫院提供給病患最重要的東西。我甚至看過一世紀以前的菜單，病患每天可以喝一品脫的葡萄酒或四盎司的威士忌，早餐和晚餐可享用燉牛肉，節慶時可享用淋上梅子醬的新鮮野味。傑弗斯醫師告訴我，他剛加入深池醫院時，連附近的鄰居都會來醫院享用午餐和晚餐。

不過這樣的景況不復再現。那不是因為我們不重視膳食大夫，事實上，深池醫院裡的營養師和醫師一樣多，每位營養師都會確認他的病患能獲得適量的維生素、礦物質和水分，同時也符合醫生要求的特殊飲食規定。不過為了支應所有的營養師薪資和特殊飲食費用，留給廚師的預算所剩無幾。

那天我享用了牛排和紅酒後，決定在生態醫療病房裡停止不必要的藥物，把省下來的錢用來增加膳食預算。

大幅增加。

那樣做不僅是為了愉悅大夫，也是為了膳食大夫。

空無一人的急診室

房間裡的每張床上都有鼓漲的枕頭和羽絨床單，但沒有人。門德斯醫生聳聳肩：「這裡通常都是空的。外傷會送到外科，產婦送到婦產科，這裡的緊急醫療不多，因為人們生病時會去找自己的醫生。」

我在日內瓦大學附屬醫院待了兩個星期，得知瑞士的大眾醫療也面臨和美國一樣的問題，很多方面他們處理的方式和我們一樣，但也有些差異。

我在內科的那幾天，一位醫生請病假，我因此有機會和醫學院的學生一起去看病患。接近傍晚時，內科主任門德斯醫生帶我看了一下內科各單位。我們先到重症醫療區，那裡的病患因為需要迅速徹底的檢查而住院，如此一來，他們就不需為了檢驗及看不同的醫生而看好上幾週的門診，只要住院幾天就能做完所有的檢查，獲得診斷和醫療。門德斯指出，那樣做比較有效率，有時也比較安全。

我告訴他，在講求成本效益及醫療照護效率的行動開始推動之前，我們也是這麼做，不過現在已經不可能讓人只是為了檢查而住院，有時我們要花上好幾個月的時間才搞清楚病患是怎麼回事。為什麼瑞士還是可以這麼做？

他說因為他們沒有健康維護組織，至少目前還沒有。在瑞士，醫療仍屬於私人經營，醫生自行執業，病患有自己的醫生，在某些政府政策的支持下，成本還可以負擔。首先，每位瑞士公民都必須購買基本的健康保險，所得在某個水準以下的人，政府會補貼保費。依照規定，保險公司必須以非營利方式銷售這些保險，但他們可以用營利的方式銷售其他額外的健康保險，因此仍有辦法獲利。

社會保障難免會照顧不到某些病患，因此政府也會補貼日內瓦大學附屬醫院之類的公立醫院，這些醫院同時也是醫學研究及提供醫療與護理訓練的地方。此外，瑞士沒有醫療糾紛問題，所以整體的成本仍足以負擔。這裡的醫生從來不曾遭到起訴，他也不知道原因。也許瑞士的律師不夠多吧。

當然，他們的健康照護並不便宜，占國內生產毛額的一二．五%，但還是比美國低，而且瑞士人幾乎都很滿意。醫生的薪資確實不高，但由於醫學教育是免費的，畢業後不需償還鉅額的助學貸款，因而不需要賺那麼多錢。

「急診室是什麼樣子？」我問：「你的部門也有急診室，我可以看一下嗎？」

「當然可以。」

他帶我穿過走廊，來到一個大門開啟的大房間，不過裡面沒有開燈。房間裡有七張床，每張床上都有鼓漲的枕頭和羽絨床單，但沒有人。

「這裡就是急診室。」他說。

我心想，肯定是語言溝通出了問題。「『急診』室？」我再次確認：「緊急醫療用的嗎？但裡面是空的，大家都到哪裡去了？」

門德斯醫生聳聳肩：「這裡通常都是空的。外傷會送到外科，產婦送到婦產科，這裡的緊急醫療不多，因為人們生病時會去找自己的醫生。」

我們在急診室門口站了一會兒，我看著那個毫無緊急狀況的急診室，心想，哪種醫療系統會毫無緊急狀況？更驚人的是，哪種醫療系統還能把枕頭弄得那麼蓬鬆，被單弄得那麼筆挺，每張病床上還鋪著羽絨床單？

她眼睛裡的羅阿絲蟲

它未必能殺死所有成蟲，治療後還是可能復發。Q小姐即將回國，在祖國無法密切追蹤治療，又可能再度遭虻蠅叮咬，因此艾姆醫師不建議她治療。

我在醫院的酒精與毒品勒戒區待了兩天，在流行病和移民醫療區待了一天，在熱帶疾病醫療區跟著艾姆醫師一個下午。

艾姆醫師戴著圓框眼鏡，個子不高，身材豐腴，充滿活力。我整個下午都坐在她身旁，看著來自非洲和中東的病患前來求診。他們使用的語言有很多種，有些疾病我也不熟悉，但最令我難忘的是來自喀麥隆的Q小姐。

Q小姐高䠷苗條，皮膚是暗棕色，頭髮編成辮子，盤在臉頰兩側。她的五官細緻，臉上雖有些痘疤，但還是相當美麗。她在瑞士住了好一段時間，打扮已經很像瑞士人，穿著深灰色裙子、貼身的針織衫，戴著時尚的黑框眼鏡。她以帶著非洲腔的法語向艾姆醫師解釋，她完成了這裡的祕書課程，即將回到祖國喀麥隆，她想知道她的病有沒有新的治療方式。

「你有什麼症狀？」艾姆醫師問道。

她說，每隔幾個月，她就會發燒，肌肉痠痛，皮膚開始發癢。一、兩天後，她的視力會變模糊，有時視線裡會出現一隻蠕動的小蟲，但直到下一次發病之前，她會又沒事。

我心想，這症狀真奇怪，不過我記得醫學院裡好像教過類似的東西。

「Q小姐是什麼病？」艾姆醫師問我。

我不知道，但Q小姐知道，因為他們村裡的每個人都有同樣的病症，那是羅阿絲蟲症（loiasis）。

艾姆醫師提醒我，羅阿絲蟲症是羅阿絲蟲引起的，那是一種寄生蟲，由非洲雨林的虻蠅散播，生命週期複雜，幾乎完全寄生在人類身上。人類感染羅阿絲蟲，主要是因為受到帶有羅阿絲幼蟲的虻蠅叮咬。虻蠅靠吸血繁殖，羅阿絲幼蟲藉由虻蠅的叮咬而穿過人的皮膚，轉移到皮下組織，在那裡成熟。牠們也在人體的皮膚之下交配、繁殖，進入生命週期的下一階段：微絲蟲。接著，成千上萬的微絲蟲進入血液當中。當另一隻虻蠅叮咬羅阿絲蟲症患者時會吸起微絲蟲，微絲蟲又會在虻蠅的腸道裡長成具有傳染性的幼蟲。羅阿絲蟲症就是這樣散播的。

艾姆醫師繼續說，人體對成蟲過敏，所以成蟲在體內移動時，會像Q小姐描述的那樣開始發燒、關節疼痛、皮膚搔癢。有時成蟲還會在眼睛裡移動，形成Q小姐所說的蟲影。羅阿絲蟲症帶來很多痛苦，也讓喀麥隆和其他非洲國家因生產力受損而損失數百萬美元，不過它不是致命的疾病。徹底擺脫羅阿絲蟲症的唯一方法是摧毀虻蠅，但那必須移除整個熱帶雨林才可能做到。

這時艾姆醫師又轉頭向Q小姐說明，羅阿絲蟲症有一種治療藥物稱為「乙胺嗪」，不過那不是完美的療法，對嚴重感染羅阿血絲蟲的人來說可能引發中風或傷腎，所以採用這種療法必須密切追蹤。此外，它也未必能殺死所有成蟲，治療後還是可能復發。還有，住在喀麥隆的人也可能重複感染，既然Q小姐即將回國，在祖國無法密切追蹤治療，又可能再度遭虻蠅叮咬，因此艾姆醫師不建議她治療。

Q小姐聆聽艾姆醫師的說明時，我在一旁觀察她的反應。她很平靜沉著，聽到這個痛苦的疾病有治療方法但不適合即將返國的她時，她沒有哭泣或生氣，只是稍稍挺直了纖細的肩膀。那表示她會回到家人身邊，盡力面對自己的命運。

我很欣賞那種態度，我不知道換成是我會不會有同樣的反應。我想應該沒辦法吧。Q小姐的沉著背後有著悠遠的傳統，那是一種深沉、成熟的反應，不像美式風格充滿青春活力，叛逆地面對命運，拒絕對命運屈服。當然，那種對命運的反抗，讓我們研究出乙胺嗪，破解羅阿血絲蟲的生命週期，也促成其他更有效的抗絲蟲藥。

我永遠忘不了Q小姐，部分原因在於羅阿絲蟲症是一種不尋常的疾病，我從未見過。有一種生物把我們當成宿主，在我們體內出生、成熟、變老、死去，活著的時候在我們的血液、肺臟甚至眼睛裡周遊，那聽起來很有意思，也很恐怖。不過我之所以對Q小姐的印象如此之深，主要是因為那是我幾個月以來第一次進入醫生和病患一起創造的特殊空間。平靜又堅定的Q小姐讓我想起，我可以從病患身上學到的東西很多，不只是病痛與疾病而已。

從結核病療養院轉變為勒戒所

治療肺結核的抗生素發明之後，醫院面臨拆除的命運。後來有人發現現代法國仍需要這樣的地方，這個世紀的酒精與毒品濫用者仍需要這樣的療癒場所。

我在日內瓦大學附屬醫院的最後經驗，是第二天跟著他們一起去造訪位於法國阿爾卑斯山上的酒精與毒品勒戒醫院。我坐在後座，坐在兩位醫師之間，沿途看不到什麼風景，但抵達當地時，當下就知道自己身處何處了。聖布魯諾醫院[7]的入口是一個拱形的石門，側翼建築的拱廊是成排又高又大的窗戶，簡直可說是深池醫院失散多年的親人。

拉潘醫師是住院醫師，他在入口迎接我們。他不只是住院醫生，而且也住在醫院裡。從前，深池醫院的實習醫生和護士也住在醫院裡，即使是現在，儘管狄恩提公司反對，深池醫院裡還住著足科學生。拉潘醫師說，我們先參觀醫院，接著用餐並開會。

他向我們說明，聖布魯諾醫院建於十九世紀，原本是結核病的療養院，當時結核病的唯一療法是提供奶蛋肉等食物，以及阿爾卑斯山的寧靜、陽光和新鮮空氣。那個療法的效果出奇有效，不過在抗生素治療法發明後，醫院就空了，面臨拆除的命運。後來人們發現，這裡的偏遠位置、新鮮空氣和良好膳食，正好適合轉型為酒精與毒品濫用者的勒戒醫院，於是又重新開張。

拉潘醫師轉身穿過拱形石門，帶我們走過大廳，進入一個寬闊的走廊。我們的左側是落地窗，拉潘醫師說那些窗戶面向南方，有助於接收療癒肺結核的陽光和維生素D。我們的右側是病房，司法部看了應該會很高興，因為每間都是私人病房，裡面有一張窄床、小桌，以及法國人偏愛的木質衣櫃。不過病房都是空的，因為那天病患都去做團體治療了，那是持續一整天的療程。

我們跟著拉潘醫師走進一個大房間，那讓我想起深池醫院病患聚在一起抽菸打牌的大廳。兩名患者坐在窗邊木椅上，拉潘醫師為我們介紹彼此。他們也讓我想起深池醫院，因為胡恩女士就像麥考伊女士剛到醫院時那般蠟黃、腫脹、多斑；諾瓦先生如果會打牌，他那年輕、氣虛、乾癟的模樣，完全可融入我們那群打牌的患者中。接著我們走到戶外，看到運動用的網球場、休息用的綠地，以及醫院後方讓人沉思散步的林地。

最後，拉潘醫師帶我們到醫師餐廳用餐。

整個餐廳包括地板、牆壁、天花板都以拋光的木頭打造而成，非常安靜，沒有窗戶。長桌可坐八人，每個位子前方的桌上擺著金色餐盤、銀色餐具、三個酒杯、一個裝利口酒的小杯。整個下午，一道道菜餚陸續上桌，我們就這樣吃吃喝喝，喝下一杯又一杯的酒。

拉潘醫師和日內瓦醫院的醫生討論了酒精與毒品濫用的醫療，但我無法告訴大家他們談了什麼，因為我沒有專心聽。大多數時候，我只是品嚐著食物，啜飲著美酒，環顧四周厚實安靜的牆面。酒過三巡後，他們似乎都散發出一種穩定的安心感，憶起許多類似的飯局，期待未來有更多類似的餐會。

我想到肺結核有藥物能治療後，聖布魯諾醫院如何避免拆除的命運。有人發現現代法國仍需要這

7 這個醫院也是化名，因為我不記得當初他們帶我去參觀的醫院名稱了。在法國確實有一家聖布魯諾醫院，功能及歷史和我前去參觀的醫院相像，但我無法確認是不是就是同一家。（作者注）

樣的地方，這個世紀的酒精與毒品濫用者仍需要這樣的療癒場所。我想著，即使未來發現治癒酒精與毒品濫用的方式，之後還是會有某些疾病找不到療癒的方法，那些病患還是可以依賴膳食大夫、靜心大夫、愉悅大夫的傳統處方。

我啜飲著干邑白蘭地，想到聖布魯諾醫院有機會重生，以傳統的方式再度療癒某些疾病，覺得十分開心。離開深池醫院將近一年後，我第一次想到：深池醫院現在怎麼樣了？醫院會依照司法部的要求重建嗎？還是直接關閉並拆除？

他仍認得我的腳步聲

這時，一個聲音傳了過來：「史薇特醫師，是你嗎？」他是發展障礙的病患，一出生就失明、肢體扭曲。他怎麼認出我來的？而且是在一年後，又是失明的狀態？

當晚我打電話給芬特娜醫師瞭解近況。按照計畫，我會在七月一日回去上班。我想起當初離開醫院時，梅潔醫師正在打包，醫院的前途未卜，因此打電話時有些不安。

芬特娜醫師接起電話，聲音聽起來和以前一樣。她一開始的語氣比較謹慎，欲言又止；她說一切狀況還好，很期待我回去上班。

我問她，目前進展到什麼情況了？梅潔醫師離職了嗎？誰接任她的職位？史坦醫師和醫院重建的計畫呢？司法部後來的決定是什麼？

她說，對，梅潔醫師走了，蘿梅洛醫師現在擔任醫療主任，兩位兼職的醫生接下她在入院病房的職缺，這裡的狀況一直有點忙亂。至於未來，史坦醫師才剛提議興建更大的醫院，監事會正在評估，那需要好幾億美元，很多人覺得關掉醫院，把錢用於病患的居家照護比較好。

「茱莉，但是他們無家可歸啊。」

「我知道，那就是問題所在。」

「即使我們提供讓他們能安頓下來的住家，他們也沒有家人可以幫忙照護。提供他們居家照護需要的一切費用也很高，那就等於設立上千個迷你醫院一樣，要有全天候的護理，醫生也要天天造訪，而且又孤立。」

「維多莉亞，監事會的想法似乎和你一樣，他們接受了史坦醫師的提案，打算舉債興建醫院，債券議案送往市府表決，但沒人覺得會通過。」

「還有發生其他的事嗎？」

「蘿梅洛醫師不喜歡當醫療主任，她決定回到入院病房。我們還好。我猜對她來說太辛苦了，這裡真的很亂，司法部又來了十三次，所以她請了一位新的醫生，只有他們兩人負責入院病房。」

「那我們呢？」

「我也不知道。我聽說我們會接手三個長期病房，一起照顧一百名患者。維多莉亞，我不知道我做得來做不來，我想或許我也退休好了。」

這些話令人頓時清醒了起來，不過也令我感到好奇。我掛了電話後不禁陷入沉思。我當然懷念入院病房，但我確實也有其他選擇。侯福醫師邀我到社區大學的醫學系當兼任教授，他願意讓我兼職擔任醫生，也喜歡我的中世紀研究。那也可以實現我住在瑞士湖畔、上午寫作、下午看病人的夢想。

不過我想家，也想念深池醫院。我想知道未來會發生什麼事，一切會如何發展。

於是，我如期回到醫院。

那天清早，我把車子停在過去習慣停車的地方，旁邊有些鴿子，還有一些我不在的期間被趕出室外的吸菸者。深池醫院看起來和以前一樣簡樸雅緻，我看見紅瓦屋頂，以及從牆上剝落的桃色油漆。我走進室內，走上樓梯，但在走進醫療主任辦公室接受新的職務之前先散步了一會兒。我經過聖方濟的雕像，走向入院病房。我第一次看到入院病房的雙扇門關著，一旁的牆上掛著新標示，以粉紅色字體寫著：「歡迎光臨入院病房！」旁邊還畫了一個小小的粉紅色心型符號。

我走向老菸槍習慣聚集的大廳，裡面沒人，不過自動販賣機、桌子、落地窗都還在。我站了一會兒，就只是望著這一切。接著，我轉身朝醫療主任的辦公室走去。這時，一個聲音傳了過來。

「史薇特醫師，是你嗎？」

我環顧四周，沒看到任何人。「誰在說話？」

「是你嗎？」

接著我注意到大廳角落有張輪椅，輪椅上坐著一位瘦小扭曲的病患。我幾乎不記得他了，那是芬特娜醫師的病患。我以前沒怎麼注意過他，他是發展障礙的病患，一出生就失明、肢體扭曲，我一直以為他天生反應遲緩。他怎麼認出我來的？怎麼會記得我？而且是在一年後，又是失明的狀態？

「對，我是史薇特醫師，你怎麼知道是我？」我問道。

「史薇特醫師，你離開好一陣子了，對不對？」

「是啊，一整年。你怎麼知道是我呢？」

「喔……我從你走路的方式可以判斷出來。你離開好一陣子了。」

「對啊。」

接著他對我微笑，我也微笑回應，希望他能聽出我的微笑——或許他聽得到？不過，他讓我知道我回來了。

那是我第一次瞭解到，我在醫院裡不只是觀眾，也在台上。當然，我一直都知道我在患者的生活中是個演員，但沒想到病患會像我仔細觀察他們那樣仔細觀察我的容貌、舉止、走路的方式。我沒想到我為他們做檢查，他們也在檢視我，並得出自己的結論。我也不知道我怎麼會沒發現，那個空間寬敞，有大窗戶、寬走廊和開放式病房的醫院其實是個大舞台。不過那件事為我接下來在深池醫院的演出帶來了重要的啟示。

接著，我穿過走廊，走向醫療主任的辦公室。

07 他忘了自己，卻仍記得如何跳舞

他看起來英姿勃發，一下子變得年輕了，一切彷彿在他掌控之中；透過舞蹈，他不僅想起了舞步，也尋回了他的個人風格、舉止和魅力。最後，音樂停了，布拉姆威爾先生也停下腳步，整個人又陷入了猶疑。從此以後，每次我經過失智症病房時，心裡總會想著：什麼樣的旋律會讓他們翩翩起舞？那面無表情的背後隱藏著些什麼？

醫療主任辦公室裡還沒有醫療主任，還要再幾個月才會出現。不過不要緊，因為還有潔芮。潔芮是醫療部門的祕書，醫療部門不只包括醫生、精神科醫生、心理學家，也涵蓋放射科、化驗科、社工室和復健科。潔芮是這一切的關鍵人物，她幾乎認識醫院裡的每個人，隨時都能掌握現況。她的辦公室就在梅潔醫師和萊斯特女士的辦公室之間，因此從前她比萊斯特女士更靠近進進出出的救護車。除了下午四點以外（那時會有一大群護士經過她的門口換班），她的辦公室大門總是敞開的。潔芮的桌子面向門口，我第一天返回工作崗位，看到的就是她愉悅的笑容。

「啊……史薇特醫師……你終於回來了。歡迎歸來！在瑞士還好嗎？」

她的辦公室很小，卻是八卦中心，也是路邊諮詢中心、臨時會議中心、治療中心。這裡不只為醫生設立，也是為任何人設立的，甚至病患也包含在內。事實上，潔芮有自己的患者群——精神分裂症、大腦受損、精神錯亂、發展遲緩的患者，以及通常兼具上述病症的患者天天都會來找她。

史都華．貝尤先生也是那些患者其中之一，幾年前經手辦理他入院手續的正好是我。他是個壯碩的成年男子，護士幫他把深棕色的頭髮蓋住禿頂，但無論多勤快幫他刮鬍子，他看起來總是有明顯的鬍渣。他的下巴稜角分明，鼻樑直挺，嘴唇豐滿，但髖部骨折癒合不佳，導致他只能坐在輪椅上。他的大腦在五歲以後就停止發育，因此無法讀寫，儘管有八十二公斤的運動員體型，體態陽剛，但心智上還是五歲的小孩，像孩子一樣固執，甚至會耍脾氣。不過他很愛披頭四，只要有人回應他的要求：「幫我寫披頭四，幫我寫披頭四，幫我寫披頭四。」他就會乖乖的，不搗亂。

他幾乎每天下午都會出現在潔芮的辦公室，她也總會準備好蠟筆和畫紙，每天下午在紙上不斷寫著「給貝尤先生的披頭四」，然後把紙交給貝尤先生。貝尤先生會端詳著那張紙，彷彿想看出裡面有什麼神祕意義似的，然後感激地收下，跟其他紙以及他從圖書館拿走的雜誌收在一起，推著輪椅離開去找其他人。

潔芮的個頭很高，不胖，皮膚是暖棕色，臉上帶有明顯美洲原住民及北非人氣質，五官端正，眼睛是金棕色，性情開朗，但帶著具嘲諷的幽默感，那也是那個職位的必要條件。當天我從她手上拿到新的工作表，她還為我說明我離開期間的人事變化。她證實了芬特娜醫師的說法：蘿梅洛醫師現在和新來的丹．施坦尼醫師一起負責入院病房。傑弗斯醫師轉到克拉倫登廳服務，芬特娜醫師和我一起負責三個病房，總共一百零二位病患。我主要負責E4，芬特娜醫師負責D5，兩人共同照顧E6。E4是複雜醫療病房，主要是復健患者，D5也是複雜醫療病房，E6是失智症病房。

潔芮建議，雖然芬特娜醫師還沒到班，我可以先到新病房去認識一下新病患。

我歎了一口氣。我喜歡入院病房那種迷你醫院的模式，每天的狀況無法預期，病患來來去去，那很適合我。這些新病房會很辛苦，尤其是失智症病房，那是州立醫院的典型邊陲病房。我想起日內瓦大學附屬醫院和我婉拒的職位，接著走上樓梯，往E6病房走去。

阿茲海默氏症的新定義

醫界不再使用阿茲海默醫生最初的定義，這是很大的改變。將任何找不到病因的失智都視為阿茲海默氏症，預後可能就不精確了，病患和家屬也可能會對未來做出不正確的決定。

E6看起來幾乎和入院病房一樣，差別在於它建於大蕭條時期，入口較窄，採光較暗，至於其他設計都一樣。入口處有幾間私人病房、一間小廚房、一間舒適的員工休息室、一間櫥櫃室、護理站，接著就是寬敞的開放式病房。三十四張病床沿牆邊排列，每張床擺在窗邊，病房盡頭是日光室，取代中世紀的醫院禮拜堂。E6的位置比入院病房高一層樓，從市區到海邊的景致雖然較遠些，但遠眺時顯得更美了。

卡爾馬醫師原先負責E6。他留給我的是一個照顧完善、井然有序的病房，他還完成了年度體檢、每月規定事項、流感疫苗、預立醫療指示等所有的事。他倒是沒交給我一套索引卡，因為現在醫生已經不用那種卡片了。他也不像賈德醫師那樣帶我繞病房一圈，但他不需要這麼做，因為我有很多時間可以自行瞭解病患。

E6是「失智症群組」的一部分，這種把症狀相同的病患群集於一個病房的概念是愛倫．瑪麗的主意。從前，病患分配到哪些病房不是因為診斷結果，而是根據某種標準，只是那標準不是很容易拿捏，可能是性別、護理需求、情緒、關係、護理長的資歷等。畢竟，患者有的麻煩，有的隨和，有的令人滿意，有的令人沮喪。很多病患都住院很久，但護理長待的時間更久，多年來，每個病房各自以不同的方式演化，各有各的風評，例如病患、工作人員、護理長的好壞及親切與否等。

儘管每個病房各有特色，護理長也努力爭取容易管理的病房，令人驚訝的是，從病患的病重程度及護理需求來說，最後每個病房的病患組合幾乎大同小異。每個病房裡都會有麻煩和隨和的病患，也會有病情複雜的病患，以及幾位老太太或老先生。這種多元組合有其優點。對護士來說是好的，這讓她們每天的工作內容有所變化，也平均分攤院內的辛苦工作。這對醫生來說也是好的，我們能時時注意各種病症。這對病患來說也好，因為每個病房裡的患者有互補效果，肢體不便者能幫忙留意失智患者，跛腳的病患能為眼盲的患者帶路。

不過那不是現代化的系統。現代化系統是依照病情診斷結果來集中病患，因此萊斯特女士退休後，愛倫．瑪麗就依診斷結果將病患重新分組：「複雜醫療群組」是重症長期的病患，「社會心理群組」是有身心症狀的病患，「慢性群組」是沒什麼大礙但逐漸衰老的長者。每個「失智症群組」病房對應不同階段的失智症狀，第一階段是病患忘記自己身處何方，開始迷路；第二階段是病患忘了如何說話；最後階段是病患忘了如何進食。

我負責的E6是其中一個失智症病房。

E6雖是失智症病房，但不是阿茲海默氏症病房，至少患者並不符合一九〇七年愛羅斯．阿茲海默醫師（Alois Alzheimer）對阿茲海默氏症的描述。如今，阿茲海默氏症幾乎和失智症畫上等號，那是不精確的。[1]

失智一詞的原文*dementia*來自拉丁文的*mens*，意指心智（mind），在字首加上de，是指一種「de-minding」的狀態，也就是心智功能逐漸喪失，失去學習與規劃的能力，尤其是記憶方面。前現代醫學稱之為*amentia*，意思是喪失心智。人們始終無法確定它是不是單純由老化所引起的，例如，高齡八十五歲的作家西塞羅認為運動可以預防失智，但羅馬最有名的醫生蓋倫認為失智是無法避免的，因為身體終究會逐漸冷卻變乾。他覺得老化就是那麼一回事：嬰兒時期的身體溫暖而保濕，後來逐漸失去溫度和濕度，最後老化成又冷又乾的身體。這說明為什麼老年人的皮膚乾燥、眼睛乾澀、軀體萎縮。蓋倫認為大腦也會冷卻變乾，就像乾的黏土無法再留下新的印記一樣，老化的大腦也無法再留下新的印象，因此老年人的記性不好。不過，蓋倫的確認為老化是可以藉由身體的暖化與保濕來延緩的，希德格承續他的學派，建議以溫潤身體的草藥來治療失智。

我們現代對失智症的瞭解是比較新的概念。失智症最早是在一八〇〇年代由巴黎薩伯特醫院（Salpêtrière）的菲立浦・皮內爾醫師（Philippe Pinel）所提出的。薩伯特醫院和深池醫院一樣是大型的長期照護醫院，皮內爾在那裡行醫多年，對某一群病患逐漸感到興趣。套用亨利・莫茲理（Henry Maudsley）後來的描述，那群病患「記憶受損，感覺消逝，心智衰退或喪失」，皮內爾把那種症狀命名為démence，也就是dementia——失智症。每位失智症病患過世後，他將他們的大腦加以解剖，歸納出臨床病程和解剖結果之間的關聯，得出一長串失智症的起因。他的得意門生尚—埃丁涅・多米尼克・埃斯基洛（Jean-Etienne Dominique Esquirol）後來繼續研究失智症，在一八三八年出版的《精神病症》（*Des Maladies Mentales*）裡發表研究結果。他在書中為失智症下的定義為：「感覺、瞭解、意念的弱化，思想不連貫，欠缺智慧和道德自發性是這種疾病的徵兆。」他也從病患的臨床病程和解剖結果中歸納出關聯，推論失智症有很多不同的起因，包括「中風、頭部創傷、梅毒、（因治療梅毒導致的）汞中毒、酗酒、作息失調、磨難、失意、匱乏」。不過埃斯基洛並未描述我們現在知道的阿茲海默氏症。那要再等一個世紀，直到腦細胞染色的新方法發明後才會出現。

一九〇七年，阿茲海默醫師發表一位五十一歲女性奧古斯特．D（Auguste D）的病歷，她的失智症狀惡化異常迅速。她過世後，阿茲海默醫生進行解剖，以銀色染劑處理她的大腦，接著以顯微鏡觀察腦細胞，發現腦細胞裡充滿厚厚的黑色糾結物，他稱為「神經纖維糾結」。他看到細胞外有厚厚的白斑，亦即所謂的「細胞外斑塊」。他認為這些糾結與斑塊想必就是導致異常失智的原因，幾年後，人們以他的名字為這種病症命名。

阿茲海默醫師提出其理論後，接下來的數十年間，阿茲海默氏症很少是造成失智的原因，因為阿茲海默醫師為該症狀下了特定的定義。阿茲海默氏症造成的失智必須是「早衰性」失智，亦即從中年開始，那很少見。病患的大腦必須出現神經纖維糾結和細胞外斑塊，必須進行活體切片檢查或屍體解剖，那也很少見。

不過，一九七〇年代開始積極推動老年失智研究，研究人員把銀色染劑應用於失智老人大腦中，發現許多人都有神經纖維糾結和細胞外斑塊，科學家因而推論阿茲海默氏症並不罕見，而是導致老年

1 想釐清失智症的相關歷史有個最大的困難，那就是所謂的失智症未必真的是失智症，而過去所謂的失智症與如今我們的失智症定義又有所不同。（作者注）

失智的常見原因，於是大量金錢開始流入這些研究領域，探索造成那些糾結與斑塊的原因。

這樣一來也引發了一個問題。科學家為了研究阿茲海默氏症，必須想辦法辨識哪個失智病人腦中有那些糾結與斑塊，但除非做大腦切片檢查或屍體解剖，沒有其他方法（例如驗血或X光）能夠判斷。於是一九八〇年代出現重要的重新定義。醫界不再使用阿茲海默醫師最初的定義——早衰性失智，又有神經纖維糾結和細胞外斑塊，而改用新的定義——找不到其他已知病因的失智症狀都是阿茲海默氏症。這是很大的改變，表示阿茲海默氏症的診斷不再是看大腦的切片檢查或解剖，而是由醫生排除失智症狀的其他所有起因，就理論來說，就是埃斯基洛等人在一百多年前歸納出來的完整列表。

起初，醫生在做出阿茲海默氏症的診斷之前會小心尋找失智症狀的其他起因。但時間一久，再加上醫療照護管理愈來愈嚴格，失智病患不再受到完整的失智檢查；直接將失智老人認定為阿茲海默氏症患者比較簡單、迅速、便宜，反正阿茲海默氏症那麼常見。

這樣做有什麼問題？如果我們都認同新定義，改變原有定義，卻仍沿用舊名，會有什麼問題？問題在於過去阿茲海默氏症的定義是迅速惡化的早衰性失智，有神經纖維糾結和細胞外斑塊，那表示阿茲海默氏症的診斷是有病程和預後[2]的——那會不斷迅速惡化。然而，後來演變為將任何找不到病因的失智症狀都視為阿茲海默氏症，預後可能就不精確了，病患和家屬也可能會對未來的照護、繼承、遺囑做出不正確的決定。

更糟的是，過去有關阿茲海默氏症的研究都集中在神經纖維糾結和細胞外斑塊，阿茲海默氏症的藥物都是專為那些症狀開發的。如果讓沒有神經纖維糾結和細胞外斑塊的失智病患服用這種藥物，不但不會有效果，更只會在病患身上引發所有副作用，對病情毫無助益。這就是將阿茲海默氏症重新定義的問題所在。在入院病房裡，我看過很多病患原來的診斷結果是阿茲海默氏症，但實際上他們的失智是不同原因造成的，而且有些原因是可以治療的，例如：缺乏維生素B12、愛滋病、憂鬱症，或是甲狀腺失調。在診斷正確並對症下藥時，許多原本被歸為阿茲海默氏症的病患都有改善，有些人甚至可以出院返家。

我熟悉E6的患者後也逐漸發現，許多病歷表上寫的雖是阿茲海默氏症，但是在三十四位病患中，沒有一位確實是阿茲海默氏症，他們的失智都是其他原因造成的，而且通常原因不只一個。

失智不代表失去靈魂

死亡是一回事；當活躍的心智死去時，著實悲慘。然而，他們的身體雖喪失了能力，精神或靈魂卻留下來了；他們看起來神智不清，但也不是完全不清楚。

艾森先生就是一例。

艾森先生是E6裡最年輕的患者。他二十八歲那年因腦血管爆裂而倒下，陷入昏迷狀態，幸好現代醫學創造了奇蹟，他大難不死。當時他被緊急送進手術房，醫生夾住出血的血管，移除腦中血液，然後送進加護病房。接下來幾個星期他都處於昏迷狀態，醒來後看起來精神奕奕，反應不錯，可以移動四肢，但無法說話，旁人也無法判斷他究竟能理解多少。於是他轉到復健病房，但病情仍沒有改善。他的個性隨和開朗，但獨處時只會靜靜坐著。最後他被送來深池醫院。我見到他時，他待在E6的

2 預後（prognosis），是指根據病症的性質與症狀，對其可能的病程或結果所做的預測。

時間已經比我在深池醫院服務的時間還久。每天早上，護士協助他起床，幫他刮鬍子、穿衣服、餵食，讓他坐在椅子上。他就這樣坐一整天，圓嘟嘟的臉上有骨碌碌的棕色眼睛和渾圓的耳朵。他從不說話，但觀察病房裡不斷改變的場景時，他會隱約露出愉悅的微笑。他的確有失智症狀，但不是阿茲海默氏症，而是腦部創傷。

E6裡年紀最大的患者是荷南德茲先生，我見到他時，他已經九十八歲了。他身材矮胖，肌肉結實，略微花白的頭髮相當濃密，牙齒完好，聲音粗糙。每次我說他是我年紀最大的患者，他都會不服氣地回答：「我才不是！」

「荷南德茲先生，你的確是。」

「我才不是。」他會再次重複：「幫我找個女人，我可以證明給你看我幾歲！」

我們從來沒幫他找女人，不過他過一百零四歲生日時，護士安排一位衣衫仍大致蔽體的脫衣舞孃來到E6，送他一束氣球，他好開心。荷南德茲先生的年紀確實可能有阿茲海默氏症，但我很懷疑診斷的正確度，因為我照顧他的那幾年，他的情況從未惡化，也沒好轉。他的兒子告訴我，他父親其實和以前沒多大的差異，因此荷南德茲先生或許一點也沒問題，只是年紀大了。

除了艾森先生和荷南德茲先生，E6其他病患的失智症狀幾乎都是阿茲海默氏症以外的原因造成的。理查．田肯先生就是一個例子。他是有憂鬱症的酗酒者，五十四歲那年，有一天晚上他離開常去的酒吧，回到酒吧樓上的單人房，從床邊抽屜裡拿出上膛的手槍，張開嘴，把子彈送進腦門。子彈貫穿了他的頭——穿過硬顎之後又穿過額葉。

神經學專家認為，我們需要額葉才具有能夠思想與計畫的「執行力」。顯然我們是不需要額葉的，至少田肯先生不需要，儘管他的確過了很久才適應沒有額葉的生活。

他初到深池醫院時，剛從昏迷狀態醒來。在那之前他昏迷了好幾個月，但終究醒了，後來連孤僻、無禮、煩躁的本性也恢復了，絲毫未減。他雖然沒有額葉，但仍有足夠的執行力辱罵其他病患，也能自己在餐廳裡點餐。他的病情持續有起色，一年後已經能回到酒吧樓上的單人房居住，心理狀態唯一明顯的差異，是自殺未遂後不再有自殺的念頭。他也是有腦部創傷，但不是阿茲海默氏症。

另外還有貝利先生。他是糖尿病患者，對自己的血糖控制有種莫名的執迷。他刻意保持低血糖狀態，以致於多次出現低血糖症——血糖過低導致大腦無法運作。由於低血糖症反覆發作，久而久之也讓他出現了失智症狀。

鮑威爾先生也是例子之一。他的失智症狀是多次小中風造成的，右腳因糖尿病而截肢。他原本就不是非常聰明，如今又有失智症狀，但儘管如此，他在床頭櫃的抽屜無法上鎖的情況下，還能想到把義肢裡的空間拿來藏錢、香菸和醫院嚴禁的火柴，著實令我印象深刻。

E6所有病人當中，似乎只有史丹柏先生比較可能是阿茲海默氏症患者。他三十八歲時就開始出現失智現象，病情惡化得很快，我看到他時，他已經陷入瘖啞狀態，無法坐在椅子上或吞嚥口水，因此他的確有迅速惡化的早衰性失智。我決定試試「愛憶欣」，那是我們用來治療阿茲海默氏症的少數藥物之一。愛憶欣會干擾身體分解乙醯膽鹼的能力，乙醯膽鹼是腦中重要的神經傳遞質。醫學界曾認為，缺乏乙醯膽鹼是導致阿茲海默氏症的原因，但愛憶欣只對一些患者有效，或許那是因為我們重新定義了阿茲海默氏症的緣故。我一開始只讓史丹柏先生服用非常少的劑量，隔天我看到他坐在椅子上不再流口水，而且還試著走路，讓我嚇了一跳。或許他確實有阿茲海默氏症。不過我們的神經學家不這麼認為，他推測史丹柏先生對愛憶欣的反應如此明顯，很可能是因為他對史丹格先生大腦當中調節乙醯膽鹼反應的部分加以刺激的關係。無論如何，沒有任何藥物對史丹柏先生是長期有效的，只不過，每天總有那麼幾分鐘的時間，他會突然坐直身子，自己吞嚥口水，揚起眉毛，張大眼睛，露出大大的微笑。

這六位病患和E6其他二十八位病患的失智症狀，幾乎都有阿茲海默氏症以外的病因，而且通常混合了好幾種病因，如中風加上酗酒再加腦部重創、吸毒、匱乏、失落、貧困等，這些都是近兩百年前埃斯基洛醫師列出的病因。

失智症病房的病患雖然沒有可怕的阿茲海默氏症，但他們確實喪失了心智能力。我算是樂觀主義者，相信人生是有意義的，那意義與靈魂或精神有關，而E6的病患令我擔心。死亡是一回事；當活躍的心智死去時，著實悲慘。然而，他們的身體雖喪失了能力，*anima*——精神或靈魂——卻留下來了，活著和死去的差別就是如此鮮明，如此清晰，如此明顯。

E6的失智患者也讓我停下來思索。他們看起來神智不清，但也不是完全不清楚。他們的確失智了，但並沒有失去靈魂或精神。他們確實像莫茲理所定義的失智症那樣「記憶受損」、「心智衰退」，他們當中有很多人也像埃斯基洛醫師描述的那樣「瞭解力弱化」，但他們並沒有出現「感覺消逝」或「意志減弱」。事實上，E6那些失智病患讓我對於情感、感覺、意志又有了更多的瞭解。

不過，不管有沒有阿茲海默氏症，失智症都是極大的挑戰，那挑戰了我們對靈魂、精神、個性的看法，這也是為什麼布拉姆威爾先生隨著葛倫．米勒（Glenn Miller[3]）的旋律起舞的那一刻，令我畢生難忘。

他的靈魂在他方

我開始把失智症想成一種多項式方程式，或某種奇特的組合配方，面對這個奇特的組合配方，最重要的是找出其中可治療的成分。

我第一次見到布拉姆威爾先生，是他從入院病房轉來E6的時候。

他坐在窗邊的椅子上，穿著平整的深藍色休閒褲，綠格子襯衫的整排扣子都扣了起來。他是非裔美國人，深褐色皮膚，寬臉，下頷鬆弛，手輕輕在前方的桌上打拍子，眼睛漫不經心地看著自己的手。布拉姆威爾太太站在他旁邊，她非常美麗，身材高䠷，輪廓深邃，穿著高跟鞋、絲襪、栗色套裝，外搭高雅的綠色羊毛大衣，看起來平靜又有自信。這些搭配聽起來似乎有點不協調，然而在她乾淨無瑕的深色肌膚襯托之下，卻一點也不突兀。她和布拉姆威爾先生可能都是七十歲左右，不過她看起來年輕了十歲。

她告訴我，她無法再自己照顧先生了，照顧阿茲海默氏症患者太不容易了。她的先生一直是個顧家的男人，他們有六個孩子，三男三女，他原本在建築業工作，和兒子及女婿一起經營公司。沒錯，他的確喝太多酒了，但他們本來都沒發現他不對勁，直到某次他和女婿爭吵時竟拿出斧頭要砍女婿，大家才發現有問題。那是六年前的事了，之後他戒了酒，但大概是四年前左右，他們開始漸漸留意到他整個人不對勁了，不太說話，似乎所有運作遲緩了下來。一年前，他開始出現奇怪的行徑，在熟悉的地方迷路，之後開始大小便失禁。

3 葛倫・米勒（Glenn Miller, 1904~1944），美國知名作曲家、樂手，對爵士樂的發展有重要影響。

她把他送到縣立醫院，他們告訴她，布拉姆威爾先生罹患阿茲海默氏症，又把他轉送到深池醫院。他在深池醫院住了幾個月，情況好轉，她把他帶回家，但現在他會到處亂跑，不睡覺，她沒辦法應付他的狀況，即使有孩子的幫忙也沒辦法。如果他的病情好轉，她會再帶他回家。她也想帶他回家，他們結婚五十年了，他一直是個好丈夫，好父親，盡責地養家。

布拉姆威爾太太說話時，布拉姆威爾先生就只是靜靜坐著，臉上掛著淡淡的微笑，眼睛不太眨動，手指輕輕拍打著桌面。我向他自我介紹，也問候了他，他的眼睛轉向我，但沒回應，之後目光又移回他原來看的地方。

入院病房新來的施坦尼醫師為他做過檢查，於是我走回護理站，坐下來看他的病歷、舊的檢驗報告、施坦尼醫師的檢查結果，以及他之前在深池醫院和縣立醫院的住院紀錄。之後，我會再幫他檢查一次。

布拉姆威爾太太描述的狀況完全正確，不過我詳讀病歷時，發現病歷提供了更多細節，偏重不同的面向。布拉姆威爾先生雖然三年前戒了酒，但在那之前有嚴重的酗酒問題。他的頭部也有創傷，是多年前車禍留下來的。此外，他也有精神科的診斷，有「情感性精神分裂」問題，那是個方便的診斷用語，可用來涵蓋任何可能的狀況——精神分裂與躁鬱症的混合，或只是憂鬱症。那個診斷之所以引起我的注意，是因為沒有接受醫療的情感性精神分裂患者有時會用酒精來治療自己的心理失調，不過，我懷疑布拉姆威爾先生真的有情感性精神分裂的問題。這樣的病患當中，很少人會有自己的建築事業、房子、六個孩子、五十年婚姻，或像布拉姆威爾太太那樣的配偶。他的病歷之所以出現那樣的診斷，很可能是反應過度的實習醫生正好學到那個疾病。

我瀏覽他的病歷，試著研判他嚴重但又不太有變化的失智症狀是什麼造成的。他的確有阿茲海默氏症的診斷結果，前面幾位醫生陸續都接受了這樣的診斷，但他看起來不像真的阿茲海默氏症，不是阿茲海默醫師定義的那種——有神經纖維糾結和細胞外斑塊、迅速惡化，甚至不像新定義的阿茲海默氏症——只要找不出失智症狀的其他病因都算在內。布拉姆威爾先生的失智症狀是很多原因造成的。他有嚴重的酗酒問題，那會影響大腦，引起一種名叫「柯沙可夫氏症候群」（Korsakoff's syndrome）的失智症。車禍導致他腦部受創，那可能導致腦部的受傷部位惡化，變成有「創傷後失智」（post-traumatic dementia）的「腦軟化症」（encephalomalacia）。如果他真的有情感性精神分裂的問題，可能是精神性憂鬱症的「假性失智」（pseudo dementia），讓他看起來像失智症。幾乎可以肯定的是，他有「多次腦梗塞性失智症」（multi-infarct dementia）的某種要素——高血壓病患出現幾次不自覺的小中風，逐漸破壞大腦。以他目前僵化、眼睛不太眨動、動作遲緩的狀態來看，他可能還有帕金森氏症或類似的「路易氏體症」（Lewy body disease），這兩種病症也可能導致失智。

儘管如此，看完他的病歷後，我覺得最有可能的情況是，布拉姆威爾先生和我們多數的病患一樣，是多種病因導致的混合性失智。事實上，我開始把失智症想成一種多項式方程式，或某種奇特的組合配方：三分的多次腦梗塞性失智症，加上兩分的酒精、一分的頭部創傷、一分的憂鬱症，以及一分的藥物副作用。

面對這個奇特的組合配方，最重要的是找出其中可治療的成分，例如藥物導致患者的大腦混亂、甲狀腺功能亢進或減退、維生素缺乏、血液失衡、憂鬱症等。這些都是可以治療的，治療後通常可以顯著改善失智的狀況，例如病患可以出院返家之類的。

布拉姆威爾先生的確看起來有憂鬱傾向，又服用多種藥物，但他沒有任何不尋常且可改善的失智病因。我們可以嘗試減少某些藥物或所有藥物的劑量，甚至停藥；我們也可試著治療憂鬱症。我告訴布拉姆威爾太太，我們會觀察他改善的情況。

我們花了一年多才讓布拉姆威爾先生停藥並治療他的憂鬱症。我也希望他有顯著的改善，但事實不然。他依舊打扮得整整齊齊，鬍子也刮得乾乾淨淨，面帶若有似無的微笑，手輕輕敲著桌面。布拉姆威爾太太也天天來看他，帶自己煮的食物來，偶爾帶他回家一趟，但都只有幾天，不久之後又不得不把他送回來，部分原因在於她自己也有腎功能衰竭的問題，一週要洗腎三次，另一個原因是布拉姆威爾先生的病情沒有好轉，但也沒有惡化，因此他更不可能是阿茲海默氏症。他只是維持不變，猶如過往自我的悲傷陰影，提醒我們人生苦短，趁自己還有能力時盡量充實過日。

後來，有一天布拉姆威爾先生展現出觀察失智症最早察覺的一項特質：即使病患喪失了心智，他的靈魂，他的 *anima* 仍然存在，在某個不知名的地方。

失落的舞步，失去的風采

> 他在她面前站了一會兒，一臉迷惑，不知該做什麼。
> 接著，他慢慢舉起右手，牽起護士的左手，開始跳舞。
> 他已經不記得如何說話，幾乎忘了如何進食，但跳起舞來還不錯。

深池醫院裡，每個病房都有活動治療師，E6也有。活動治療師的工作很不容易，他們每天都要想出一種活動，讓失智患者及大多病得很重的身心不便患者參與其中，幫他們活動筋骨，刺激心智，鼓勵他們社交互動。我不知道他們受過哪些訓練，但就像所有新的醫療照護專業人士一樣，他們無疑接受過長期嚴格的訓練。

活動治療師大多數是女性。他們善良聰明，從他們參與輪椅躲避球、賓果遊戲、讀報、玩牌、玩二十一點、用小烤箱烘焙點心時所投入的熱情，就能輕易看出他們是真心喜愛自己的患者。不過，我不喜歡他們的職稱，那個名稱把他們的工作講得太平淡、太平凡了。法語的名稱比較好，法語的活動治療稱為 *animation*，活動治療師是 *animatrice*，就像 *anima* 那樣——驅動身體，讓身體活絡起來並維持活絡，死後才離開身體。

活動治療取代了醫院裡原本稱為「勞動」的活動。皮內爾醫師除了給我們 *dementia* 這個字以外，也發現勞動對失智有療癒效果。他會要求病人做一些瑣事，如園藝、縫紉等。深池醫院早期也鼓勵能勞動的病患多勞動，而且他們確實是在勞動，例如耕種六十二英畝的農場、編織他們坐的藤椅、縫製他們使用的繃帶。從前萊斯特女士還在時，護理長也會指派行有餘力的患者餵食其他患者、為其他患者朗讀、幫其他患者推輪椅。

我加入醫院時，這類勞動已經停止了，那樣的安排讓醫院承擔太多責任，也搶了工會的工作機會，因此最後只留下兩位患者在院內的小商店裡販售糖果和刮鬍用品，還有另一位送報的桑切斯先生。桑切斯先生是糖尿病患者，因糖尿病而截除一條腿，不過他每天仍倚著木製小車送報給院內一千一百七十八位病患。儘管沒有薪水，但他仍熱愛那份工作，每天笑盈盈地造訪各個病房，也接觸到許多非法的古柯鹼。

除了這三位患者，領薪水的員工取代了病患勞力，醫院也雇用活動治療師來提供活動治療。其中最熱門的活動是舞蹈。醫院會在情人節舉辦正式的舞會，除此之外，每個樓層都有每週舞蹈。

參與每週舞蹈的有三個病房，九十位病患坐在成排的折疊椅或輪椅上，現場播放音樂，護士跟著起舞，並鼓勵病患共舞。

有一天我要前往E6病房時正好遇到舞會活動，志工用鋼琴彈奏舞曲，三位胖嘟嘟的年輕菲籍護士隨著音樂開始跳起舞來。

她們跳得不是太好，舞步有點僵硬、緩慢，但很投入。我停下腳步在一旁觀賞。病患專注與發呆的程度不一，沒人有勇氣跟著護士起舞。突然間，一位護士伸出雙手，拉起一位病患共舞，那正是布拉姆威爾先生。

他在她的面前站了一會兒，一臉迷惑，不知該做什麼。他的身子輕微地搖晃，讓我擔心他會跌倒。他的下巴鬆弛，微微張著嘴，眼睛盯著護士，一臉不解。接著，他慢慢舉起右手，牽起護士的左手，再以左手牽起護士的右手，開始跳舞。雖然他已經不記得如何說話、清潔自己，幾乎忘了如何進食，但跳起舞來還不錯。

不，他跳得非常好。他和第一位護士跳了幾圈後，又以紳士姿態向另一位護士伸手邀舞，護士接受了，上前與他共舞。布拉姆威爾先生抬高手臂，讓護士在他的手臂下轉圈，面帶微笑地把護士拉入臂彎，再讓她旋轉出去，動作不是太大。他看起來英姿勃發，一下子變得年輕了，一切彷彿在他掌控之中。雖然他忘了其他的一切，他還記得怎麼跳舞。透過舞蹈，他不僅想起了舞步，也尋回了他的個人風格、舉止和魅力。

最後音樂停了，布拉姆威爾先生也停下腳步，整個人又陷入了猶疑。他忘了舞蹈，拖著腳步跟著護士走回病房。

然而我從未忘記這一幕。之後我早上巡房時，看見布拉姆威爾先生僵硬地坐在椅子上，左腳輕踏著地板，手在前方的桌面上輕輕打著拍子，我對他有了不同的解讀。我心想，他隱約帶著微笑盯著手指時，應該是在等候著大廳裡響起米勒的旋律吧。

從此以後，每次我經過失智症病房其他病患身邊時，心裡總會想著：什麼樣的旋律會讓他們翩翩起舞？那面無表情的背後隱藏著些什麼？他們的眼中又隱含著什麼樣的天分？

很久以前，聖伊西多羅（Saint Isidore）寫道，失智症狀顯示，即使缺乏心靈，生命仍可延續。我明白他的意思，那是指插管的病患，他們沉默不語，靜止不動。但他又補充說，失智患者雖然失智，但有時*anima*——靈魂——還在。我在布拉姆威爾先生的身上印證了他的話。無論病患的失智情況多麼嚴重，在他的內心深處很可能仍保有*anima*——靈魂，只要我們願意，仍可能發現它的存在！

醫院的本質應是殷勤款待

我在深池醫院服務得愈久，愈能確定的是：深池醫院的首要原則不是醫療、護理或預算平衡，而是殷勤款待每個上門的人，因為那個人可能是我……

我不只從布拉姆威爾先生身上學到東西，還有他的小姨子洛娜．美伊。

洛娜是布拉姆威爾太太的妹妹，她不像姊姊那麼美麗或輪廓深邃，但一樣高䠷，膚色黑亮。我治療布拉姆威爾先生一年多後，有一天她出現在他的病床邊。她一看到我，整個臉亮了起來，露出大大的微笑對我說：「你是奧特曼太太的姪孫女嗎？」

我看著她，愣了一會兒。

「你母親還好嗎？還有你的姊妹？你呢？你好嗎？」她繼續問。

突然間我想起來了。洛娜幾年前曾照顧過我的貝絲姨婆，我記得我坐在年邁體衰的姨婆身邊時，她從廚房走出來，端湯給姨婆喝。我也記得她參加了姨婆的喪禮。

當時她和兩位朋友一起出席喪禮，她們坐在後面。那是一個正式的喪禮，出席的大多是白髮蒼蒼的白人，穿著黑色西裝、打著黑領帶，或穿著黑色禮服，搭配珍珠。由於姨婆沒有宗教信仰，喪禮是由小提琴家和大提琴家演奏巴哈的音樂。我坐在教堂一側，當時的氣氛肅穆、沉靜、豁達，白髮的白人坐在前面，靜靜聆聽樂曲，面對死亡，思索生命的意義。

我的位置看得到坐在後方的洛娜。我不知道她為什麼出席，不知道她是來行禮悼念姨婆，或者只是因為任務完成，告了一段落。她穿的不是黑色衣物，而是深紫色的絲綢禮服，戴著很大的紫色呢帽，帽子上插了一支綠色羽毛。她看起來不哀傷也不失落，而是自信滿滿地坐著，彷彿肯定人死後會復活而且也有來生似的。她那種自信，以及頭上搭配綠色羽毛的紫色帽子，後來成為我第一篇公開發表文章裡的重點。

此時，十五年之後，她再度出現在我面前。

她坐在她姊夫床邊，一臉期待地看著我，問我會為他做什麼？當下我想到的是我們角色的對調。我曾經坐在親人床邊，她是照護者；如今是她坐在親人床邊，我成了照護者。我們的角色對調令我心頭一震，也為我解開了長久以來的疑惑：hospital（醫院）的字根來自hospitality（款待），hospitality的字根則是*hospes*，同時有「客人」或「主人」的意思。

羅馬文的*hospitalitas*（亦即英文的hospitality）意思是：照顧旅者、陌生人、朝聖者，不過只適用於對方和自己階級一樣的時候，因為那樣才能預期對等的回報。因此，羅馬人的款待是一種公平的交流，它的基本理念是：每個主人在其他地方也是客人。一個人的主客身分是可以互換的。

羅馬崩解後，修道院擴大發展，承接了許多羅馬人留下的社會契約，尤其是食宿方面。不過，修道院的食宿與羅馬時期的食宿截然不同，因為修士和修女經營的旅舍是為所有人敞開的，不分社會地位。富人、窮人、旅人、朝聖者、病人、穆斯林、猶太人一律歡迎，原因是《新約聖經》的〈馬太福音〉裡引用了耶穌的話：「這些事你們既做在我這弟兄中一個最小的身上，就是做在我身上了。」修士把這句話解讀為修道院歡迎所有訪客，因為任何訪客都可能是基督。這就是羅馬字 *hospitalitas* 演變成中世紀修道院開放旅舍、殷勤款待的由來。

在我和洛娜重逢之前，我一直不明白，為什麼在拉丁文、法文甚至最早的英文中並沒有區分客人與主人的概念，兩者共用一字，無法分別。當我認出洛娜的當下，我頓時明白了：因為兩者是可以互換的。殷勤款待的本質——亦即 *hospes*——在於主客是相同的，即使當下不同，但在某個時間點是一樣的。無論我們現在的角色是什麼，那都是暫時的。未來基於某個原因，主人會出遊，變成客人；客人會返家，變成主人，那就是「款待」（hospitality）蘊藏的真義。在醫院（hospital）裡，那角色互換的意義更加深遠，因為在醫院裡，每個主人肯定都會變成客人——每個醫生將來都會變成病人。

那就是我認出洛娜當下所頓悟的道理。總有一天，我也會從醫院的主人變成客人，從醫生變成病人。那頓悟令我心頭一震，卻也是不爭的事實。

布拉姆威爾太太的妹妹照顧我的姨婆，我照顧她的姊夫。我教導醫學院的學生要做個好醫生，那不全然是無私的，因為遲早我也會需要他們的照護。這是一種金科玉律，一種利己又良善的金科玉律：推己及人，將心比心，因為不久別人也會以同樣的方式對你，無論是直接或間接的。

正因為*hospes*是不分主客的，醫院的本質理當是殷勤款待，這是我從洛娜身上學到的啟示。

雖然我從未聽人談過這一點，但我在深池醫院服務得愈久，愈能確定的是：深池醫院的首要原則不是醫療、護理或預算平衡，而是殷勤款待每個上門的人，因為那個人可能是我，那個人會是我。

這個城市需要深池醫院

四十四年來，深池醫院照顧了數千位弟兄姊妹，並以愛和尊重照顧數千位同胞，我相信深池醫院應該永遠都是我們城市的一部分。

當我逐漸認識布拉姆威爾一家時，醫院裡的政治角力變得愈來愈複雜。司法部的態度堅決：市政府如果不改善深池醫院侵犯病人隱私權的問題，他們會強制關閉醫院。

史坦醫師花了將近一年的時間評估每個可能的方案。他考慮過關閉醫院，把省下的錢用來提供病人居家照護。他也考慮過在市內成立幾個迷你醫院，或翻新老舊的建築。最後，他考慮了最昂貴的那一個：拆掉老舊的深池醫院，重新打造一家有兩千個床位、現代化又先進的醫療機構。

每個方案的成本都很高，都需要上億美元，似乎別無他法。有時我不禁納悶，史坦醫師是否也曾和我一樣，偶爾會冒出一個念頭：何不乾脆就讓司法部把這裡關了？其他縣市幾乎都把救濟院關閉了，他們的縣市民似乎也還過得去。沒錯，他們的私人醫院確實比我們的擁擠，他們的街頭也有較多的窮苦病人。不過也很難說。我們的城市就像個磁鐵，吸引來自四面八方散落的鐵屑，無論史坦醫師把新的深池醫院打造得多大，永遠都無法照顧所有的病患。

即使史坦醫師真的這樣想過，至少他從未提過。他最後建議重新打造一個巨型醫療照護設施，以便嬰兒潮世代老化時，有足夠空間容納市內大量湧現的老弱、身心不便貧困者和心理病患。

史坦醫師向監事會提出建議時，監事聽到金額都嚇了一跳：五億美元！幸好，不是所有費用都是由市民負擔。其中一半來自菸草公司因肺病問題而支付給市政府的和解金，另一半則必須靠發行債券支應，不過債券發行必須獲得至少三分之二的市民投票支持。此時景氣不好，市長不想讓案子交付投票表決。他不想支持他認為會失敗的事，但後來不得不因壓力而屈服，讓所有人投票表決是否為了興建深池醫院而發行債券。

許多人反對，不過，由於沒有人預期投票會通過，反對的聲浪並不高。共和黨反對發行債券，他們認為完全沒有必要重建新的醫院，把病患送到其他地方照料的成本較低。市長的競爭對手反對發行債券，他認為重建醫院是支持市長的工會搞出來的無聊提案。聲援身心不便人士的行動份子也反對發行債券，他們覺得身心不便人士有權住在家裡，市府應該花錢提供他們住家或像家的地方，讓病患住在社群當中。

儘管很多人反對，但整體來看，人們的反對並不激烈。

相反的，支持深池醫院的勢力相當積極、有條理，而且十分活躍，支持重建的論點洋洋灑灑共有三十五頁。建築師學會主張，無論興建新醫院的成本有多高，還是比其他替代方案便宜。工會主張，新醫院可以創造就業機會，為身心不便勞工提供社會保障。護士、醫生和患者主張，無論成本多少，興建醫院本來就是正確的事。愛滋團體，拉丁美洲裔、非裔、亞裔團體，以及天主教團體都大力聲援深池醫院重建。

此外，萊斯特女士雖然退休了，仍積極參與醫院的政治角力。當然，我們可以說，除了萊斯特女士外，支持發行債券的人都是為了自己的利益而抗爭的。萊斯特女士甚至沒站出來大聲疾呼，只是這麼寫道：「四十四年來，深池醫院照顧了數千位弟兄姊妹，讓他們恢復健康，重返家園，並以愛和尊重照顧數千位同胞，直到他們生命的最後一刻。我相信深池醫院應該永遠都是我們城市的一部分，請大家投票支持A提案。」

市民在她的號召下紛紛投票支持，結果相當驚人，超乎預期。在經濟不景氣、失業、通膨、對未來人心惶惶的情況下，債券提案竟然以將近三比一的票數通過了。不過，仔細想想這個時機——任何人都可能需要救濟院——提案通過似乎又不是那麼意外了。史坦醫師、市長、監事會對這個結果都相當訝異，他們百思不解，既微笑又蹙額，開始規劃架構，籌措興建醫院所需的五億美元。

體液醫學的消失

希德格的四分系統完美對應了前現代世界的田野與農業生活，但隨著工業現代化的興起，自然就快速消失了。

原本所有人都以為醫院即將關閉，沒想到後來是要在旁邊重新蓋一間又大又貴的醫療照護設施。這個轉變對我們來說都是很大的壓力，我因此更加珍惜每週二、四、六躲進圖書館研究希德格和前現代醫學的時光。在瑞士研究她的背景和醫療後，如今我開始瞭解她的醫學理論，瞭解她如何把治療病人的方式概念化，也就是她的概念架構。

對現代醫學來說，我們的基本架構是細胞。我們的生命是從單細胞的受精卵開始發育，接著繁殖、分裂、分化成身體的不同細胞。我們認為每個細胞就像某種化學工廠，有生產機器、通信裝置、能源設備，程式是包含在名叫DNA的程式碼中。每個細胞根據DNA的指示，生產讓它存活所需的化學物質。每個細胞為了和其他細胞溝通，會分泌某些化學物質到血液中，在血液中流動，並和其他的細胞互動，改變其他細胞的DNA順序，把個別細胞的獨特性整合成共同運作的整體。

從這個角度來看，現代醫學的身體架構是工業的、機械的、民主的：身體是工人組成的工廠，是零件組成的機器，是細胞組成的民主共和國，每個組合是為了共同利益，都很順從、勤奮、團結。這種身體的細胞模式雖然複雜，但依循著清楚的法則，有一定程度的條理、理性、可預測性。一旦瞭解細胞，就很容易瞭解各器官的功能、疾病的傷害、藥物的運作。

於是我自問：希德格用來瞭解身體的架構是什麼？她直覺想像的身體內部模型是什麼？我是以細胞模型來瞭解身體的，她又是以什麼方式來瞭解身體的？

我花了很長的時間才掌握希德格的架構，即使是現在，我也不確定是否真的全盤瞭解了。不過我對那個架構的瞭解已足以讓我融入其中，有時甚至可幫我跳脫原有的框架，用另一種角度來思考病患、疾病或用藥。即使希德格的架構和細胞理論截然不同，但它也不是完全陌生的東西。那是人們思考身體的最古老方式，如今仍保留在我們的語彙及諺語的語源中。替代療法、順勢療法、自然療法，甚至是占星術，都使用這種前現代的模型，那無疑也是吸引現代人的魅力之一。

希德格的架構是以前現代的經典系統——體液醫學——為基礎，體液系統又稱為四分系統，如何四分呢？分法有很多種，彼此互有關聯：四元素、四性質、四體液、四顏色、四性情、人生的四個階段、一日的四個時段、四季。

圖解是最容易理解的方式。

四分系統

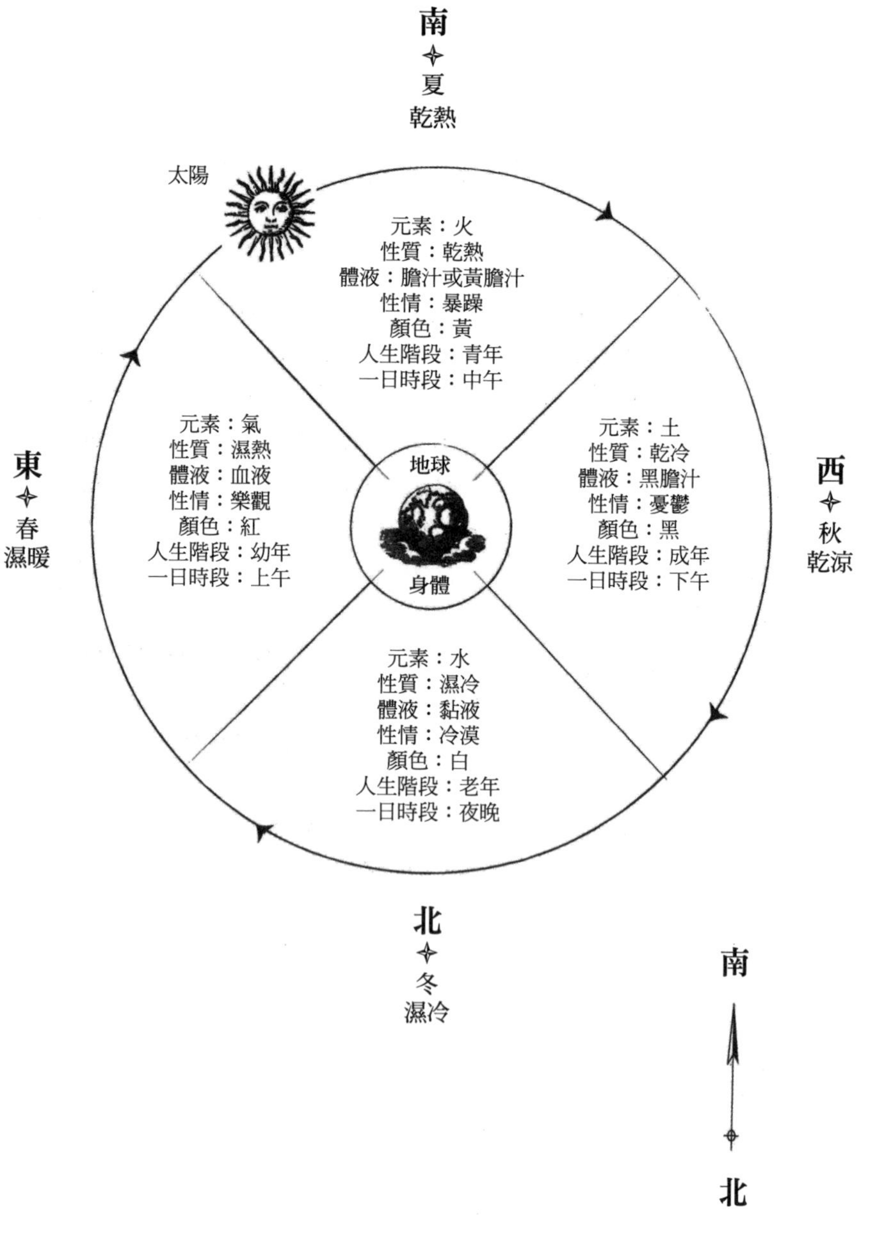
南
夏
乾熱
太陽
元素：火
性質：乾熱
體液：膽汁或黃膽汁
性情：暴躁
顏色：黃
人生階段：青年
一日時段：中午
東
春
濕暖
元素：氣
性質：濕熱
體液：血液
性情：樂觀
顏色：紅
人生階段：幼年
一日時段：上午
地球
身體
西
秋
乾涼
元素：土
性質：乾冷
體液：黑膽汁
性情：憂鬱
顏色：黑
人生階段：成年
一日時段：下午
元素：水
性質：濕冷
體液：黏液
性情：冷漠
顏色：白
人生階段：老年
一日時段：夜晚
北
冬
濕冷
南
北

這張圖的運作方式是：世界由四元素組成：土、氣、水、火，分別位於圖的四方。每個元素由以下四種性質當中的兩種所組成：冷、熱、乾、濕。土是乾冷，水是濕冷，氣是濕熱，火是乾熱。人體就和世界一樣由四種體液組成：血液、黏液、黃膽汁、黑膽汁。各種體液就像元素一樣，也是由兩種性質組成，每種體液對應一種元素。血液濕熱，所以對應「氣」。黏液濕冷，對應「水」。黃膽汁乾熱，對應「火」。黑膽汁乾冷，對應「土」。在圖中，四體液和對應的四元素分別放在圖的四方。

由於冷熱乾濕這四種性質也是天氣和氣候（亦即溫度和濕度）的性質，因此四元素和四體液也和四季有關，隨著季節而增長。例如春天濕熱，體外的「氣」元素增加，體內的「血液」增加。夏天乾熱，體外的「火」元素增加，體內的「黃膽汁」增加。秋天乾冷，體外的「土」元素增加，體內的「黑膽汁」增加。冬天濕冷，體外的「水」增加，體內的「黏液」增加。不僅人體如此，動物與植物也是如此。

每一年，太陽在地球四周繞行，每天是順時鐘移動，每年是逆時針移動，由南到北，再由北到南，由濕變乾，由熱變冷。隨著四季變化，四元素跟著增減，例如，春季轉夏季時，氣減少，火增加。人生的時期也有對應的變化：從濕熱的童年轉變為乾冷的老年。由於健康有賴於體內四體液的平衡，確保平衡的方法就是調整體內的體液，以彌補體外季節變化帶來的影響。

於是，希德格提出的「生活規律」就派上了用場。生活作息規律，是由隨季節改變的膳食、休息、運動、性愛與情緒共同組成的。例如，夏天的本性乾熱，希德格建議的養生作息是濕冷的，所以建議喝啤酒而非葡萄酒，建議洗溫水浴而非熱水浴，而且要減少性生活和壓力，多休息。

不僅人的性情會受四季的影響，動物和植物也會。事實上，每種植物都有各自的四性質平衡關係，冷熱乾濕的程度不同，而其性質是由味道決定的。我們現在只有在品味葡萄酒時會留意這一點。植物的性質可以抵消季節帶來的影響，希德格有許多用藥即是倚重藥效的性質，例如，針對麥考伊太太的冷濕水腫，希德格會選擇乾熱的植物；針對布拉姆威爾先生的冷乾大腦，她會提供溫潤的植物。希德格的觀點是園丁的觀點，她會考慮每個病患的本質，調節其過多或缺乏的性質，太濕就收乾，太乾就加濕，同時留意季節的變化。

我花了很長的時間才瞭解這整個架構，也終於明白為何人們沿用前現代醫學系統那麼長一段時間，卻在某個時間點迅速將它淘汰。希德格的四分系統是根據最簡單的觀察——四季對動植物和人體的影響。那是一個完整的系統，以園藝為根本的比喻，完美對應了前現代世界的田野與農業生活，但隨著工業現代化的興起，自然就快速消失了。

舊醫院的老靈魂

新的醫療設施肯定會和原來的樣子截然不同。
我確實非常懷疑，我們能否把舊醫院的精神移轉到新醫院。

史坦醫師啟動重建工程的時間，幾乎和我用來瞭解希德格架構的時間一樣久。

他整整花了四年才賣完籌措醫院重建資金的債券、收到第一筆菸草公司的款項、取得營建許可，並選定新地點。最後確定的地點是在醫院主建築和更老舊的克拉倫登廳之間的山谷。根據希德格的四分系統，那山谷對身體健康不利，缺乏乾爽的陽光及清新的風，但史坦醫師覺得那裡很完美，空曠，而且不在鄰近地區的視野之內。

根據計畫，新的深池醫院興建完成後，部分舊醫院會拆除，改建多層的停車場。不過原來的醫院不會完全拆除，因為主建築的前半部已列入史蹟名錄，免於拆除的命運。它會保留下來，重新裝修，變成市府的辦公大樓。那棟建築雖然老舊，畢竟還是很美，還可遠眺壯觀的市容和海景。

最後，史坦醫師終於準備就緒，小心翼翼地啟動考古挖掘。萬一那個地點挖出了人類骸骨——例如美洲原住民的墳場——就必須停止施工。令人意外、詭異又幸運的是，考古學家在當地竟然沒發現任何骨頭，只挖出許多威士忌酒瓶，種類多樣，簡直就像威士忌博物館，有些甚至已有上百年歷史。那應該是某些流氓病患丟進山谷的，那些人也早已不在人世了。

接著該是舉行動土典禮的時候了。日子選定以後，醫院開始廣發邀請函給即將卸任的市長及新任市長、監事會、史坦醫師、媒體、員工和病患。

我當然也必須參加。

動土那天，天氣一如平常的陰霾有霧，甚至還下起絲絲小雨，但志工和護士想辦法為病患準備雨傘，甚至還有些橘色的連身雨衣。政要名流陸續到場，他們戴著安全帽、握著鐵鍬拍照後就走上講台。即將卸任的市長戴著黑色軟呢帽，穿著羊絨大衣。新當選的市長有張娃娃臉，頭髮向後梳得平順，笑容燦爛。市府律師將金髮往後梳得高高的，腳蹬高跟鞋，穿著裙子。醫院的院長穿著漿挺的黑色西裝，比當初上任時看起來胖了一些，也蒼老了許多。另外，台上還有一位病患，他坐在輪椅上。

我所在的地方就在山谷之間，可以看到上方的舊醫院和它方整的鐘樓及紅瓦屋頂，山坡上的樹木朝我們斜斜延伸而來。樂隊穿著有金色扣子的黑色制服，拿著閃閃發亮的銅管樂器，演奏著一九二〇、三〇、四〇年代的「大樂團」[4]曲目。現場還有煙燻鮭魚、熱的黑咖啡，甚至還有法國香檳，行動自

4 大樂團（Big Band）主要是指三〇年代美國的爵士樂演奏編制，由小號、長號、薩克斯風、豎笛、節奏樂器，再加上低音號或低音大提琴等低音域樂器組合而成。不過由於每個樂隊的編曲和風格不同，樂器的編制也會有所不同。

如的人紛紛自行走過去享用。人群中穿梭著一些穿著橘色連身雨衣的病患，其中一人引起我的注意，因為他看起來特別突兀，面無表情，身材高大，滿頭白髮，有帕金森氏症的蹣跚步態。

細雨下了又停，每個人都有話要說。舊市長、市府律師、醫院院長都談到要說服舊金山市改建醫院有多困難，諷刺的是，多虧有邪惡菸草公司的和解金，我們才能負擔興建新醫院所需的五億美元。那造價是目前醫院成本的五十倍，更是興建原始四層樓建築的五千倍。

最後發言的是坐在輪椅上的患者，他拿起麥克風，望著現場觀眾說，市政府即將興建新醫院是件好事，值得讚賞，也是慈善的。不過不知為什麼，他還是很擔心。他說，舊醫院——我們都在細雨中抬起頭，看著聳立在他身後山坡上的醫院——擁擠的房間和病房就像倉庫、海綿或老舊的軀殼，吸收了在醫院裡發生的一切，也因此產生了微妙的變化。它吸收了大大小小的善意，靜默、勇敢或勉強承受了痛苦。又或者，舊醫院就像老教堂裡的空氣，散發著曾經焚燒過的薰香及霉味。也許，舊醫院最像它實際的樣子，就是一棟陳舊的老房子，裡面有它的鬼魂。

他說的沒錯。有時我穿過病房，轉身走進隱蔽的走廊時，的確會感覺到鬼魂的存在，就像老房子一樣，那裡面也有過去的病患、苦難、死亡、耶誕節留下的鬼魂。

他繼續說，他認為醫院搬遷大體上是好事，但我們有了新的建築、新的牆壁和窗戶，一切重新開始之後，舊醫院的鬼魂會怎麼樣呢？他最後說，舊有的一切——包括病床、櫥子、窗簾、桌子、圖書館的橡木椅、護理站的木桌——都會丟棄，那些鬼魂也必須搬來新的醫院，由醫院的所有人（包括病患、訪客、員工）以某種方式搬運過來。

我們都明白他想表達的是什麼，但我不確定他這麼說是否有用。當我們從老屋搬到新屋，把一切老舊的事物都留在原處時，什麼東西能搬運過來？新醫院裡會有亮麗的牆面、乾淨的地毯、閃亮的門把、銳利的稜角，這些要我們如何記得或想起過去的病患及老舊的方式？

少了破舊的家具、人造皮革破舊的座椅、重複粉刷多次的斑駁牆面，我無法想像那些鬼魂會和我們一起搬遷過去。那些鬼魂在有新空調、電腦設計的大樓裡，反正也不會習慣。我想，他們不會隨著我們一起搬遷，而是留在舊建築裡，像鬼魂那樣，在習慣的區域裡流連。由於市政府會搬進舊建築裡辦公——當然是在裝修以後——最後那些鬼魂應該是留在原地會過得比較好。

因為即使舊建築翻修了，老牆、小房間、通道等鬼魂喜歡出沒的地方都還會留著。市政府的策略專家和工作人員會坐在那裡，而隱約飄過的酒氣、菸味、輪椅的吱吱聲、無形的鋼琴聲，或是大廳某處傳來的隱約洗牌聲等，會讓他們猛然失神。

典禮進行了許久。結束後，我往山坡上走，不禁深思了起來。

我們現在連藍圖都還沒有，但新的醫療照護設施肯定會和原來的樣子截然不同，裡面會有私人病房和平面電視等所有現代化的配備。它的模式參考的是字源族譜中的「旅舍」這個定義，而不是修道院的「救濟所」；它不會有鼓勵社群交流的開放式病房，也不會有讓人偶遇的寬敞走廊；它沒有羅馬式拱門提醒我們hospital這個字的宗教與教會根源，沒有日光室取代小禮拜堂，也沒有塔樓讓住院神父居住。我也不知道這些讓人想起古早淵源的建築細節，對舊醫院的殷勤款待有多大的影響。不過我確實非常懷疑，我們能否把舊醫院的精神移轉到新醫院。

或許那位上台發言的患者說的沒錯，也許醫院的精神不只存在於建築本身、回憶、鬼魂、中古世紀殷勤款待的淵源，也許它的精神存在於裡面的人、護士、醫生、尤其是病患；也許新的深池醫院會溫柔、熱情如昔。

我終究會知道結果如何的，只不過那比我預期的還久。在此同時，我還有很多東西需要從病患的身上學習，尤其是我的新病患湯馬斯．蒂爾先生，以及他的新娘蒂爾太太。

08 深池夫婦

我認為深池醫院的第二原則是社群；醫生、患者、護士、行政人員，休戚與共。
在蒂爾夫婦的婚禮上，當我看到深池醫院裡幾乎每個人都湧向教堂，
全神貫注看著他們交換誓言，甚至感動流淚時，我體認到，
不只我對蒂爾夫婦感興趣、特地抽空來參加婚禮，並且深受感動。幾乎每個人都到場了。
那婚禮是大家共同分享的禮物，那分享讓我們成為一個社群。

E6鮮少有新的病患。只要我不干擾這些失智症患者，他們也不讓我感到棘手，他們大致上不會來來去去的。事實上，他們需要的醫療照護很少，少得令人訝異。他們幾乎都不太需要服用原本吃的高血壓藥物，在E6，他們的膽固醇指數都神奇地逐漸恢復正常，糖尿病也改善了，癌症停止擴大。扼殺心智的疾病並未讓E6的失智症病患惡化。他們隨著米勒的樂曲起舞；他們輕拍著桌面；他們每天早上讀報，儘管有時報紙拿反了。他們很少生病，沒人在這裡辭世。

不過，我們讓田肯先生出院，回他位於酒吧樓上的單人房後，的確空出了一個床位，因此我多了一位新的患者。如果說布拉姆威爾太太的妹妹教了我深池醫院的第一原則——殷勤款待，蒂爾先生則

教了我第二個原則——社群。另外，他也教了我無私的愛，以及某種形式的重生。

蒂爾先生之所以住進深池醫院，是因為根據法律的說法，他由於失智而「嚴重失能」。在入院病房裡，蘿梅洛醫師一如往常幫他做了詳盡的檢查，最後的結論是他有失智症狀，但沒有其他問題需要處理，於是把蒂爾先生轉到E6，承接田肯先生在半私人病房中的床位。這樣的安排正好適合他，因為他有點孤僻，我懷疑，如果他被分配到開放式病房，應該無法撐到後來，並且經歷那一連串奇蹟似的轉變。

我第一次看到他時，他獨自待在房間裡，瘦長的身軀蜷縮著往右側躺。他把被單往上拉，蒙住了頭。不過，我走進房間後，他掀開了被單，拉長了音慢吞吞和我打招呼。他臉上的皮膚粗韌，飽經風霜，滿頭白髮，身形單薄削瘦，蓬頭垢面，鼻子歪斜，鼻樑曾斷過，但沒有恢復原狀。

他的心智狀態檢測看起來很不樂觀。

他有失智症狀；看起來的確如此。他以為自己在佛羅里達州的傑佛森紀念醫院（Jefferson Memorial Hospital），這不太妙。他認為現在是一九八三年，這很糟，因為我發現失智症的嚴重程度，可從病患認定的日期、地點和總統是誰，與實際的日期、地點及現任總統之間的差異來判斷。因此，如果病患認為現在是「歐巴馬總統及二〇一二年」，那表示狀況很好，應該很快就會康復，也許可以出院。如果病患認為現在是「羅斯福總統及一九三六年」，那就很嚴重，失智症已經無法逆轉。蒂爾先生回答「佛羅里達州及一九八三年」還不算絕望，但也不太好。

接著我開始為他體檢。我檢查蒂爾先生的手，看到指尖有尼古丁染色，指甲微微彎曲，還有以前做粗工留下的老繭。他藍色的眼睛無神，有點浮腫，牙齒狀況很糟。肺部還好，看得到五十年菸齡的證據。他曾經心臟病發作三次，但目前心臟的狀況比我預期的好，跳動雖慢，但整體來說還算不錯。他的身體其他部分都還算堪用，只有右臀關節曾骨折，而且他當時想必置之不理，因而導致扭曲萎縮，無法正常使用。體檢完畢後，我走回護理站，閱讀蒂爾先生無法或不願回顧的人生。

我從資料中得知，他在阿拉巴馬州成長，高三輟學，以粉刷油漆維生。他告訴蘿梅洛醫師，他曾透過函授課程修讀過宗教。後來，他和其他人一樣決定離開阿拉巴馬州，來到加州。他來尋找財富？躲債、躲仇家，還是躲避監獄服刑？他來當嬉皮，還是在函授課程的啟發下，透過迷幻藥尋找上帝？總之，最後他變成酒鬼，住在收容所、門廊或橋下，經常到縣立醫院報到。

幾個月前，他昏迷在街上，醫護人員發現了他。他們停下來為他檢查，發現他咳得嚴重，雙腳腫脹，把他送到急診室。

那是第一次的奇蹟。如果醫護人員當時沒停下來為他檢查並馬上送到急診室，他很快就沒命了。因為他們一到急診室，蒂爾先生的心臟就停止跳動。急診室馬上呼叫心肺復甦搶救團隊，他們迅速趕來，以電擊、插管、現代醫學的神奇藥物把他搶救了回來。這是第二次奇蹟，因為儘管電影裡通常出現這樣的情節，但心肺復甦的搶救成功率事實上只有二十五分之一，而且每一百名搶救成功的人當中只有一個人活著出院。

蒂爾先生甦醒後轉入加護病房。幾個小時後，醫生以支架打開導致他心臟停止的阻塞血管。不過，那次心臟病發很嚴重，他需要心臟幫浦維生。後來他康復了，但無法回到街頭的門廊，也不能再喝伏特加。縣立醫院的精神科醫生發現，心臟停止跳動和長期酗酒使他有嚴重的失智症狀，無法自理生活，因而判斷他的餘生都需要照護。

愛情讓他煥然一新

他把酒戒了，因為他交了女朋友。
他自從認識潔西以後每天都乖乖洗澡，
也願意讓我們幫他刮鬍子了。

後續幾個月，蒂爾先生都一直待在E6的房間裡不動。他孤僻蟄居，整天臥床不起，蜷縮在床的右側。每次我進去探問他，鼓勵他起身，坐上輪椅去做復健治療，他的態度還算不錯，飽經風霜的臉龐會擠出不好意思的微笑，拖長了音緩緩回應：「不了，我覺得還好，只是不想起來。」不過，後來他答應去看復健師了。復健師幫他調整輪椅，試著教他運動僵硬萎縮的臀部，但他不肯做，說什麼就是不肯。他也不願服用我開給他的防止心臟再次停止跳動的藥物。他知道我是為他好，他常告訴我他會吃藥，卻從來不吃。

不過，後來他的確不再蜷縮在床上了。他開始使用新的輪椅，不久就整天不在病房裡，直到晚上才回來，滿身酒味和菸味。他發現和他同類的奇蹟小圈圈，他們都是在鬼門關前走過一圈、經過移植或手術的酒鬼、老菸槍、吸毒者，他們在外頭聚集，窩在名為「和諧園」的老菸槍聚集區裡吸菸、喝酒，有時也會聊天。

護士都很不喜歡他的改變，因為他喝酒喝到醉醺醺時，雖然態度還是不錯，但整天在外面風吹日曬，讓他的外表看起來更為棕黑，皮膚更加粗韌。蒂爾先生不只拒絕服藥，也拒絕天天洗澡，後來是一週兩次也不肯，到最後連一週一次都不願意。他的外表和氣味開始回復到以前那個無家可歸的老酒鬼。那蓬頭垢面又骯髒的模樣，連電影都無法如實描繪。他的皮膚皺摺、毛孔、角質層、頭髮和毛囊、頸背、耳朵、衣服全都累積了層層的汙垢。他聞起來像發臭的汙泥，混合著長年的菸味、手指的尼古丁殘跡，還有昨天的酒味、今天的酒味、前天的酒味。

接著蒂爾先生開始堅持要我們讓他出院，最好是把他送到內華達州的雷諾市，但必要的話把他送回舊金山的街頭也行。我們善良的精神科醫生駁回他的要求，她很確定蒂爾先生的大腦因多年來多次的腦部受創而嚴重失能，因此我們讓他參加測試。蒂爾先生證明他的心智程度仍達到法定的最低標準：能像上次神奇復甦之前那樣供養自己——亦即睡在門廊，乞討，在街頭喝酒。如此一來，根據法律規定，蒂爾先生隨時都可以離開，於是社工人員開始在外面幫他找房子，結果卻發現幫他找房子比我們想像的還要困難，因為蒂爾先生在房內縱火的惡名遠傳，沒人願意把房間租給他，即使房間本來就是空的，州政府也願意幫他支付房租，就是沒人肯出租。

蒂爾先生只好繼續留下來。

他留在病房的時間愈來愈少，晚上很晚才又出現，蓬頭垢面，舉止粗暴，有時還會發脾氣。不過，我們還是不忍讓他坐在輪椅上出院，流落街頭。護士開始發現他的櫃子裡藏了幾瓶半品脫的伏特加，而行政單位正加強取締這類違規的患者。這時突然間……一切就沒事了。

我過了好一段時間才注意到蒂爾先生不再是個問題。的確，他白天依然不在房裡，所以我一直沒看到他，但護士不再對我提起酒瓶的事，我經過他的房間時，也覺得那裡不再像廉價旅館，比較像宿舍——簡樸，但整潔乾淨，沒有酒精和汙垢味。最後，我向護士問起他的事。

「蒂爾先生嗎？喔，他不再是問題了。他把酒戒了，因為他交了女朋友。事實上，史薇特醫師，他們下個月要在教堂結婚，你會去嗎？」

「結婚？女友？誰啊？」

「喔，潔西，芭特醫師的患者，住在樓下的女性病房。他們交往一陣子了。他自從認識潔西以後每天都乖乖洗澡，也願意讓我們幫他刮鬍子了。他們六月十五日結婚，是星期三，別忘囉。」

教堂裡的婚禮誓言

她來了，而且美極了，穿著精緻的絲綢禮服，
那禮服包覆著她的身體和輪椅，讓她看起來不像中風患者；
她燦爛的笑容大得連臉部癱瘓的那一側都揚了起來。

醫院裡很忙碌，我真的忘了。幸好，大喜那天早上我遇到了蒂爾先生。

那是舊金山偶爾會出現的美好春日，來自海上的涼風吹散了霧氣，吹進了醫院。蒂爾先生坐著輪椅，在走廊上抽菸，第一眼我還沒認出是他。這位新郎全身上下乾乾淨淨、整整齊齊的，銀色的頭髮往左分，上了髮油，呈波浪狀，臉上鬍子刮得乾淨，身上只散發著濃郁、迷人、陽剛的鬍後水香味。他穿著灰綠色絲質的亞曼尼西裝，潔白漿挺的襯衫，打著白色的真絲領帶，西裝的扣眼裡插著白色的康乃馨，長褲燙出筆直的摺痕，我還看見擱在輪椅腳踏板上那雙亮棕色皮鞋裡的是灰色絲質襪子。

我走上前時，他對我微笑，棕色臉龐上那雙淺藍色的眼睛讓我認出是他。接著，我看到他握著香菸的手在抖動。他告訴我，今天早上十一點他要在教堂結婚，問我會不會去？

我告訴他，我會去。

後來我一直留意著時間，在典禮開始前幾分鐘往教堂走去。

教堂位於醫院樓下的前半部。我一邊走一邊驚訝地發現，不只我往教堂走走，許多人都往同一個

方向移動。例如我的朋友芭特醫師，她也是新娘的醫生；還有復健治療師、語言治療師、活動治療師、護士、社工人員、志工，許多其他人也朝教堂走去。還有病患也是，有人行動不便仍往前走，有人自己滑著輪椅穿過走廊。我在教堂裡幾乎找不到座位。那其實算不上是教堂，比較像是個小禮拜堂，有彩色玻璃窗和幾排拋光的木質長椅。

E6的護士和L5（新娘病房）的護士都在後面，穿著禮服，戴著珍珠耳環，特地梳整了髮型，扮演新人母親的角色，忙著張羅接待桌，桌上還擺著禮物、蛋糕、兩大盆的水果酒。蒂爾先生已經到了，緊張地坐在輪椅上，靦腆地微笑。教堂裡擠滿了人。

我瞄了一下手錶，十一點零二分。新娘在哪裡？周遭是熱絡的交談聲和低語聲。十一點零五分，有人說她還在病房裡完成髮妝。十一點十分，我們聽說她來了，輪椅已經出了電梯，正在通往教堂的走廊上。

十一點十五分。她來了，而且美極了，就像聖經〈雅歌〉裡說的：「皎潔如日頭，威武如展開旌旗的軍隊。」她的皮膚是紅潤的紅褐色，穿著精緻的絲綢禮服，上面有淺金色、黃色、棕色、紅色的非洲花紋。那禮服長而飄逸，包覆著她的身體和輪椅，讓她看起來一點都不像中風患者，宛如坐在滾輪寶座上的女王。她烏黑的直髮上鑲了小水鑽，戴著金耳環和沉重的金項鍊，綻放著燦爛的笑容，那笑容大得連臉部癱瘓的那一側都揚了起來。每個人都轉過頭來看她，有些人走到她身邊，碰碰她，驚呼連連。

輪椅上的蒂爾先生也帶著微笑，那是認真、溫柔的微笑。風琴開始演奏孟德爾頌的〈結婚進行曲〉，所有人趕緊就座，我們其他人則站著，轉過身，看著後方的新郎和新娘。

新娘的醫生——芭特醫師和我從長椅區互看了彼此一眼，這時不適合讓病人自己坐著輪椅使勁滑過走道，於是她和我分別走到新娘和蒂爾先生的身後，我們各自握住他們的輪椅把手。接著，芭特醫師和我隨著音樂的旋律，肩並肩，緩緩推著輪椅穿過走道，朝聖壇前進，最後讓新郎和新娘在聖壇之前停了下來。

這時，神父出現了。他站在前方，穿著黑色的神父袍。風琴停止演奏，神父看著眼前這對佳偶，現場安靜了一分鐘。他清了清嗓子，從內側口袋掏出一張紙，接著望向觀眾席，沒人知道接下來會發生什麼。

他說：「幾週前湯馬斯和潔西來找我，說他們想要寫下自己的婚禮誓言，他們為此費盡了心思。」他再次清了清嗓子，打開那張紙，開始朗讀。

「湯馬斯．蒂爾，你願意接納潔西為妻，傾心愛她，至死不渝嗎？」

「我願意。」蒂爾先生回答。我們看到他漲紅著臉，以一種難以言喻的微笑轉向新娘。

「潔西，你願意接納湯馬斯為夫，傾心關愛與支持他，珍惜與照顧他，直到永遠嗎？」

「我願意。」她說這句話時，笑容是如此燦爛，雙眼直視著蒂爾先生的眼睛，以罕見的深情回應他的眼眸。

「那麼我宣布你們結為夫妻。」神父說：「你可以親吻新娘了。」

我們都屏息以待。他們坐在彼此身旁的輪椅上，蒂爾太太無法移動身體的左側，蒂爾先生無法走路，但他可以轉向她，把自己的身子稍稍推開輪椅，再把她擁入懷裡，然後給她深情的一吻。他真的那麼做了。

因為分享，我們成為社群

蒂爾夫婦的婚禮，與奇蹟、轉變、社群有關。
蒂爾先生的倖存和轉變確實是奇蹟，
他的轉變，有很大一部分與醫院這個社群有關。

我永遠忘不了那一刻，蒂爾夫婦的婚禮把我一直很難想像的概念具體化了，不過那與奇蹟、轉變、社群有關，我把它想成「迦拿婚筵」（Wedding at Cana）。

迦拿婚筵是耶穌第一次行神蹟的地方，祂把水轉變成了酒。蒂爾先生的倖存和轉變確實是奇蹟。醫護人員停下來把他從街上送去急救是第一個奇蹟；到了縣立醫院正好及時搶救並讓他復甦是第二個奇蹟；他在E6病房復原是第三個奇蹟；接著是他轉變的奇蹟——和潔西相戀、相愛。

不過，不只是這些奇蹟與轉變讓我覺得蒂爾夫婦的婚禮有如迦拿婚筵。他們的婚禮比迦拿婚筵更像迦拿婚筵。

迦拿只是巴勒斯坦的小村莊，那個婚禮沒什麼特別，但村內每個人都參加了，包括耶穌的母親和表兄弟、阿姨、親朋好友、富人與窮人、老人與孩童、未婚的美麗女性，以及想找另一半的男性。

在蒂爾夫婦的婚禮上，當我看到護士扮演新人母親的角色，其他病患盛裝湧入教堂，還有芭特醫師及許很多我不認識的人出席時，當下我覺得醫院就是迦拿——一個小村莊，一個真正的社群。蒂爾先生的轉變，有很大一部分與這個社群有關，與這些病患、員工、神父與修女、開放的通道、抽菸與游手好閒的群體、醫生與護士，以及行政人員有關。

於是，在殷勤款待之後，我認為深池醫院的第二大原則是社群。

我所謂的社群是什麼意思？

社群的英文 community 來自拉丁文的 *communio*，《牛津拉丁文字典》為這個字列了兩個語源。*Communio* 當成動詞時源自於 *munio*（牆），意思是「在周圍築牆」，因此，社群是由牆（象徵性的或實質的）界定的，牆內的一切是社群，牆外的一切不是。

那很適合用來定義深池醫院的社群：只要進入牆內就是社群的一員。因為醫院的確有牆，那是很久以前由病患以拋光岩石砌成的實體牆。我們——醫生、病患、護士、行政人員、預算——都在牆內，休戚與共，因此我們是一個社群，必須竭盡所能善用僅有的資源。

不過，*communio* 當成名詞時源自於 *munis*，意思是禮物，所以 *communio* 也是指「共同分享禮物的人」。這個意思雖然不像前面的「牆」那麼明確，但套用在醫院社群上也十分準確。在蒂爾夫婦的婚禮，當我看到幾乎深池醫院裡的每個人都湧向教堂，全神貫注看著他們交換誓言，甚至感動流淚時，我體認到，不只我對蒂爾夫婦感興趣、特地抽空來參加婚禮，並且深受感動。幾乎每個人都到場了。那婚禮是大家共同分享的禮物，那分享讓我們成為一個社群。

他們是老派夫妻

他們是老派的維多利亞式婚姻，夫妻分房睡，各有獨立的生活，夫妻倆用餐時才見面，而且梳洗乾淨，打扮整齊。

在我認識蒂爾先生的那些年裡，他結婚後一直維持著轉變後的樣子。

他沒再酗酒，即使後來不再像婚禮那天那麼乾淨帥氣，但始終維持著婚姻。我的意思是後來蒂爾太太再度中風時，他總是坐在輪椅上，陪在她身旁，握著她的手，擔心掛念著。當她復原時，他等待她坐著輪椅出現，充滿耐心的臉龐上張著明亮的藍眼，掛著樸實的笑容。

天氣好時，我常看到他們一起坐在走廊上。天冷時，他們一起在室內抽菸。我相信他們甚至也會像一般夫妻那樣拌嘴，可能是為了蒂爾太太喜歡打情罵俏，蒂爾先生愛吃醋而吵吧，因為有時我會看到蒂爾先生獨自坐著，蒂爾太太完全不見蹤影。但幾天後他們又在一起了，蒂爾先生又會喜上眉梢。沒有比這個形容更貼切的字眼了。

不久前，我問起他的結婚日期：「你的結婚紀念日不是快到了嗎？」

他說他不記得了，要我去問他太太，她知道，她會記得。

我們醫院裡有電子郵件，我的確會使用，但真的想找人時，我不會透過電子郵件，那太沒效率了。我通常會想著那個人，他或她的臉龐會閃過我的腦海。即使醫院占地六十二英畝，建築物占地五十三萬四千平方英尺，我總是會在幾小時內遇見那個人。

與蒂爾太太碰面也是如此。那天我和蒂爾先生談話的一小時後，我就看到她坐在輪椅上，戴著新的假髮（偏紅的直髮），對我咧嘴而笑。

「蒂爾太太！真巧，我們又見面了，你好嗎？」

「喔，很好啊！史薇特醫師，我很好。我正要去抽菸，我又開始抽菸了。」

「沒關係，我相信你會再戒的……我有個問題想問你，你們結婚紀念日是什麼時候？」

她笑得更開心了：「我不太記得了，不過我寫在本子裡了。」

「本子？」

「護士為我做的本子——婚禮紀念冊，就在我床邊。你想看嗎？裡面有寫日期。」

當然，我想看。於是我們一起回到蒂爾太太的病房，來到她的床邊。

「在第三個抽屜。」她指引著我：「栗色的袋子裡。」

她說的沒錯，就在那裡。我取出那本冊子，在她床邊坐下來，和她一起翻閱。裡面有蒂爾先生穿著灰綠色的亞曼尼西裝，搭配白色的絲質領帶，蒂爾太太穿著禮服，還有芭特醫師和我穿著白袍，把新娘和新郎推到聖壇前。裡面還有神父、新郎和新娘接吻的照片，有婚禮蛋糕的接待桌，還有蒂爾先生餵蒂爾太太吃蛋糕的留影。

「他們稱我們是深池夫婦。」潔西告訴我：「因為我們是第一對在教堂裡結婚的夫妻，我永遠也忘不了我們認識的那天。」

「你們是怎麼認識的？」

「我沒告訴過你嗎？我們在吸菸區，我向湯瑪斯討菸，他微笑遞給我一根，很大方！我心想，我從來沒吻過白人男性，於是我們就接吻了！感覺很棒！我們就是那樣認識的，之後就在一起了。」

他們的確一直在一起。蒂爾先生以前愛縱火的臭名遠播，害他一直無法出院，雖然社工人員仍持續幫他尋找租屋，但他告訴我，他不會放下太太到任何地方，他的太太太嚴重了，無法在醫院外生活，所以他不能出院。

我有點擔心新醫院蓋好之後，院方可能會將他們夫婦一起分配到半私人病房。我覺得那樣的安排並不好，因為他們的婚姻不是現代婚姻，不會把親近看得比隱私還重要。他們是老派的維多利亞式婚姻，夫妻分房睡，各有自己的朋友圈，各有獨立的生活，夫妻倆用餐時才見面，而且梳洗乾淨，打扮整齊。

出院對他們真的好嗎？

「目標個案管理」計畫不是把出院的病患送到郊區恬靜的小屋安置。那些患者是回到從前住的廉價旅館。我不禁納悶，他們步履蹣跚或滑著輪椅回到住院之前待的地方，會發生什麼事？

我一直掛念著蒂爾夫婦及其他病患的未來，尤其是在這個時間點，因為此時市政府剛收到來自司法部的第二封信，指控市府把身心不便人士留在深池醫院是歧視待遇，應該立即修正。司法部的第一封信已達成它的主要目標：現代化的醫院即將動工。儘管那目標已經成功，也或許正因為那個目標很成功，司法部才會繼續對我們進行調查，一年來好幾趟，但從來沒表明目的。

最後，司法部的第二封信送來深池醫院了，內容冗長而瑣碎，概略說明他們截至目前為止的調查結果。他們提出的主要不滿是市政府違反了一九九九年的「歐姆斯戴」(Olmstead)決議。該決議規定身心不便人士有權生活在社群當中。他們在信中指出，由於舊金山市除了深池醫院以外，並沒有為身心不便的市民提供其他選擇，讓他們能夠住在社群裡，所以違反了民權。

這次司法院要求市政府立刻改進，那封信裡提出三十二種達成目標的補救措施，多數方法是盡量讓病患出院，人數愈多愈好，並盡量不再收新的患者。

例如他們要求深池醫院修改入院評估及利用率的檢討程序，為入院和出院制訂新的政策，為病患建立完整的資料庫。最重要的是，深池醫院必須再次評估所有一千一百七十八位病患，讓司法院認定不需要住院的八百位病患出院。

那封信的措辭強硬，醫院的行政單位火速展開許多活動——不，是海量的活動——以因應司法部的要求，規模相當驚人。

為了避免新病患入院，他們組織了一支醫生和護士團隊，對所有可能進入深池醫院的病人進行篩選。這個團隊會調閱潛在病患的病歷，有時甚至會到重症醫院直接檢查病患狀況，判斷他是否需要我們的照護？是否有其他的社群替代方案？那是吃力不討好的工作。我很慶幸自己不是其中一員，因為當你想知道病患病得多嚴重，但重症醫院只想把病人推給你接手時，那壓力肯定很大。

至於病患資料庫，行政部門在我們的電腦裡安裝了迷你資料庫。那是為每個病患填寫一份表單，一份有二十頁、數百個問題，目的是以電腦化來衡量病患的病情有多嚴重。例如，病患的失智狀況在一到四級裡是第幾級？依賴度在一到十級裡屬於第幾級？疼痛度是多少？迷你資料庫的表格非常複雜，複雜到每個病房需要雇用一位全職的迷你資料庫協調員來填寫表單。愛倫・瑪麗從每個病房中挑出最優秀的護士，加以訓練，接著把她安置到每個病房的某間私人房中，之後她整天做的事就是把資料輸入迷你資料庫。

為了加速病人出院，行政部門規定，每個病患每季都要重新評估是否能出院，即使病人已經昏迷數年也不能省略。

最後，醫院將醫生、護士、社工人員組成第二個團隊，檢閱每個病患是否適合出院。這個任務又花了好幾個星期的時間，他們確實找到八位可出院的病人，但那八位都不在司法部預估可出院的八百位患者名單當中，不過那已經很難得了。

除了司法部的調查以外，市政府也面臨一樁稱為「戴維斯案」的訴訟。那是身心不便維權律師發起的案子，目的是阻止舊金山市興建新的深池醫院。這群律師在一九七〇年代和一九八〇年代曾組成

「心理健康律師團」(Mental Health Bar),當年成功關閉了州立精神醫院,如今把目標轉到關閉長期照護機構,深池醫院就是他們的測試案例之一。

他們起初反對重建醫院的債券發行案,理由是關閉深池醫院、讓病人回歸社群比較便宜,也比較公正。債券發行案通過後,律師在病房間穿梭,終於找到戴維斯先生和其他七位病患願意和他們站在同一陣線。他們聲稱,將病患留在深池醫院裡剝奪了他們的公民權,這就是「戴維斯案」。

戴維斯案提出許多要求,但主要訴求是市府應該建立新的計畫,以評估——又來了——深池醫院的每位病人是否適合出院,以及每位可能入院的新病患。這個耗資數百萬美元的專案計畫稱為「目標個案管理」,擁有專案專任的主管、護士、社工人員(但沒有自己的醫生),並獨立於深池醫院之外,因為身心不便維權律師不信任深池醫院的員工對病患的衡量結果。戴維斯案也要求市政府縮減新醫院三分之一的規模。

市政府並未出庭反對戴維斯,而是選擇和解。市政府拒絕重新考慮新深池醫院的規模,但撥款資助「目標個案管理」,因此,沒多久「目標個案管理」的員工開始出現在病房裡。他們從來不檢查病患,甚至不和他們挑選的病患見面,也從來不和病患的醫生討論,這種做法令我相當意外。他們閱讀我們寫的病歷,研究迷你資料庫裡的表單;他們認為該出院的患者幾乎都是最不可能出院的病患,例如昏迷、嚴重失智、嚴重發展障礙的病患。這實在有點奇怪。

推動「目標個案管理」的第一年,他們讓兩名病患出院。三年後,出院病患總數是一百三十九人,其中許多人是原本就排定出院的。「目標個案管理」計畫每年的成本是兩百五十萬美元,因此每位出院病患的平均成本是四萬六千美元。如果那些病患出院後沒再住院,那成本並不算高昂,但我們無從得知他們後來的狀況。我一直很想知道，從效率方面來看，這個計畫究竟效果如何。「目標個案管理」計畫不是把出院的病患送到郊區恬靜的小屋安置。那些患者是回到他們從前住的廉價旅館的單人房，我不禁納悶，他們步履蹣跚或滑著輪椅回到當初住院之前待的地方，會發生什麼事？

我的確找出戴維斯案八位病患當中的四位後來的狀況，也許他們具有代表性。其中兩人病得太重，在戴維斯案和解之前就病逝了。第三位病患出院不到一個月又回來了，第四個病患對於能夠出院興奮極了，沒再回來。我知道很多病患在「目標個案管理」專案讓他們出院後，終究又回到醫院。我也知道有幾位出院病患的狀況並未好轉，也沒惡化。但我永遠不知道最後的結果如何，無論是財務上、醫療上或是道德上的結果。

隨虧損而來的政治角力

史坦醫師刪除了醫療主任和護理主任的職位，也資遣了行政主管。他把查爾斯先生送到縣外昂貴的精神病院，挪用醫療部的預算來支應那筆費用。

無論如何，對史坦醫師來說，深池醫院開始變成代價高昂的提案。

過去我們還能為舊金山市帶進營收，但此時有司法院的信函、醫院興建、戴維斯案的和解、「目標個案管理」專案等負擔，深池醫院占用史坦醫師愈來愈多的預算。他的預算本來就不多，再加上景氣不好，還有其他需求也會用到他的預算，如移民、愛滋病、無保險者、老年人等，以及無家可歸的精神病患。這些精神病患消耗的經費更多，因為新當選的市長當初的競選口號是「以關心代替現金」。

他承諾，當選市長後，每個月不再發放三百六十美元給遊民，但會提供他們相對應的照護，尤其是居住的地方。後來他當選了市長，指派史坦醫師負責幫這些無家可歸的精神病患找尋安身之所。

史坦醫師本來應該可以輕鬆應付這個任務的，因為他當初促成「精神康復機構」(Mental Health Rehabilitation Facility）的建立，以彌補州立精神病院關閉後缺乏的功能。精神康復機構理當收留本市的精神病患，讓他們在那裡療養。當初設立精神康復機構的想法是讓精神病患住在精神康復機構裡，提供他們精神病藥物，在他們病情轉趨嚴重之前，試著辨識他們的症狀並提供協助。精神康復機構的效果很好，但占用史坦醫師很多預算，因為州政府只支付精神病患最初兩星期的住院費用，而精神康復機構的病患通常一住就是兩個月，因此對史坦醫師的預算造成很大的虧損。

他對此絞盡腦汁思考因應之道，最後想出一個聰明的點子。他打算讓深池醫院收留這些無家可歸的精神病患，把深池醫院的兩、三個病房區改成精神科病房，然後把精神康復機構及縣立醫院精神科的精神病患轉到深池醫院，如此一來等於一石三鳥！他可以把精神康復機構變成成本較低的住院設施，騰出縣立醫院的精神科病房，再加上深池醫院是醫院而不是精神疾病機構，他可以靠這些病患申請醫療給付。

史坦醫師打電話給我們入院團隊的主管蘿梅洛醫師，向她說明他的計畫。

蘿梅洛醫師在深池醫院服務多年，對這家醫院愛之深，護之切。她擔任醫療主任時也研究過舊金山市的醫療照護系統，瞭解其中的政治角力運作。此外，她與凱伊醫師是好朋友，凱伊醫師充滿正義、講究原則，敢於說不。蘿梅洛醫師自己不太會拒絕別人，但有凱伊醫師從旁支持，她拒絕了史坦醫師的計畫。她說抱歉，她沒辦法那樣做。

「沒辦法做什麼？」史坦醫師問道。

沒辦法讓深池醫院收留那些精神病患，把舊金山市唯一提供公民長期照護的床位留給那些遊民，讓原本有地方棲身的病患比沒地方可去的病患享有優先權。深池醫院是本市的救濟院，她永遠會先收留最需要醫療照護的病患。況且深池醫院不是精神病院，接收精神病患是違法的。還有，收留那些病患並不安全，更何況司法院此時又緊盯著入院病患的類型。

史坦醫師對蘿梅洛醫師的回應非常不滿。他指出，許多精神病患確實也需要醫療照護，那些病患應該可以入院。他說，蘿梅洛醫師應該到縣立醫院及精神康復機構看看，自己評估那些病患。

蘿梅洛醫師真的那麼做了。她親自走了一趟縣立醫院和精神康復機構，但她只能接收幾位史坦醫師的精神病患，因為那些精神病患大多都有危險性，她收留的那幾位後來確實也發生了很多狀況，他們攻擊其他病人、夾帶毒品潛入醫院，後來緊急轉回縣立精神科病房的病患人數成長了三倍。

最後，賴瑞．查爾斯的個案讓整個問題出現白熱化的爭議。查爾斯有精神分裂症，原本待在上鎖的精神病院裡。有一天他開始拒絕服藥，因為他有權拒絕。最後他發病，試圖勒死室友。精神科讓他出院，把他送到精神康復機構。縣立醫院取得法院指令逼他服藥，於是他的精神病又獲得控制，恢復正常，史坦醫師要求蘿梅洛醫師收留他，將他轉到深池醫院。

蘿梅洛醫師拒絕了。她說查爾斯沒有身體方面的病症，深池醫院不是上鎖的精神病院，她無法保證他的安全，或他周遭其他病人的安全。

史坦醫師非常憤怒，要求立刻和醫療主任、護理主任、行政主管開會。他堅持，他們必須否決蘿梅洛醫師的決定，查爾斯現在很好，他有服藥，現在平靜正常，不會有問題。

不過醫療主任、護理主任、行政主管都拒絕推翻蘿梅洛醫師的決定，他們認為查爾斯還是有風險。畢竟，根據醫院入院政策的規定，深池醫院的入院審核是由蘿梅洛醫師負責，不是史坦醫師。

史坦醫師把他們送出他的辦公室，隔天我們突然發現，醫院的入院政策在一夕之間遭到篡改了。新的政策規定，公共衛生部主任能讓任何人住進深池醫院。

這當然是違法的，於是監事會隨即召開緊急會議。會議現場十分擁擠，還有電視轉播。監事一開始就要求史坦醫師針對入院爭議提出他的說法，他照做了。接著他們詢問眾人的意見。蘿梅洛醫師、凱伊醫師、米麗安修女、萊斯特女士、幾位護士、我們的行政主管紛紛站出來說明自己的立場，他們認為，精神康復機構才是收留查爾斯先生的合適地點。接著監事會進入不公開的討論。他們開完會後決議蘿梅洛醫師是對的，讓查爾斯先生住在深池醫院太危險了，同時史坦醫師也必須把入院政策改回之前的規定。

史坦醫師說，好，他無所謂，他可以把查爾斯先生送回他一直想迴避的昂貴精神病院。但既然要那樣做，總是要從某個地方撥出經費來支應那個選擇，他會從深池醫院的醫療預算中挪出那筆費用。未來對於蘿梅洛醫師拒絕接收的病人，他都會採用同樣的方式。

兩個月後，史坦醫師在刪減預算時，刪除了深池醫院的醫療主任和護理主任的職位，也資遣了行政主管。他把查爾斯先生送到縣外昂貴的精神病院，他也確實挪用醫療部的預算來支應那筆費用。

我相信，查爾斯先生目前待在精神病院的醫療成本仍舊是由我們遭到刪減的醫療預算來支應的。又或者現在已經不是這樣了，不過很可能還是如此，因為我們後來發現，史坦醫師記恨的時間不是普通的長。

朝聖之路是冒險也是考驗

中世紀的人認為，我們每個人都是人生旅程的朝聖者，出生時展開時間之旅，直到我們抵達死亡的精神目標。沿途中，我們感受到自己與周遭一切的「不同」。

這一切調查和政治角力都是很大的壓力，更別說是惹火了公共衛生部主任，讓他對我們的醫療部門充滿怨念。不過，當時我沒太關注這些，我終於取得博士學位，正打算去西班牙的星野聖地牙哥（Santiago de Compostela）走一趟中世紀的朝聖之旅。幾年前我就決定這麼做，當作自己取得博士學位的禮物。

不過什麼是朝聖？為什麼我會想去朝聖？

朝聖是一種為了精神上的理由而展開的旅程，但卻有實質的目標——那可能是神殿、教堂或某座山峰。朝聖的英文pilgrimage來自拉丁文的*peregrinus*（朝聖者），那個字源自於*per ager*，意思是「穿境而過」。因此，朝聖者是離家「穿越境地」的人，根據定義，那境地「不是家」，所以那個字也有外人、外地人、異鄉人等廣泛的含意。

不過，*peregrinus*（異鄉人）和*hostis*（陌生人）是不同的。hospitality（殷勤款待）的*hospes*根源於*hostis*，*hostis*是從主人觀點來看的陌生人，亦即前來敲自己門的陌生人。*peregrinus*則是從朝聖者的觀點來看的異鄉人，亦即敲門的那個異鄉人。朝聖者離家是為了體驗身為異鄉人的感覺——說不同的語言，吃不同的食物，接觸不同的期望——以他人的身分去體驗不同的感受。

在中世紀，身為朝聖者是很了不起的事。中世紀的人認為，我們每個人都是人生旅程的朝聖者，出生時離開真正的家，展開時間之旅，直到我們抵達死亡的精神目標。沿途中，我們感受到自己與周遭一切的「不同」。實際的朝聖，就是將那個隱喻加以落實。

中世紀有三大朝聖之旅：前往羅馬，前往耶路撒冷，前往星野聖地牙哥。其中前往星野聖地牙哥的旅程最為奇特。羅馬出現在聖經裡，耶路撒冷在聖經裡也有提到，所以中世紀的人認為他們對那兩個地方都有些瞭解，而星野聖地牙哥則充滿了神祕。它直到九世紀才變成朝聖之地，當時，有人在西班牙北側發現了將西班牙基督教化的門徒聖雅各的遺骨。據說聖雅各殉教後，遺體乘著石船從耶路撒冷出發，一路漂流到這裡。人們在這裡為他蓋了一座教堂。法國和西班牙北部也蓋了許多教堂，當作朝聖者沿途的休息站。

星野聖地牙哥的朝聖之路後來變得相當熱門。十二世紀時，每年都有數十萬名朝聖者步行前往當地。中世紀後，這段路程逐漸沒落，直到一九八〇年代重新發現古道及動機後，這個朝聖之路才再度熱門起來。

以中世紀的模式來體驗朝聖之旅一直深深吸引我。我也可以許下那樣的朝聖誓言，不過我打算搭機飛到起點，把那一千兩百英里的朝聖路程分成四年來完成。這種朝聖方式聽起來不太公平，但我還是準備那樣進行。

於是我開始尋找旅伴。

沒想到找旅伴竟比我想像的難。我問遍所有朋友，沒人對步行跨越法國與西班牙有興趣，直到我找到羅莎琳。我們當年一起讀醫學院，我想她應該會是不錯的旅伴。她很堅強但不固執，愛冒險但不狂野，有條理但不呆板，從不發牢騷，是個冷面笑匠，尤其懂得自嘲。她說她對朝聖之旅一無所知，她甚至完全不信教，但她很樂於展開長途的步行之旅，而且她特別會看地圖。

於是羅莎琳和我開始規劃行程。我們買了最小的旅行包，帶了最少的東西。接著我們飛到巴黎，搭高鐵到里昂，再轉慢車到傳統朝聖之旅的起點勒皮（Le Puy）。轉換交通工具時，那感覺就像時光倒流一樣，從飛機轉高鐵，再轉搭十九世紀的木製火車，最後以雙腳步行。勒皮是個大城，但幾乎不受現代化影響，整個城市呈同心圓發展，外圍是十八世紀，接著往內是十七世紀、十六世紀、十五世紀，市中心是十一世紀的大教堂。

我們在小店裡買了手杖，隔天早上參加為朝聖者舉辦的特殊彌撒。彌撒結束後，主教發給每人一個海扇貝，讓我們放在行囊中，那是有上千年歷史的朝聖象徵。他也給我們每人一本「朝聖者護照」讓我們簽名。那本護照宣告我們決定離家去星野聖地牙哥尋找聖雅各，我們會尊重朝聖精神、其他朝聖者、接待我們的主人，以及我們走過的大自然。主教將我們託付給我們遇見的所有人，請他們為了上帝之愛善待我們，為我們祈禱，在我們遇到困難時給予幫助。

主教解釋，我們每晚都要請人為護照蓋章。當我們抵達星野聖地牙哥時，要把護照交給當地的主教，他會給我們朝聖證書——證實我們完成朝聖誓言的拉丁文件——赦免我們的罪。

他又補充說，朝聖之路永遠是一場冒險，永遠是個考驗。朝聖者上路的原因有很多，那些原因刻化在每個人的內心深處，但無論我們內心追尋的是什麼，那段路程都是一種生活方式，他給我們的祝福，是希望我們追求的東西隨著我們的腳步聲逐漸填滿我們的內心，直到滿溢出來。

羅莎琳和我互看了一眼。這寓意比我們預期的更為深遠。總之，我們還是簽了護照，把海扇貝掛在行囊上，拿起手杖，從大教堂的西門走了出去。我想，我可以代表我們兩人證實，主教給我們的祝福真的隨著我們的腳步聲實現了。

無家可歸與朝聖的感覺

那天在雨中行走時我心想，
她無家可歸、寒冷、只有門廊庇護的感覺，
是否也跟我當天的感覺一樣？

關於朝聖之旅，除非自己實際走一趟，別無其他體驗方式。從這個角度來看，它其實很像人生。那不是透過閱讀能想像的，也不是電影或虛擬相簿可以取代的。

朝聖之旅和背包客的自助旅行不同。我們不是背上背包就上路，而是事先預定了無星級的旅館或青年旅社，還有一次住在修道院裡，院裡的修女仍沿襲著殷勤款待朝聖者的美德。因此，每天走完十五英里路後，我們不是自己搭帳篷、煮拉麵，而能洗熱水澡，還能品嚐美酒，享用法國餐點。不過朝聖也不像健行，因為我們不只是步行走過大自然，也走過了歷史，周遭的景致不是飛快閃過而已。我們不是遊客，而是行動者，在依照我們的腳步而打造出來的景致上行走。風景隨著我們的步伐速度而改變；當我們準備迎接村落時，村落就出現了；當我們準備迎接河川或結了李子的李樹時，它們也會出現。

朝聖之旅的第一段路程出現了許多令人驚歎的時刻，但我帶回醫院最深刻的記憶，是大雨傾盆的那一天。那天晚上，我們距離預定住宿的地點還有好長一段路程，不得不在雨中行走許久。當時氣溫很低，我全身都濕透了，羅莎琳和我用唱歌的方式來保暖。一路上淨是泥濘、田野和雨水，感覺冷得刺骨。然而，在那個當下，除了走在泥濘路上，我完全不想置身其他的地方；除了在雨中前進，我完全不想做其他的事；除了感受那股冷意，我完全不想擁有其他的感受。我並不渴望自己已經抵達溫暖舒服的目的地，不希望雨停止不下或田野不再泥濘，不希望身體乾爽或暖和，不希望比當下再快一步或慢一步。我只想置身在當下的那個情境，因為唯有在那個當下，我才能體驗那種感覺。那就是朝聖的感覺。

我行經田野時，想到這一生用了多少心力希望自己能永遠避免陷入那樣的情境——在寒冷中無家可歸，毫無庇護。我想起工作時遇到的那些流浪街頭、睡在門廊、喝伏特加的患者。我曾經問過一位亟欲出院並重回街頭的病患，那樣的生活對她有什麼吸引力。我從她的回應中推測，是那種生活的自由吸引著她——免於工作，免於職責。然而，那天在雨中行走時我心想，她無家可歸、寒冷、只有門廊庇護的感覺，是否也跟我當天的感覺一樣？當時我很快樂，我知道自己很快樂，從來沒有那麼快樂過。不是那種幸福的喜樂、有天使眷顧的歡樂，而是「由於對自己周遭感到滿意而欣喜若狂或心滿意足」，因為偶發（*hap*）的事而感到快樂（happy）。

那年回到家後，我把手杖、朝聖護照、海扇貝、朝聖服等全收了起來。那些東西要等一年之後才會再用到，但身為朝聖者的感覺並未消失。當我走在病房與病房之間的寬敞走廊上，偶爾腳步聲會提醒我，徒步穿越泥濘田野時，我對那當下狀態的心滿意足感。

或許是那個原因讓我和病患之間的關係變得更加深厚。仔細想想，醫療其實是因不願接受現況而做的一切，我雖然沒有停止醫療病患，卻開始用某種新的方式來欣賞他們原來的樣貌。

這對另一個病房——E4——的病患來說是件好事。

他們剩下的只有刺青

那起火災發生後，Ｅ４的牆壁更加空無一物。他們大多數都幾乎沒有什麼個人紀念品了，只剩下身上的刺青，那些銘刻在表皮的記憶比較容易跟著他們四處遷徙。

Ｅ４病房的樓層比Ｅ６低兩層，看起來和Ｅ６差不多，也有狹窄的入口、櫥櫃室、護理站、大型的開放式病房。

Ｅ４不是失智症病房，而是複雜醫療病房，意思是病人病況嚴重，因失智以外的其他因素而無法照顧自己。Ｅ４的患者有的因中風或車禍而癱瘓，有的是多發性硬化症、帕金森氏症、頭部創傷、脊髓損傷、腦性麻痺。除了主要病症外，每位病人還有其他問題，如糖尿病、癲癇、慢性疼痛、肺病、心臟病、腎臟病等，因而稱為「複雜醫療」。幾乎每位病患都有精神病的診斷結果，如精神分裂症、躁鬱症，通常還有人格疾患（personality disorder），如邊緣型人格疾患、類分裂型人格疾患、做作型人格疾患、強迫型人格疾患等。不少病患受到州立精神病院關閉的影響，無處可去，在街頭竭盡所能生存。他們以古柯鹼和海洛因來因應精神異常，接著又以酒精來處理古柯鹼和海洛因產生的副作用，所以也有毒品和酗酒造成的併發症。

他們不僅醫療狀況複雜，護理照護也相當複雜。幾乎每位病人身上都有護士必須留意的管子，例如大腦分流管，靜脈導管、胃造瘻管、腎造瘻管、膀胱導尿管。有些病人因長期感染或褥瘡而有開放性傷口，護士必須為他們每天更換三次敷料。

Ｅ４的男性患者的病症複雜，病情嚴重，但他們一點也不孤僻或沮喪，反而態度坦率，喜歡打情罵俏，而且有英俊的長相。他們的外表好看是有原因的：外表不好看的人熬不過他們經歷過的苦難。即使是在孤兒院、街頭或監獄，英俊的外表還是可以獲得特殊待遇。Ｅ４的男患者也知道自己好看，所以喜歡調情。他們很少發牢騷，至少不怨天尤人；他們會抱怨食物或沒菸可抽，有時會抱怨護士，偶爾會抱怨疼痛，但通常還是會苦中作樂。

Ｅ４病房就像它的病患一樣，破舊且難以翻新。新的深池醫院正在興建，院方不願再把資金挹注於舊醫院，偶爾有些較幸運的病房仍可獲得牆壁粉刷、更換窗簾的機會；審查官員施壓變大時，也會添購新櫃子。不過Ｅ４遲遲輪不到那種好運，病房裡的油漆剝落，窗簾褪色，櫃子也裂了。

這裡沒什麼裝飾，多數病患只能在自己的櫃子上擺放幾經人生波折後留下的照片。比爾．萊克利留著他當海軍時的照片，相片中的他露齒而笑，肩膀寬大，和現在一樣留著兩撇鬍子。史蒂夫．米爾頓留著他的搖滾樂團的海報，海報充滿粉紅和橘色的迷幻色調。唐氏症患者山米留下聖派翠克節[1]的照片，綠色的背心上別著綠色的三葉草，戴著亮綠色的高帽子，看起來像個老精靈。偶爾，藝術學院的學生會來畫這些英俊的男子，他們的床頭會掛著美麗的炭筆畫，但整體而言，Ｅ４幾乎沒什麼裝飾。

Ｄ３發生火災後，這裡的裝飾又更少了。

起火原因是一名病患在病房裡縱火，他一直等到出院前一天才下手，那天正好是月初。他離開醫院，先到市政府領市長尚未停發的三百六十美元援助金，接著到加油站買了兩罐汽油和一夸脫伏特加，然後回到醫院。當時Ｄ３關閉進行整修，他偷溜進去，一邊環顧四周尋找毛巾，一邊猛灌烈酒。接著他把毛巾沾滿汽油，塞在門下，點火後就睡著了。

老建築仍有很多石棉材質，石棉無法燃燒，只會悶燒。大火後來撲滅了，賈克斯先生被喚醒後，被迫出院坐牢。那場大火的結果是隔天消防人員出現在每間病房。他們不是來找可疑的縱火犯，而是移除牆上的每張紙，包括圖片、照片、圖畫等，他們說，那些東西可能會引發火災。

那起火災發生後，E4的牆壁更加空無一物。然而，另一位前來檢查的官員抱怨牆壁太空洞，堅持要讓病患在他們床頭的牆上展現自己的個性，畢竟這裡是他們的家。於是，一項法令頒布了。幾個星期後，每間病房的活動治療師都拿了三十四個軟木板開始工作。他們從老舊雜誌裡裁下圖片，貼上軟木板，例如《好管家》（*Good Housekeeping*）、《運動畫刊》（*Sports Illustrated*）、《時代》。他們的做法很隨機，但很有效率，檢查官員再來時，每個病患的床頭的確都有了能展現其個性的裝飾。

E4的病患本來就不太在意這些，他們以前棲身的遮蔽所、廂型車、軍營裡本來就沒什麼牆，街頭更是毫無遮蔽。他們大多數都幾乎沒有什麼個人紀念品了，只剩下身上的刺青，那些銘刻在表皮的記憶比較容易跟著他們四處遷徙。

如果說E6的失智病患是身體正常但喪失心智，E4的病患則是心智正常但身體欠佳。有時我從E4走向E6時不免心想，不能把他們各自正常的部分組合起來真是可惜——把E6病人的身體配上E4病人的心智，例如把萊克利先生仍可運作的心智，接上戴爾先生仍可運作的身體。

不過，反覆思量以後又覺得也許那樣做並不妥當。因為萊克利很可能還是會繼續酗酒，並再次從酒吧門廊跌下，撞傷頭部，最後又癱瘓回到醫院，只不過這回癱瘓的是戴爾先生的身體。

1 聖派翠克節（St. Patrick's Day）是愛爾蘭守護神聖派翠克的逝世紀念日。每年三月十七日，愛爾蘭人及美國的愛爾蘭後裔都會歡慶這個日子，藉此紀念他及他傳奇的一生。聖派翠克用酢漿草的三瓣葉子向人們解說聖父、聖子、聖靈的三位一體，酢漿草因而也成為愛爾蘭崇敬的象徵。

無意間達到涅槃

他從襁褓時期就住在醫療機構裡，眼盲弱智，有癲癇現象。佛陀描述的涅槃，不就是「無眼耳鼻舌身意」？

除了英俊的病人，E4的工作人員也為這裡增添了活力和凝聚力，尤其是護士長克麗絲蒂娜、男護士艾倫、活動治療師蕾西。

克麗絲蒂娜和深池醫院許多護士一樣來自菲律賓。她的體型矮胖，髮色、膚色、眼睛皆是深色，但她有一點相當特別。大部分菲籍護士雖然都很親切溫柔、謙和有禮，但還是有點拘謹、客氣順從，就像英語是他們的第二語言一般，感覺有些隔閡。不過克麗絲蒂娜無論使用哪一種語言總是一樣自然。她說不上漂亮，但眼神和微笑特別溫柔，散發著知性的善意。克麗絲蒂娜最特別的是她打從心底愛她的病人，對每位病患都很熟悉，記得他們的一切資訊，也以他們為傲。我是到E4的第二天發現這點的，那時她堅持我過去看看「她」的病人傑瑞．吉稜先生。

吉稜先生是E4病房中少數不像前文描述的病患，他沒有中風、多發性硬化症或腦部創傷，沒有糖尿病、精神分裂或毒癮，他不英俊，也不打情罵俏。他一出生就有問題，但沒人知道是什麼問題；他從襁褓時期就住在醫療機構，如今已經五十九歲。他眼盲弱智，有癲癇現象，克麗絲蒂娜說他只有兩歲小孩的智商，但我有點懷疑，至少我認識的兩歲小孩不是那樣，兩歲小孩都是小鬼靈精。「兩歲大」是克麗絲蒂娜因母性而過度高估了患者的能力，因為吉稜先生什麼也不會。在我眼裡，他是個神祕的謎，他的存在令人費解，而我們又為什麼會用那麼特別的方式來照顧他？

當然，沒有替代方案也是原因。我很喜歡照顧吉稜先生；那是一種不切實際的感覺。他永遠不會好轉或出院，永遠不會結婚、工作，也不會成為社會上有生產力的一員。即使如此，又或者正因為如此，能盡力好好照顧他讓我感覺驕傲。

照顧他的那幾年，我的確從他身上學到了東西，而且是特別的東西。他坐在椅子上，雙手放在大腿上，一臉祥和，但留心周遭。他的眼睛是張開的，但看不見，他那模樣讓我想起一座雕像——埃及的書記官坐像。他靜默但聆聽，眼盲但有覺察力，不涉入但留心觀察。每次我穿越那個充滿創傷和悲傷的忙碌病房，走過他身邊時，他的樣子喚醒了我，提醒我天生我才必有用有許多種面向，單純的存在也有其特別之處；沒有人知道對上帝來說究竟什麼才是寶貴的。佛陀描述的涅槃，不就是「無眼耳鼻舌身意」？吉稜先生不就是在無意間達到了那種狀態？

吉稜先生每天都會去上學。早上巴士來接他，下午三點再送他回來，剛好趕上可享用全麥餅乾和柳橙汁的點心時間。早上護士幫他穿衣、餵食，將他所剩不多的頭髮遮蓋頭頂的光禿處，等他回來後再將流程反過來做一遍。我負責他的醫療照護，控制他複雜的癲癇症及偶發的肺炎，確認他接受了流感疫苗注射、每月的檢查和年度體檢。我可以保證他的健康狀態很好。

我到E4的第二天，克麗絲蒂娜就讓我看到她多麼以吉稜先生為傲。

「史薇特醫師，請過來看看傑瑞會做什麼。」

我闔上正在閱讀的病歷，跟著她走出護理站。我心想，吉稜先生的臉上的確掛著迷人的淡淡微笑。他的衣服乾淨整齊，我們走近他時，他稍稍轉過頭來，彷彿聽見了我們。

我們站到他面前。

「傑瑞，拍拍手，傑瑞！」克麗絲蒂娜在他耳邊喊道：「拍手給史薇特醫師看！」

她等待著。

毫無反應。

「傑瑞！拍拍手！讓史薇特醫師看看你會什麼！」

吉稜完全沒表現出聽懂的跡象，克麗絲蒂娜的話似乎飄浮在空中，然後從我們和他之間的三英尺距離中飄遠了。不過，他的臉突然亮了起來，舉起白嫩粗短的雙手，做出類似拍手的樣子三次。

「你看！」克麗絲蒂娜微笑說：「他會拍手！」

克麗絲蒂娜知道每位病患這類的事，這些不是毫無價值的資訊。例如，叫傑瑞拍手是判斷他是否生病的最好方法。那是一種心智狀態的小檢測，一種多合一的檢驗。那幾年我常在傑瑞的耳邊喊道：「傑瑞！拍拍手！」如果他真的舉起雙手，做出拍手的樣子三次，那就表示沒問題，他的狀況很好。如果沒反應，我就會要求照X光、驗血，或讓他服用抗生素。

克麗絲蒂娜熟悉病患的家屬，知道他們離婚、再婚、繼子女的狀況。她知道患者喜歡與不喜歡的食物，知道患者多年來服用了哪些藥物，為什麼沒有效。她甚至還記得病歷科從病歷上移除的檢驗結果。如果我有疑問、有答案、想嘗試某些想法或擔心某位病患，都會詢問克麗絲蒂娜。

至於我們的男護士艾倫，他在工作人員當中就像隻孔雀。艾倫的身材瘦削，五官勻稱，舉手投足帶著些許自負，在意別人怎麼看他。他話不多，最令他驕傲與喜悅的，是他用辛苦掙來的薪水犒賞自己的那輛寶馬汽車。有一次他悄悄告訴我，他從來不開那輛車來上班，而是搭巴士。週末時，他會把寶馬擦亮，以時速一百二十英里的速度在沙漠裡奔馳。菲籍男護士面對平日拘謹的菲籍女護士，就像雄孔雀面對雌孔雀一般，菲籍女護士雖然看起來溫順，但其實居於主導，也許是菲律賓的母系家族文化使然吧。不過，那總讓我覺得，菲籍男護士和我一樣，面對比較強勢的異性時也會變得服從，有點畏懼對方。

克麗絲蒂娜是艾倫的主管，他們放假、週末、病假時會相互支援。在E4工作很辛苦，我從來不知道那份工作對艾倫的意義有多大，直到E4解散，病人和護士都分散到其他病房後，我才瞭解。那時艾倫轉到凱伊醫師負責的安寧病房，我聽說他的狀況不是很好，愈來愈消沉，體重上升。安寧病房病人失去活力是預料中的，但艾倫卻也和那些患者一樣逐漸失去活力。有一天，我們在醫院裡偶遇，那時艾倫正要把病患遺體送往太平間。

「史薇特醫師！」他的臉亮了起來，給我一個擁抱。

「艾倫，你還好嗎？」我問。

他揚起眉毛，翻了翻白眼，看著他推的擔架。「那邊太講究效率了。」他說：「我不喜歡。我喜歡讓病人好轉，看他們活著，而不是相反的發展。」

「我們都不太喜歡死亡，是吧？」

「對啊，我們都不喜歡。我真的很想念你，還有克麗絲蒂娜、蕾西和E4的病人。」

陪他走過生命最後兩年

我們讓史克利先生出院回家了，他在家裡住了兩年才辭世。那段期間，蕾西持續去探望他，偶爾會在他的廚房裡幫他做晚餐。每次想像那個景象，總讓我感覺心中充滿歡欣。

蕾西是E4的活動治療師，她個子高大，臀大胸大，膚色黝黑，圓滾滾的眼睛充滿喜樂，那身形讓她的嗓音顯得更低沉渾厚。

蕾西加入深池醫院前有過截然不同的人生，過往的經歷讓她認識不少病患，她稱他們是「咱們的子弟」。她會和他們打牌，玩二十一點，會為他們讀新聞，讓他們看很多爛片子。她往往以打趣的方式來面對他們。

「比爾先生，你今天怎麼不跟我們玩了？是怕輸嗎？怕吉稜先生贏你是吧？快來，玩一把吧……嘿，你一抽就抽到十一點吔！」

賽門．史克利先生之所以能夠出院回家，全是蕾西的功勞。

史克利先生這個人我說不上喜歡。首先，他的姓Scurly就讓人想到scurrilous（沒口德），他的名字賽門（Simon）則讓人聯想到古老的南部農場主人。或許史克利先生的名字正是那樣來的。他長得不帥，也不會和別人調笑。他暴躁，多疑，動不動就生氣。他告訴我們，他不想住院，也沒必要住院，他沒有問題，他的房東只是想把他趕出公寓，而他正好是很好的目標——八十二歲的黑人。

不過史克利先生確實有不少問題，至少家庭訪問護士是這樣告訴我的。他長期忽略自己的糖尿病，如今近乎全盲。糖尿病有時會導致腿部循環不良，他因而有一隻腳截肢了。他還有貧血現象，血紅素不足。他吃得不好，也無法自己每天注射胰島素兩次。最糟的是，他的糖尿病已明顯影響他的膀胱和消化道，出現失禁現象，那往往就是逼得病人非得住院不可的最後一根稻草。

史克利先生的身材矮胖，禿頭，棕色皮膚上有雀斑。他完全不承認他有上面提到的種種現象。他告訴我和克麗絲蒂娜、艾倫、蕾西，說他沒事，不需要注射胰島素。只要我們讓他回家，他會想辦法應付一切。他瞪著我們說，市政府派到他家的那些社工都是多管閒事的女人！

我在E4比在入院病房有更多時間將心思放在病患身上。對史克利先生來說這是好事，因為我後來發現他的確不需要注射胰島素。家庭訪問護士幫他注射的胰島素劑量非常少，而如果患者只需要那麼少劑量，表示其實並不需要補充胰島素。我讓他停止注射後，果然，他也沒事。他的高血壓藥物也是如此，他每天服用三次，但量很少，我幫他停藥後也沒什麼問題。史克利先生的確有膀胱感染的問題，但膀胱感染和消化道的問題解決後，他就不再失禁了。

因此，有一天，我和克麗絲蒂娜、艾倫、蕾西一起討論或許可以讓史克利先生出院返家。我們可以幫他安排家庭訪問護士、膳食遞送服務、專案管理人員、社工人員等。我們在每月會議上問史克利先生對這個建議有何看法。

他說，他不需要任何社會福利局的陌生女性到他家敲門，還說他不會讓她們進門。

「你們讓我出院就對了！」他堅稱：「我沒事的。」

我們也想讓他出院，但又很擔心。他需要有人留意他的情況，而且他又是孤家寡人。不過他還有蕾西。

「史薇特醫師，我會順路過去看他。」蕾西主動說：「他的住處離我家不遠，他也喜歡我，會讓我進門。我週六可以去幫他煮一鍋燉肉。賽門，你喜歡燉肉對不對？我每週下班會過去兩、三次，看看他的狀況。」

我們的確讓史克利先生出院回家了，他就這樣在家裡住了兩年才辭世。那段期間，蕾西持續去探望他，偶爾會在他的廚房裡幫他做晚餐。每次想像那個景象，總讓我感覺心中充滿歡欣：那個親切溫暖、年輕美麗、個子高大、膚色黝黑的女子，在他的廚房裡和他開玩笑，他坐在桌旁開心笑著。

我真的很想知道，司法院和戴維斯案的律師會如何看待史克利先生出院這件事。史克利先生後來住在社群當中而不是醫院裡，他們會因而認同那個個案嗎？或者，他之所以出院有賴於院內員工的好心關照，他們因而不會認同那個個案？總之，史克利先生的出院，表示E4又空出了一個床位，那也是我認識保羅．班納特的原因，就某種意義上來說，那也是讓我流露真情的原因。

09 充滿自我風格的死亡

那是充滿保羅風格的死亡。安靜，有效率。他沒有生病，沒有呼叫，也沒有造成任何問題。我凝視著照片中他的雙眼，當下明白，他教導我的是真誠。在那之前，我接受的教育是：好的醫生不會與病患太親近，會保持一點距離，留心「反移情作用」，但保羅的真誠喚醒了我，那不再是我想放棄的東西；我不想重新建立距離，我不想當希波克拉底學派的醫生。面對病人時，我想做自己。

從書面資料來看，保羅只是史坦醫師硬要送來深池醫院的另一位難搞病患，至少從迷你資料庫的表單上看來確實如此——他吸食古柯鹼，酗酒，無家可歸，脾氣暴躁，有自殘傾向，還有無法治癒的身體疾病。由他這個個案也可發現，即使那個表單上有一千一百個小格子需要勾選，還是可能錯得離譜。

我第一次看到保羅是他從入院病房轉到E4的時候。那時他躺在床上，一看到我走進病房就開始發牢騷，抱怨護士更換的敷料不對，害他的腿狀況更糟了；他需要抽菸；他沒有輪椅；還有他和縣立醫院約好了看診時間，問我們安排好了沒有。他抱怨完就瞪著我看。

他的膚色是深褐色，身子非常瘦，凹陷的兩頰各有一撮黑色鬍子，黑髮短而捲，頭頂毛髮稀疏。

他很高，床對他來說太小，所以尚未截肢的那隻腳頂到了床尾的欄杆。他沒刮鬍子，沒有洗澡，既憤怒又煩躁。

不過他有點特別。或許是他總是昂著頭或抬高下巴的模樣，也或許是他從不和別人嬉笑；他清澈的棕色雙眼看起來很成熟，眼神不卑不亢。他直視著我，雖然暴躁了點，但不是無理取鬧，而是據理力爭。

我事先已和蘿梅洛醫師討論過他的狀況，知道他的主要問題是末梢血管疾病。那是很籠統的診斷結果，但狀況不妙，因為血塊或膽固醇斑塊阻塞了血管，腿部的血液循環很糟。這種情況通常發生在老年人身上，像保羅這樣只有四十七歲的人很少見到。

他告訴我，一切是從他在蒙特古董展場工作開始的。他在陳列古董家具時，書櫃倒下來壓在他身上，他左側髖關節應聲骨折。這聽起來實在很怪，因為那時他才四十二歲，身強體壯。他被送到大學的附設醫院，他們為他更換髖關節，之後他的左腿頻頻出問題，時時刻刻都會感覺疼痛。醫生發現血塊塞住了通往腿部的主動脈，於是又動了一次手術。醫生試著用他的靜脈繞過阻塞，但靜脈也塞住了。外科醫生試了三次，動了三次不同的繞道手術，但每次血管還是會塞住。

後來他的右腿也出現相同情況，右側髖關節沒骨折，卻莫名惡化，不得不動手術更換。手術之後，右腿的循環也變差了，他必須再接受幾次繞道手術。然而，兩邊的髖關節都更換了兩次，繞道手術也進行了四次，他還是覺得髖部和腿部疼痛不已。

幾個月前，他剛換的右側髖關節脫臼，醫生要求他臥床休養。他臥床休養時，左腳遭到感染，施打抗生素也沒效，於是他被送進縣立醫院，醫生截斷他感染的腳趾，但因為血液循環不佳，截肢部分無法癒合，他們再度動手術，截斷小腿，結果還是沒有癒合，他們又截斷了他的大腿。僅剩的殘端癒合了，但他因為多數時間必須以右側躺臥，右腳和右臀長了褥瘡。此外，他也失去了工作和住所，如今只剩下櫃子裡的家當。

我問他有沒有家人或朋友。

他說離婚了，不知道前妻在哪裡，還有一個兒子，不知去向。

毒品和酗酒又是怎麼回事？

那是很久以前的事了，但戒了。海洛因、古柯鹼、酒精都戒了，費了好一番功夫。

背後中彈又是怎麼回事？那個蘿梅洛醫師從X光片上看到的傷口？

噢，那個啊，那是他開計程車時挨的子彈，但他不願多談。

我為他檢查身體，截肢的殘端已經癒合，但右腿狀況不明，摸不到脈搏，腳底和側邊有幾處化膿的傷口，右臀的表皮已經不見了，只見感染且深陷的傷口。

他的狀況很慘，不過還在預料之內，醫生為了讓左腳癒合，讓他往右側躺臥，因而導致褥瘡。他來E4就是為了療癒那些傷口，以便出院返家。

幾乎致命的開放性傷口

接下來可能會發生什麼事情，實在無法想像，我也想不出還能做些什麼。然而，如果不做點什麼，保羅就沒救了，他會在二十一世紀因為古老的中世紀診斷——開放性傷口而死。

保羅剛來的那幾個月狀況並不好。

他知道尼古丁和久坐都對血液循環及傷口癒合不好，但無論晴天或下雨，他只喜歡坐在輪椅上，獨自在戶外閱讀和抽菸。他閱讀的時間比抽菸更長，幾乎無時無刻都在閱讀，而且什麼都讀，尤其是科幻小說，他把醫院圖書館裡的書一本接一本都讀過了。

他的脾氣暴躁易怒，而且比醫院的工作人員精明許多。他不願讓護士清理他的床鋪或周遭環境，但又把東西堆得到處都是，包括CD和DVD、棕色紙袋、書本……等，再怎麼好脾氣的護士都受不了他。他這樣到處亂放東西，不能不整理，但克麗絲蒂娜試著和他溝通時，他的眼神就變得凶狠，斷然拒絕。他也不讓她們幫他洗澡，頭髮和身體都髒汙不堪。他白天幾乎都在睡覺，晚上通宵熬夜，食量非常小。

我從第一次朝聖之旅回來時，克麗絲蒂娜對我說的第一件事就是：「史薇特醫師，請你和保羅談談他的褥瘡。他不願動修補手術或看骨科，但傷口看起來真的很糟。」

她說的沒錯，保羅的傷口看起來很可怕。他打了抗生素，但右腳和右臀的傷口已轉為黏糊狀，發臭又感染，而且可能已經深及骨頭。我費了好一番功夫勸說，他才答應去看骨科，骨科醫生看了很不高興，告訴他人造髖關節已遭感染，必須移除，右腳傷口需動手術清除，臀部的大傷口需要植皮，他必須回縣立醫院處理。

計畫趕不上變化。他的確回到縣立醫院，在那裡待了三個月。醫生移除右邊的人造髖關節，但他的褥瘡並未癒合。他們幫他清除右腳的褥瘡，腳傷也沒癒合，很可能是因為末梢血管疾病的緣故，所以他的右小腿必須截肢。同時，他右臀部的傷口又擴大變深了，最後醫生終於放棄，幫他截斷整條右腿，連同右邊的髖關節一起截除，把剩下的外皮蓋回臀部的開口，將他送回深池醫院。

我為他檢查時，他的狀況並未好轉。他變得非常瘦弱、焦躁、憂鬱，新的截肢手術讓他整個身體嚴重變形，而且他失去了雙腿。不過，最惱人的是那覆蓋在右臂上的薄皮，那個開放性傷口有八英寸長、五英寸寬，邊緣已開始發黑。對一個原本英俊獨立的黑人來說，沒有雙腿夠可怕了，但那一切和那塊皮開始腐爛相比都算不了什麼，因為如果那塊皮變黑脫落，如果他再失去那塊皮，他就沒有東西可以避免壞疽蔓延，他會慢慢死去。

連他自己也屈服了。不過所謂的屈服，並不是指停止抽菸與閱讀，也不是不再坐在輪椅上看整夜的電視，而是乖乖讓護士更換敷料，並且會向她們道謝。他也試著進食，臥床時盡量避免碰觸到右臂剩下的部位。

然而傷口依舊持續惡化，即使他已注射抗生素，那塊覆蓋傷口的外皮還是逐漸發黑，傷口開始流膿發臭。於是我陪他一起去看整形外科醫生，想知道我們還能做些什麼。外科醫生檢查他的傷口，說已經沒辦法覆蓋傷口或移植組織，因為保羅已經沒有腿部，找不到夠大的表皮來動移植手術。醫生沒有再多說什麼，我等保羅離開診療室後才問醫生：「你有什麼看法？」

他搖頭說：「太慘了，我完全無能為力。如果那個傷口沒辦法自行痊癒，那就……他必須避免接觸那個傷口，也必須戒菸。」

接下來可能會發生什麼事情，實在無法想像，我也想不出還能做些什麼。然而，如果不做點什麼，保羅就沒救了，他會在二十一世紀因為古老的中世紀診斷——開放性傷口而死。或許你可以把一切都怪在保羅頭上，畢竟是他自己持續吸菸，又熬夜坐在輪椅上整晚閱讀。但我認為，即使他停止吸菸，躺在床上，他的傷口也不見得會癒合，畢竟它太嚴重了。

親人療癒了他的心

那幾個月當中，保羅的其他部分也開始獲得療癒。姪女開始在晚上來看他；親人帶著他最愛的食物來探望他。他的體重開始回升。

於是我走出醫院，到海邊散步。我想好好思考一下。一定還有什麼是我能做的。移除阻礙。我想起泰莉的個案，但保羅遇到的不是一般的阻礙，而是惡性血管阻塞，無法循環。我一邊散步，一邊思索可用的方法。他已經施打抗生素了，身上已經沒有什麼可再移除的了；他已經有特殊的病床和優秀的護士；他可以戒菸，但他不願意；即使他聽從整形外科醫生的話，乖乖待在床上，他能躺臥的身體部位也所剩不多。我實在想不出還有什麼辦法。

我一邊走一邊想起朝聖之旅，也想到希德格。我自問，當希德格無計可施時，她會怎麼做？她會祈禱。她會祈禱什麼？祈禱保羅的身心靈都能獲得療癒。於是我祈禱，只不過我不是對特定的對象祈禱，我也不需要那麼做，畢竟我在海灘上行走，腳踩著沙，吹著海風，海浪來來去去。

接著我往回走，一回到醫院就接到芭特醫師的來電。我不會說那通電話是奇蹟，但那的確是保羅身心靈開始獲得療癒的起點。

「我剛剛一直在思考保羅的事。」她說：「他還好嗎？我看到他在外面，我們聊了一下，他還是和平常一樣在看書和抽菸。」

我告訴芭特醫師他的狀況。

接著芭特醫師提到一個我沒想到的點子：「何不試試高壓氧治療？」

高壓氧治療是讓病患躺在透明的塑膠艙房裡，透過加壓的純氧來治療。高濃度的氧氣有助於傷口的癒合，但不是常見或證實一定有效的療法，我從來沒用過。

「你覺得呢？」

「我在幾位病人身上用過，程序很麻煩，但可能有效，我來告訴你怎麼安排。」

她為我解說之後，我幫保羅安排到舊金山市內唯一的高壓氧氣室接受治療，和他一起去見負責高壓氧治療的專家。專家和保羅談了一下，為他檢查傷口，認為可能有效，於是保羅開始天天到高壓氧氣室報到。

那個方法的確奏效了，而且效果驚人。才幾個星期，覆蓋傷口的黑色皮膚開始轉趨粉紅，腐爛的部分開始剝落。八個星期之後，保羅的傷口癒合了。

那幾個月當中，保羅的其他部分也開始獲得療癒。他原本和妹妹、前妻、兒子等家人完全沒有聯絡，但有一天他坐在病房外抽菸時認出了他的姪女，她正好在醫院裡工作。於是姪女開始在晚上來看他，也讓其他親人知道保羅在這裡。親人帶著他最愛的食物來探望他，他的體重開始回升。

不久，保羅融入了E4其他病患之中，只不過他還多了一項專長。他知道如何以零件組裝電腦，在病房養傷時就幫自己組了一部，周遭的患者都對電腦很好奇，於是他開始在病床上教他們電腦。不久，護士也開始拿電腦問題來請教他。我常看到許多不同的護士圍在他身邊咯咯笑，尤其是在晚上。當保羅把床單拉起來蓋住身體時，看起來就像身體完好的人一樣。

保羅後來變得很受歡迎，尤其他的表弟詹姆斯會帶最新的電影盜錄版來給他，他會把那些電影再拷貝成DVD，以一片三美元的價格在醫院裡販售，因此賺了足夠的錢，為自己添購了液晶電視和香菸。他和對面同樣熱愛電影的唐納計畫出院後合開DVD店。

這段期間他也遇到了一些挫折，例如感染肺炎，還有電腦故障，需要更換主機板並使用焊槍焊接。後來肺炎好了，他也想辦法買到了焊槍，一天晚上他在某人的氧氣桶附近使用焊槍，雖然沒造成火災，但護士很生氣，沒收了焊槍，不過他也把電腦修好了。截肢的部分偶爾會讓他產生幻肢痛[1]，但臀部的褥瘡已經痊癒，他恢復活力與機敏，也期待和兒子修復關係。

我們開始思考他出院的可能。

那不是容易的事。保羅雖然獨立機靈，可以自理財務，照顧自己，創業和組裝電腦，但畢竟他在社群裡原是個六英尺高的英挺男子漢，此時失去了雙腿，只能在輪椅上勉強保持平衡。不過，社工人員還是開始幫他尋找深池患者出院後居住的各種旅館，並為他安排面談。

慈善是一種愛的關係

深池醫院裡的慈善都是隱而不宣的，雖然我經常看到，但從未聽人提起。人們只是以行動傳承，它也的確傳承下來了。

耶誕節即將來臨。我認識保羅一年多了，也很喜歡他。我問他有沒有想要什麼耶誕禮物。

他從輪椅上抬起頭來看我。只剩半個身子坐在輪椅上的他，有時顯得特別渺小。

「我想要釣魚背心。」他告訴我：「那種有很多口袋的釣魚背心，我在這裡買不到。」

「釣魚背心？為什麼？」

「我沒辦法帶很多東西在身上。因為我沒有腳，不能穿褲子，唯一的口袋在襯衫上，不夠用。我想，如果有釣魚背心，我就有地方擺放所有東西了。」

於是我趁中午休息時間去了一趟大賣場。店員說釣魚背心在男士用品區，就在釣竿旁邊。我看到很多件，有灰色、米色、灰褐色，都是適合男性的顏色。那種背心並不貴，上面的確有很多大大小小的口袋，有的有拉鍊，有的沒有，有的是方形，有的是矩形。我挑了一件中號的灰褐色背心，因為和他的膚色比較相襯，大小也適合他。我把背心包成禮物，附上卡片，署名耶誕老人。回醫院後，我將禮物交給克麗絲蒂娜，請她在耶誕節清晨把它放在保羅枕邊。

耶誕節那天，我醒來想到的第一件事就是保羅應該拿到那件背心了。希望他會喜歡，也希望他穿起來合身。我發現自己從他身上及那件背心得到了喜悅。那感覺似乎有什麼不太對勁的地方，不知為什麼，但我就是開心。我也因而開始思索什麼是慈善——它的動機、情感，以及為何它繼殷勤款待與社群之後，成為深池醫院的第三原則。

我所謂的慈善不是什麼組織，那並未列在醫院的使命宣言裡，沒放在網站上，也不在中階管理者的簡報中。慈善的意義源自於中世紀，是「因珍愛而喚起的個人行動，讓施予者及接受者都因此備感幸福」，就像這裡的拱門、鐘樓、教堂一樣，都是醫院的一部分。

聖傑羅美（Saint Jerome[2]）當年用拉丁文 *caritas* 來翻譯希臘字 *agape* 時，將慈善的概念傳到西方，

1 許多病人的四肢或身體某些部位雖已截肢或摘除，但仍會感覺到動作或冷熱、刺痛等，這就是所謂的「幻肢痛」。有些截肢患者能藉由這種感覺而更容易操作義肢，有些患者則會因幻肢痛而影響日常生活。

2 聖傑羅美被認為是最有學問的西方教會神父。當時的聖經因謬誤和無心的篡改而面目全非，他因而發奮學習希臘文和希伯來文，將聖經從希伯來和希臘原稿譯為拉丁文，是西方世界認為最具權威的版本。

後來成為英文裡的charity（救濟、施捨、仁愛、慈善或慈善機關）。如今，*agape*通常翻譯為「愛」（love），但*agape*的意思其實更細膩微妙，在古希臘文當中，它指的是「深情對待」，而*caritas*比較接近慈善的意思，因為*caritas*的字根是*cara*，亦即「珍愛的」（dear），是貴重、備受珍惜的意思。因此，*caritas*有「珍愛」的意思，是一種珍貴、體貼的愛。

在英文當中，charity這個字經過了好幾個世紀的演變。起初它指的是「上帝的愛」，後來則指傳達上帝之愛的行動，尤其是對於窮苦患者的關照。到了中世紀，人們認為慈善對接受者與施予者來說收穫一樣多：「慈善是一種愛的關係，讓我們更貼近上帝。」

即使後來英格蘭的修道院遭到解散，「關照貧者有助於提升施予者心靈」的觀念仍持續啟發慈善機構。這也是後來美國各州政府建立醫院來照顧貧困病患，以及我們仍相信社會理當照顧貧病交迫者的原因。慈善是當初興建深池醫院的目的，也是新深池醫院的債券案能以三比一的票數通過的原因。在深池醫院，慈善的風氣瀰漫在空氣中。

我們的志工組織有近一千名成員，他們幫忙照顧小商店，讓病患能購買糖果與刮鬍膏；他們在服裝部提供服務，協助病患從清洗、縫補過的捐贈衣物中挑選自己想要的，蒂爾先生婚禮那天穿的亞曼尼西裝就是這樣來的。志工還舉辦舞蹈活動來籌募「病患禮金」，或贊助每月的旅遊活動，讓每位患者能暫時離開醫院，去欣賞球賽、上館子或看賽馬。

除了這些有組織的慈善單位，個人的慈善行為也同樣重要。我在深池醫院服務的時間愈長，看到愈多這樣的個人善舉。例如有位護士利用週日休假，為來自大溪地、想家的乳癌病患烤了一整隻乳豬；有位醫生帶著熱愛音樂的病患去聽歌劇；院裡的工作人員自掏腰包請病患吃生日晚餐；他們捐贈衣物、領養貓咪……等，這些都是小事，不會花什麼大錢，也不麻煩。不過，為什麼？

那個耶誕節的早上，我問自己：「他們為什麼這麼做？動機是什麼？慈善帶給我的喜悅是好還是壞？」

希臘人稱那種情感為*eleos*，我後來把那種感覺定義為「看到邪惡降臨在不該承受的人身上，因而產生的痛苦感」。我感受到的喜悅，有部分原因來自於施予，施予讓我紓解了痛苦。*eleos*衍生出拉丁文的*eleemosyna*、法文的aumone，最後是英文的alms（救濟）。*eleos*這樣的情感是深池醫院當初以救濟院模式成立的原因，也是它無論名稱怎麼演變依然是救濟院的原因，因為*eleos*——救濟、慈善——仍是它的主要動力之一。

少了*eleos*的慈善就是自私，至少就某部分來說是如此。那樣的自私不只是為了舒緩自己的痛苦，其中更帶有複雜的愉悅感，因而玷汙了慈善；也因此，慈善雖然是深池醫院的第三原則，但在這裡，所有人只做不說。慈善的動機總是受到懷疑，人們懷疑善行未必都是為了接受者好，而是為了施予者才做的。於是，深池醫院裡的慈善都是隱而不宣的，雖然我經常看到，但從未曾聽人提起。人們只是以行動來傳承，它也的確傳承下來了。如果不是看到周遭的種種慈善行為，我想，身為保羅醫生的我，也不會特地去為保羅買背心，然而在深池醫院，買那件背心似乎是再自然不過的舉動，每個人都會做類似的事。

保羅有好一段時間都穿著那件背心。他挺直身子坐在電動輪椅上，左口袋放著香菸，右口袋放著火柴，看起來充滿男子氣概，泰然自若。

虛擬的美好世界

整個空間美麗而寧靜，很難想像國慶羊或感恩節火雞造訪病院的情況，更別說是麥考伊太太剛入院時那又黃又腫的重病模樣了。

保羅持續復原，我也繼續照顧E6和E4的病人。在此同時，新醫院也進入了規劃階段。我們看到建築師在醫院裡四處丈量，他們和醫院的行政人員一樣沒穿制服，但還是很容易分辨。他們的個頭不高，打扮俐落，腳蹬棕色休閒鞋，沒穿襪子，衣服一概是深灰色外套、黑色T恤、打褶長褲，留著短髮，戴著銀色無框眼鏡。事實上，他們和深池醫院裡的醫生、護士、患者、行政人員都不一樣。他們設計的虛擬醫療照護與復健設施，也和我們熟悉的醫院截然不同。

他們大約花了一年的時間設計，最後終於準備向我們這些醫生提出簡報。簡報地點在八樓的醫學圖書館。那是醫生專用圖書館，不大，四周牆面的書架放著期刊，裡面有一張會議桌，開放式的大窗幾乎是那裡的象徵。建築師設計的新醫院平面圖已完成好一段時間，這天他們讓我們看的是初步草圖，同時想聽聽我們的意見。

首席建築師率先上場。他說明病患——現在改稱「院友」——會住在三棟相同的六層樓建築裡，其中兩棟位於目前建築之間的山谷，第三棟則是將一九一〇年興建的克拉倫登廳拆除後在原址興建。這三棟建築以一棟三層樓的「連結建築」相互串連，那棟玻璃建築裡有大廳、新的鳥舍、兩座游泳池、圖書館、禮堂，以及X光部門和洗腎中心。四棟建築圍繞形成的開放空間裡會有新的溫室和動物農場，建築的外圍有花園，也許會是個迷宮形的花園。新醫院的裡裡外外都會依最高的生態標準來建造。

接著，室內燈光變暗，簡報上場，一場漫遊新醫院的虛擬旅程開始了。

少了山谷和老舊的克拉倫登廳，我實在認不出任何東西了。整體效果非常綠化，有很多電腦模擬的植被和樹木。三棟病患大樓的外型方正多窗，三棟大樓間的玻璃連結大樓，彷彿是從那塊綠園中冒出來似的，就像新市郊開發區的辦公大樓。

接著我們進入建築內部，從大廳開始參觀。

室內明亮通風，大樓挑高寬敞，鳥舍是棟玻璃屋，周圍是竹子和可供人坐下的平台。電腦繪圖的虛擬病患在院內看起來自在而快樂，身材苗條，面帶微笑，有的坐在乾淨的輪椅上，雙腳交叉，有的拄著手杖，眺望外面的綠色景觀。我們來到新的餐廳。它和舊餐廳截然不同，有弧線型的展示桌，懸著鹵素燈，還有又長又亮的烤架，餐廳外是露天平台，擺著有鑄鐵桌腳的桌子以及遮陽傘。

隨後我們進入其中一棟虛擬病患大樓。大樓有很多窗戶和玻璃門，全都朝陽台打開，電腦繪圖的虛擬病患優雅地站在陽台上，有的望向天空，有的低頭看著六層樓底下的花園。整個空間美麗而寧靜，牆壁是米黃色搭配咖啡色的。很難想像國慶羊或感恩節火雞造訪病院的情況，不管牠們戴著什麼樣的帽子或眼鏡，我都難以想像，更別說是麥考伊太太剛入院時那又黃又腫的重病模樣了。

燈光亮了，負責簡報的人問我們有沒有什麼問題或意見。

我開口了。我說那些圖片都很美，非常感謝，但是……他們是否參觀過現有的醫院？是否曾和病患交談過？是否曾與病患討論過他們喜歡或不喜歡目前的哪些狀況？

他們說沒有，還沒有。

是否需要有人導覽？改天找個時間？他們方便的時候？

他們說，好，當然，有機會的話會打電話給我。

輪椅應該放在哪裡？

所有人都知道建築師花了很多時間設計，只不過他們忘了輪椅。直到今天，新的醫療照護與復健設施裡還是沒有專門擺放輪椅的地方，新的病房裡也沒有足夠的空間，我們不知該如何處理那些輪椅。

建築師的確打電話給我了，我也帶他們參觀了醫院。我介紹他們認識病患和護士，帶他們參觀開放式病房、病患打牌的開放式大廳、教堂、通道、樓梯間。

他們有點吃驚，但都很好奇。我們四處參觀時，他們似乎都縮進了深灰色的外套裡。儘管他們沒有觸碰什麼東西，但參觀結束後都徹底洗了手。

我並沒有對他們抱持太多期望。我知道他們必須遵守上千條規定，必須要讓上百人滿意，但我真心希望他們能多費一點心思，讓新醫院能和舊醫院一樣是多功能的，病患的房間在必要時可以變成辦公室，或是在日照療法不流行後，能很快將日光室改成存放輪椅的地方。我告訴他們，沒有人知道未來的醫學發展會是什麼樣子，但建築會屹立數百年，在那之間，總會有隨時代而來的變化。也許有一天，病房不再注重隱私，而是強調同伴共處？也許有一天，重要的不再是風格，而是舒適？或者重要的不再是美學，而是堅固？他們是否能試著打造一個像舊醫院那樣的地方，順應各種衝擊，隨著潮流應變？

他們微笑點頭，但似乎不是那麼肯定。

他們再次提出簡報是在我們剛成立的第一次員工大會上，我當然也出席了。

這次的簡報和幾個月前為醫生做的簡報幾乎大同小異。我又看到了花園和庭院，大廳和烤架，不過這次呈現的病患大樓比較詳細。每一層樓都有兩個「鄰區」——這是病房區的新名稱，每個鄰區各有三十位病人。在鄰區的正中間是開放式護理站，周遭環繞著十五個病房，都是雙人房。每個病房裡有兩台平面電視，也許還有攝影機，讓遠方的親屬不必到醫院也能見到親人。每個鄰區都有自己的廚房，病患可以自己煮食，還有交誼廳，讓病患有社交空間。每一層樓都鋪了地毯以減少噪音，另外還有電腦空調系統，讓廚房、交誼廳、病房的環境各自獨立。

這時聽眾群裡傳出不安的騷動聲。我們習慣的是比建築師設計的鄰區更簡單、更開放、更敦親睦鄰的環境，如果敦親睦鄰的定義是指到隔壁喝杯咖啡、拿張表單或單純聊天的話。不過，真正讓每個人擔心的倒不是電腦化空調、地毯（爛點子），甚至也不是建築的整體設計（一模一樣的樓層，層層相疊，只有搭電梯才能接觸到新鮮空氣），反而是輪椅。

所有人都知道建築師花了很多時間設計，而且要把一切壓在預算之內並不容易。深池醫院畢竟是一家公立醫院，頂多是非營利機構，通常還是反營利的；我們的預算是固定的，必須遵守許多規定。我們知道醫院必須有電腦空調，病患必須安置在半私人病房裡，浴室、電梯、灑水裝置的數量都有一定的規定，建築師必須遵守一切規範。只不過他們忘了輪椅。

「各位有什麼問題嗎？」首席建築師做完簡報後問道。

觀眾靜了下來，接著一位護士舉手了，是克麗絲蒂娜。

「放輪椅的空間在哪裡？」她問道。

建築師一臉茫然：「輪椅？」

「對，患者的輪椅。那些輪椅沒在使用或入夜後必須收在某個地方，還有電動輪椅也必須充電。」

「噢，這樣。」他喃喃自語：「有幾部？一、兩部嗎？」

「新醫院有多少床位呢？」克麗絲蒂娜問。

「每層六十床。」

「那就會有六十部輪椅。」

那是很大的數量，會占用很多的空間。在舊醫院裡，輪椅依病房和病患種類分別放在許多不同地方，有時收在沒人用的廚房裡，有時放在有製冰機的大房間裡，通常會放在日光室。當年設計舊的深池醫院時，輪椅還不常見，但人們普遍認為日照和新鮮空氣十分重要，因此每個病房的盡頭都有一個寬敞的日光室，臥病在床的病患每天會被推到那裡，讓他們也能享受陽光和新鮮空氣。後來日照法不再流行，日光室轉為其他用途，如賓果室、隔離室、打私人電話的地方，但主要用來存放輪椅。

我希望我能說建築師感謝克麗絲蒂娜的敏銳觀察，並且把她的意見也納入設計圖了。但他們沒有這麼做。我相信那是有原因的，只不過，直到今天，新的醫療照護與復健設施裡還是沒有專門擺放輪椅的地方，新的病房裡也沒有足夠的空間，我們不知該如何處理那些輪椅。

胎死腹中的「流動專案」

「流動專案」會增加縣立醫院將病患轉到深池醫院的流量，但市長也認同把無家可歸的精神病患移到深池醫院是個糟糕的想法，他要求史坦醫師恢復原有的入院政策，並停止「流動專案」。

那段期間，史坦醫師和我們之間的衝突持續加溫。

儘管他在監事會議上同意恢復原有的入院政策，由醫生決定我們可以安心照顧哪些病人，但他並沒有遵守承諾。他是怎麼做到的？監事會議結束後，他的預算並未改善，每個月需要支付的費用愈來愈多，那些住在精神療養院但拿不到醫療給付的精神病患，以及縣立醫院無家可歸的病患，他還是找不到地方安置。縣立醫院客滿、無法再收病人的日子愈來愈多，在那些日子裡，私立醫院必須接收縣立醫院的病患，那對他們的預算來說是很大的壓力，對病人來說也不好，因為私立醫院距離患者的住家或棲身的門廊較遠，也沒有他們的病歷資料，而且很快就要求他們出院。那樣的安排對史坦醫師的預算有利，因為他不需要提供私立醫院醫療給付，但畢竟不是長久之計。

當他檢閱市內的醫療體系時，他看到了什麼？他看到深池醫院有一千一百個床位，有醫生和護士，還有多數病患根據目標個案管理的標準是無法出院的。因此，他覺得這裡是安置精神康復機構和縣立醫院病患的最佳場所，也因此，他沒有恢復原有的入院制度，而是啟動他的「流動專案」。

他稱之為「流動專案」，是因為它將取代我們的入院委員會，增加縣立醫院將病患轉到深池醫院的流量。他親自挑選專案成員，打算把預收的病患交由蘿梅洛醫師核准入院。為了確保這項計畫成功，他指派自己的朋友詹姆斯．康利先生取代我們的行政主管。康利先生原本是受海洋工程訓練的，這對他來說是很大的升遷。

史坦醫師來到醫院向所有人介紹康利先生。他說，康利先生將負責深池醫院的變革，讓深池醫院從過時的「醫療護理」模式轉變成新穎、現代化的「社會康復」模式。

「那是什麼意思？」群眾裡有人發問：「什麼是『社會康復』？」

史坦醫師回應，那表示新設施當中會有三百個病床保留給無家可歸的精神病患。

對多數醫院人員來說，只要我們有資源能安全地照顧病患，我們並不在乎收進來的是什麼患者。

不過對某些人來說，把醫院變成上鎖的精神病院，即使只有一部分，他們都無法接受。市內提供給年老及身心不便者的病房已經夠少了，如果再把三百個病床分給無家可歸者，當那些多年來支持深池醫院的市民需要醫院的服務時，他們該怎麼辦？

住院修女米麗安對這項計畫更是無法認同。她直接向新聞媒體表達她的擔憂，康利先生在深池醫院剛安頓好，她立刻就去找他。

他們見面後的討論並不順利。米麗安修女起初以修女一貫的客氣態度表達意見，但不久她開始流露出愛爾蘭本性，拉高分貝，後來更大發脾氣。她告訴康利先生，我們對於照顧我們的年老患者有道義上的責任。如果他把比較年輕且身強體壯的精神病患者和老弱患者放在一起，他們雙方都無法得到該有的照護！那是錯誤的！是不公不義的！

康利先生也是愛爾蘭裔，他先是聆聽，接著打斷米麗安修女的話。他說，深池醫院必須在預算緊縮的時期幫助縣立醫院，每個人都必須盡自己所能去做。米麗安修女是醫院的一份子，無權讓媒體干預深池醫院的事務。如果她能噤口，對她和醫院都會比較好。

那激怒了米麗安修女。她離開他的辦公室後，馬上聯繫醫院附近關係良好的專業團體，他們聽到新計畫要把友善的救濟院變成遊民的精神病院時都嚇了一跳。接著她又聯絡了報社，還有蘿梅洛醫師、凱伊醫師、萊斯特女士。最後，她去找了市長，市長也認同把無家可歸的精神病患移到深池醫院是個糟糕的想法。他要求史坦醫師恢復原有的入院政策，並停止「流動專案」。

於是史坦醫師改變了策略。

其中一個計畫是麥琳·拉后絲。愛倫·瑪麗·法蘭德絲非自願離職後，護理部主任的位置空了出來，史坦醫師指派拉后絲接任。她是護理師、護理碩士、臨床護理師，原本是精神康復機構的護士，也支持把深池醫院一大部分轉為類似精神康復機構的社會康復設施。事實上，她已經準備好一份補助金提案，提議針對有藥物濫用且無家可歸的精神疾病患者，採用「生理—心理—社會—心靈照顧」的復健模式。史坦醫師非常樂於提供深池醫院的兩個病房讓她嘗試運作，目標是未來沿用於所有的三十八個病房。

他的第二個計畫是聘請醫療顧問公司對深池醫院的適切運用提出建議。健康聯合管理公司在深池醫院、縣立醫院、社群診所考察了好幾個月，最後提出了精采的報告。

他們認為舊金山市確實為市民提供了很好的醫療照護，但主要問題在於提供的照護並沒有連續。縣立醫院和深池醫院各自獨立運作，社群診所也和這兩家醫院分開運作。這三個體系各有自己的行政、醫護人員和工作人員，史坦醫師光管理他們的運作的就忙不過來了，所以他們的第一項建議是他應該聘請一位營運長。

其次，深池醫院太大了，經營這麼大的機構已不合時宜，史坦醫師不僅應該重建醫院，更應將新的設施縮減三分之一，把省下的經費運用在社群，提供長期照護。如果舊金山市真的需要更多長期照護病床，他應該把那些病人轉交給私立醫院處理。

最後，關於精神康復機構病患無法申請給付的問題，他們提出一套解決方案。市政府之所以無法為這些病患申請醫療給付，是因為精神康復機構取得的執照只能經營精神病院，政府醫療保險只給付病患最初兩週住在精神病院的費用。相反的，深池醫院取得的執照是長期照護設施，確實可以為精神病患的醫療問題申請醫療給付。史坦醫師想把病患從精神康復機構轉到深池醫院受阻，但他只要把精神康復機構合併到深池醫院的執照下，那裡的病患就變成深池醫院的病患，深池醫院就可以申請醫療給付，政府的醫療保險就會付款。等新的深池醫院興建完成後，史坦醫師可以把新醫院歸在縣立醫院的執照底下，如此即可達成「連續照護」，不僅可為病患申請給付，也可以讓他同時掌控病患入院及深池醫院的醫療人員。

這項建議實在太聰明了，史坦醫師立刻著手規劃如何落實。

幾個星期後，新的政治委員會成立了——深池醫院公民會，創始人是米麗安修女和萊斯特女士。公民會的目標是將醫院保留給年老及身心不便的患者，而不是精神病患。委員會開始推動投票表決計畫，慢慢累積動力和資金。

認證失敗的醫院問題重重

> **每年州立認證局都會到醫院來進行重新認證。萊斯特女士退休之後，他們開始發現很多問題，而且都和史坦醫師刪減預算有關。**

後來史坦醫師遇到了挫敗。深池醫院有史以來第一次重新認證失敗，不只認證過不了關，還收到州立認證局長達兩百七十四頁的報告，狠狠遭到羞辱。

每年州立認證局都會到醫院來進行重新認證。在萊斯特女士退休前，他們除了對開放式病房不是很滿意外，並沒有太多的不滿。萊斯特女士退休之後，他們開始發現很多問題，而且都和史坦醫師刪減預算有關：護理長減半、工作人員減少、建築維修延後……等。不過那年的報告特別難看。這類調查報告就像我看過的所有調查報告一樣，都需要耐心才讀得完；他們把無關緊要和重大的問題混在一起，把無可避免和無法接受的問題混在一起，把芝麻小事和天大麻煩也混在一起。報告是先從瑣碎的問題開始談起的。

報告首先提到：深池醫院週六不遞送郵件，違反聯邦法規F一七〇；每日菜單未翻譯成中文，違反聯邦法規F二四二；廚房的冰箱裡發現開瓶的消毒劑（F二五二）；D3病房的地板上有三雙拖鞋（F二五三）。接著是維修問題：E4病房的牆壁油漆剝落（F二五三）；微波爐不乾淨（F三七一）；浴室通風口滿是灰塵，淋浴間長霉。因此，報告的前一百頁，讀起來像吹毛求疵的丈母娘戴著白手套來你凌亂的大農場檢查後的報告，感覺沒完沒了。

直到一百頁之後，你才會看到真正嚴重的問題。調查人員發現醫院裡有酒精濫用及吸食毒品的現象；病人之間發生不安全的性行為，甚至有毒品交易；病患縱火；病患打架；幫派成員到醫院裡威脅與攻擊病患；很多病患代償失調，在深池醫院和縣立醫院的精神科之間往返；病患跌倒，他們的呼叫訊號無人回應；褥瘡惡化。調查人員知道工作人員已經盡力，但他們也很清楚，醫院接收了院方無法掌控的病人，管理不當，人力不足。報告最後的結論是在行政單位解決所有問題之前，醫院每天需付罰金一千美元，而且新病患無法獲得醫療給付。

這份報告帶來的衝擊很大，也讓人不禁想問：為什麼會這樣？為什麼醫院無法防止病患跌倒和褥瘡？無法維持微波爐、輪床、窗戶的清潔？

醫院做不到這些，有幾個原因，但常見的罪魁禍首「預算不足」其實不是原因，因為預算從未刪減，即使病人數量減少，員工與病患的比例比往常高，每年預算其實上調了。問題在於這些增加的員工都是行政人員，是為了做司法部和健康照護財務署要求製作的評估、政策和程序而聘用的。過去萊斯特女士會以敏銳的雙眼天天巡視每個病房，如今沒有任何行政人員巡視過病房。缺乏細心的監督，他們制定的那些計畫、政策、程序並不會清理輪床、幫病人翻身，或是從地板上撿起拖鞋。

至於酗酒、吸毒、不安全的性行為、打架、縱火又是怎麼回事？為什麼那麼難以預防？

那也是有原因的，但也不是預算造成的。

首先，我們救濟院的建築架構裡有很多隱密的走廊、樓梯間和櫥櫃，病患能私下為所欲為的地方實在太多。當然，建築不是唯一的理由。從前修女經營救濟院時，也有涉及性愛、毒品和酒精的事件，但那時違規被發現的話會遭到處置，可能會被逐出救濟院，如果患者病情嚴重，還是會加以處罰，例如禁止踏出病房、沒收香菸等。至於偷竊、打架、縱火，神恩院社的修女會直接找來憲兵，將鬧事的病患送入監獄。

舊金山市的憲兵從前也會支援，但後來不再這麼做了。現在，警方幾乎每次都認定我們的病患病情太重，監獄裡沒有足夠的醫療照護，因此病患即使犯罪幾乎都不會遭到逮捕，就連在D3縱火的賈克斯先生也被要求送回深池醫院，後來他就失蹤了。

當然，醫院的政策確實明文嚴禁毒品、性愛、縱火、攻擊其他病患等行為，病患入院前必須簽署同意書。然而他們即使違反規定也幾乎不會有什麼影響，畢竟他們都病得太重，無法出院。護理行政管理經理只會和病患約法三章，制定「合約」以及「行為計畫」讓病患簽署。合約的內容可能是：「氧氣開啟時，我不會吸菸。」行為計畫的內容可能是：「假設我在開啟氧氣下抽菸，香菸將會沒收二十四小時。」根據州立認證局的報告，即使是這樣的約定也違反法規，醫院也因而被記了一筆違規。無論如何，抽菸、酗酒、縱火的失智患者並不瞭解合約或影響。

至於防止患者出現這類行為的其他方法，例如行動限制、鎮靜劑、病房上鎖等，也是不容許的。現在唯一可行的方式是請「保姆」，讓一位工作人員整天坐在病患的旁邊看著，但保姆的費用很高，對預算是一大負擔，康利先生因此下令不得再請保姆。

於是，防止性愛、吸毒、暴力的唯一方法就是乾脆不要收病患入院。如果他已經在院裡，就盡快讓他出院。這是史坦醫師和縣立醫院提出流動專案的原因，也是米麗安修女和萊斯特女士成立深池醫院公民會的原因。至少就某方面來說，深池醫院就像往昔的救濟院，是最後僅存的方案。病患一旦入院，就別無他處可送了。

在工作中展開另一種朝聖

那個過程也像朝聖之旅一樣，會出現不同的人，面對他們及他們帶來的心靈與道德訊息，我可以選擇解讀——有時以文字，有時以行動，有時以沉默。

新的護理部主任、新的行政主管、生理—心理—社會—心靈照顧的復健模式、提案表決醞釀中、縣立醫院轉來的病患偶爾會製造破壞……接二連三的狀況讓醫院比以前更混亂了，我慶幸還有朝聖之旅能讓自己抽離這一切。

羅莎琳和我開始規劃第二段朝聖之旅。我們會在法國南部走兩百英里的路，從前一年的終點開始啟程。我們先飛到巴黎，搭快車再轉慢車到預計的出發地點，在我們前一年離開的旅館裡住宿一晚，然後穿上去年的衣服，把海扇貝綁在行囊上，拿出手杖，開始踏出下一步。

我一聽到手杖觸及鵝卵石步道的聲音，當下就回到朝聖的空間，回到一年前的自己，彷彿這期間只隔了一夜。腿部的擺動，手杖的揮動，手杖觸及地面的卡嗒聲，宛如帶著類似心跳的節奏。

第二段朝聖之旅的起點是法國某個以白色石灰岩著稱的地區。法國人用石灰砌成了美麗的教堂和城堡，但堅硬的石灰路燒燙著朝聖者的腳，把白熱的光線映照在朝聖者的臉上。那也是人煙稀少的地區，村落幾乎都是空的。每個村落都有第一次世界大戰的紀念碑，說明村內空無一人的原因：整村的子弟兵在馬恩河戰役及索姆河戰役中全數喪生。羅莎琳和我經常走好幾個小時都沒看到人影，不過鄉間似乎仍有人耕種，沿途有翠綠的農地和叢集的橡樹林。

那年讓我印象最深刻的體驗，是最長、最艱辛的那一天。當時距離我們午餐的休息地還有十二英里，離夜晚休憩的地點還有八英里，我們預定當晚投宿一家仍盛情款待朝聖者的修道院。那時正好熱浪來襲，走得十分辛苦，直到下午兩點才抵達午餐的休息地點，吃了隨身攜帶的麵包和起司，喝了一些水後，我們又匆匆上路，因為修道院的規定很嚴格，晚餐是晚上七點開動，我們的旅遊指南提醒，萬一七點到不了，就只能吃早餐了。

我們在熱浪中努力邁進，但約莫六點左右發現不可能趕上了，晚上注定沒晚餐可吃了。於是我們腳步變得蹣跚，雖然我不覺得自己很可憐，但腦子裡一直幻想著修女有個保麗龍的大冰盒，裡面放著沁涼的啤酒，提供晚到的朝聖者享用。我心想，那應該不至於太糟吧。有冰啤酒，配上我剩下的麵包和橘子就不錯了。接著，我繼續向前走……腦中的想像又出現不同的情境：水槽裡只剩微溫的水，宿舍裡有成排的鐵架床。看來我注定要餓肚子，晚上也毫無隱私可言，這晚難熬了。

那八英里路走了好久，抵達修道院時早已超過七點了。我們脹紅著臉、口乾舌燥地跨進修道院入口，裡面的大門走出一位年紀很大的瘦小修女，穿著深藍色修女服，戴著白色頭巾。她也脹紅著臉，流著汗，但面帶微笑，眼鏡後的眼睛閃爍著。她用法語說：「你們到了！我們好擔心！請進。」

我們跟著她走進室內，石地板、石牆、石頭打造的天花板，讓修道院裡顯得格外涼爽。

「東西可以放這裡。」她一邊說，一邊帶我們去石砌的洗手間：「梳洗一下……快，我們為你們延後了晚餐。」

我們梳洗時，莫妮克修女在一旁等候，接著帶我們去餐廳，其他的朝聖者已經坐在長桌邊，桌上擺著幾瓶紅酒和冰水。我們坐了下來，接著享用我們吃過最美好的一餐，有湯、馬鈴薯拌白花菜沙拉、小扁豆、乳酪，點心是從修女栽種的李樹上摘下來現煮的李子。那頓晚餐後來變成了派對，之後在朝星野聖地牙哥前進的後續路段，我們不時會遇見當晚認識的其他朝聖者。

晚餐後，莫妮克修女帶我們到房間去。房間不是宿舍的形式，我自己獨立一間，房間內用石膏刷成白色，有雪橇形的核桃木床架，繩子編成的床底板。夜裡下了雷雨，翌日清晨，修道院的鐘聲響起，我從窗戶往外看，可以看到修女在園圃中種植的藥草。最長、最辛苦的一天，結果和我預期的正好相反。在第二段朝聖之旅中，這樣的情況一再出現。事情的演變往往出乎意料，那是我從那一年的朝聖之旅中學到的主要啟示。

在第二段朝聖之旅中，我開始察覺朝聖之旅有其韻律，以及每日運作的方式，就像居家一樣。每天醒來，吃早餐，開始行走，就會有事情發生。沿途會遇到一些人，也會有些冒險的經歷。有些是我喜歡的，有些是我不喜歡的；有些是我原本預期自己會喜歡的，結果並不；有些是我原本預期不喜歡的，結果卻相反。我開始明白，出乎意料——法文的 inattendu——是我唯一能預期的事。你可能遇到某個人，他的價值觀是你無法預先知道的。原本看似好的事，可能是不好的；原本看似不好的，可能是好的。我們無法預知，只能等待。

我開始明白，那種等待結果揭曉的感覺，是朝聖之旅異於日常生活的地方。那一年我也瞭解到，走完這段路程後，並不需要把那種感覺留在身後。只要我願意，大可把那樣的等待之心一起帶回家，讓日常生活也變成一種朝聖之旅。

有了那樣的開放的期待心理之後，我發現每天在醫院裡更有趣了。沒有人知道會發生什麼。我們知道的只有每天都有起點、中點、終點，就像朝聖之旅一樣。那個過程也像朝聖之旅一樣，會出現不同的人——患者、護士、運送員、醫生等，面對他們及他們帶來的心靈與道德訊息，我可以選擇解讀——有時以文字，有時以行動，有時以沉默。

那年保羅就是其中之一，他帶給我的感受最深。

再見，班納特隊長！

別了，班納特隊長，如今，保羅，你成為星超人。
群星歸你所有，你可以進入任何星際之門。
木星、仙女座、克林貢帝國的魔力皆任你探索。

耶誕節後，保羅達到一種平衡的狀態。他的傷口已經癒合，社工人員幫他尋找棲身之地，他繼續販售DVD，在外頭抽菸與閱讀，和很多人結為朋友。

後來他跌倒了。

想要獨立生活，必要的能力其實出奇的少，但自己從床上移到輪椅，再從輪椅移回床上，是其中之一。這似乎不是多麼費事的能力，不像閱讀或思考或修電腦，但如果無法自己移動身體，出院幾乎就是不可能的事。保羅有強壯的臂膀，床上有吊桿，能幫他轉移身體。他會在床上拉著吊桿，把上半身抬高，接著甩動身子，坐進輪椅。不過那動作並不容易，因為他甩動身體後只能以左大腿的殘根來著陸。有一天，他沒坐進輪椅上，摔落在地。

他沒有受傷，靈敏地找到掩護體當作緩衝，以滑落方式著地，但落地後，他無法回到床上或輪椅，必須呼叫護士來幫他。護士扶他坐回輪椅，但她們要我轉告他，不要再自己移動身體了。

我並沒有告訴他。他的個性獨立，會自己想辦法。他也的確那麼做了。

他開始迴避社工人員為他安排到廉價旅館的面談。自從那次跌倒後，他總是會找出理由來迴避，例如他病了，他很忙，他遲到或是錯過班車。他絕不承認他再也無法應付外面的世界，社工人員仍持續幫他安排面談，他也依然錯過每次的面談。社工要我提醒保羅，我也沒這麼做，因為我開始明白他已經明白的事：只剩一半的身軀，他再也無法獨自應付外面的世界，住在廉價旅館裡。他住過那些地方，那裡的環境很糟，尤其月初領取援助金時，他很容易就會成為竊賊下手的目標。

儘管如此，他還是繼續和唐納規劃他們的ＤＶＤ店，例如店要開在哪裡，進哪些貨。他沒叫社工人員別再幫他找棲身之處，繼續閱讀、抽菸、玩電腦，自己從床上移到輪椅，再從輪椅移回床上。

後來他開始咳嗽，我送他去照胸部Ｘ光，之後上樓看片子。我沒有預期會看到任何東西，但是當我把Ｘ光片放上燈箱時，我看到上面有東西。右肺上方有個蟹狀的東西，從中間伸出幾條腿，那也許是感染，但我認為不是，比較可能是癌症。以他抽菸的習慣來看，可能是肺癌，也是最糟的一種。

我盯著那張Ｘ光片好一段時間。

我想過要告訴保羅，想過我會陪他進行一切療程：手術、放療、化療，以及三%的肺癌存活率。

然而我並不想這麼做。

由於這裡是深池醫院，我也沒必要這麼做。

我從X光室下樓時，遇到了負責安排醫生班表的本妮夏醫師。她正在找我，想問我願不願意回入院病房。據我所知，施坦尼醫師已經離開入院病房，去待遇更好或更平和的地方了，蘿梅洛醫師自己想辦法獨撐那個地方，但為了病患入院的事，她和史坦醫師抗爭了很久，累了，想要離開。

我揚起眉毛問，史坦醫師和這個安排有關嗎？

本妮夏醫師聳肩回應，也許吧。如果蘿梅洛醫師不阻礙入院事宜，對他會比較好，他也知道蘿梅洛醫師多喜歡入院病房。總之，本妮夏醫師找來兩位剛從大學畢業的新醫生到入院病房，但她希望那裡也有一位熟悉入院運作的資深醫生，所以來問我願不願意回去。

我願意。

於是蘿梅洛醫師和我交換工作，我又回到入院病房。蘿梅洛醫師接下E6和E4以及保羅，她本來就很熟悉保羅的狀況。

十天後，保羅去世了。

那是充滿保羅風格的死亡。

安靜，有效率，仔細回想，也會覺得那很聰明。他沒有生病，沒有呼叫，也沒有造成任何問題。那天一如往常，他做的事情也一如往常：吃午餐，出去抽菸，在輪椅上睡著了，仰著頭打盹。護士想搖醒他吃下午的藥時，他已經走了。

我聽到緊急搶救團隊趕往E4的訊息，一邊衝過去，一邊在腦中想了一遍病患清單，心想是誰需要搶救。最出乎我意料的病人，正是被急切的救護人員包圍住的保羅。一位醫生跨在他無腿的身軀上，壓著他的胸膛，周遭的護士試著找到他的靜脈，但找不到。但無所謂了，他已經死了，我們很快就停止緊急搶救。其他人離開後，我拿起他的病歷表，心想，什麼地方出錯了嗎？我錯過什麼了嗎？沒有，完全沒有。保羅就是死了，可能是因為無法治療的凝血異常引起心臟病發作。

一個星期後，克麗絲蒂娜打電話告訴我，當天早上教堂會舉行保羅的追悼會，那是為Ｅ４病房舉辦的，因為他的家人會另外為他安排喪禮。我一直留意著時間，十一點時走進教堂，坐在長椅上，看著Ｅ４的病患、工作人員、護士陸續抵達。病患滑著輪椅進來，把輪椅停在長椅邊。克麗絲蒂娜、艾倫、蕾西，還有Ｅ４的其他護士和治療師都趕來了，站在一邊。我們等候神父出現，所有人都不發一語。然而神父一直沒現身。過了一會兒，克麗絲蒂娜看著我，問我要不要說點什麼？

我的確說了一些話，但已不記得自己說了什麼。我講得很簡短，也講得不太順。

我講完後，神父還是沒到，病患、護士、治療師和我面面相覷。

接著蕾西打破沉默：「柴德先生，你為保羅寫了一首詩對不對？你唸給我們聽好嗎？」

「好。」柴德先生摸索了一下，打開一張皺巴巴的紙。

我說過，深池醫院裡什麼形形色色的病人都有。柴德先生是來自紐約的猶太裔知識份子，也是狂躁症患者。事實上，我該尊稱他為柴德博士，因為他在罹患狂躁症前已完成了語言學博士學位。

柴德既高大又肥胖，腿部粗大浮腫，那是他當初入院的原因。他有張方臉，棕色的捲髮開始發白，棕色的眼睛狹長，聲音沙啞，帶著點布魯克林腔。他清了清喉嚨，開始朗讀他的詩：

別了，班納特隊長，如今，保羅，你成為星超人。
群星歸你所有，你可以進入任何星際之門。
你將探索七千星系，那僅是開端。
木星、仙女座、克林貢帝國的魔力皆
任你探索。
班納特隊長，你將以龐然巨石及星之子的身分
快樂歸來！

他唸完後，全場靜默，無人發出聲響。他想像的班納特隊長令人難以抗拒——他變成了星超人，恢復了雙腳，甚至有了翅膀，在星系、行星、克林貢帝國之間探索。

神父後來一直沒出現，過了一會兒，病患、護士、醫生全都離開了教堂，有的拄著枴杖，有的滑著輪椅，幸運的人則以健全的雙腳走出教堂。

面對病人時，我想做我自己

我凝視著他的雙眼，白帽下方的那雙眼睛是如此澄澈，眼神是如此堅定，我終於明白我對他的感覺是什麼了。那雙眼睛之後的他，那個獨特的自我與其他人截然不同。

幾天後，克麗絲蒂娜到辦公室找我，眼裡泛著淚水。她遞給我一張彩色影印對折的紙，那是保羅的葬禮通知。

那正面有一張保羅的照片，下面印著他的生卒年月日。那張照片應該是他很年輕的時候拍的，英俊的娃娃臉，有著黑色長睫毛的清澈棕色眼睛直視著你。我沒料到他穿著全套的海軍制服——頭戴黑緣白帽，身穿深藍色外套，配上紅色滾邊及金色鈕扣。他從來沒告訴我或任何人他曾是海軍，柴德先生為什麼會想像他是班納特隊長，則是狂躁症的難解之謎。

我凝視著他的雙眼，白帽下方的那雙眼睛是如此澄澈，眼神是如此堅定，我終於明白我對他的感覺是什麼了。他總是以同樣清澈的眼神凝視著我，一開始暴躁易怒，後來開朗期待，最後則是寧靜。我說不上瞭解他，不瞭解他的人或想法，但我知道，那雙眼睛之後那個清楚的他，那個自豪、不願妥協的保羅，那個獨特的自我與其他人截然不同。即使是年輕時，他就已經擁有那個自我了。在那個自豪的海軍的雙眼之中，我可以看到我的保羅。

當下我明白，他教導我的是integrity（真誠），那個字源自於*integer*（完整），來自*integro*（無缺，毫無受傷）。我的意思並不是我在認識他之前缺少真誠，而是在那之前，我接受的教育是：好的醫生不會與病患太親近，好的醫生不會跟病患有太多交集，他會保持一點距離，留心「反移情作用」，不會陷得太深。

那個代代相傳的醫學智慧自有道理，希波克拉底學派的醫生不會為病人真情流露或陷入厭惡。無論病人的祕密有多麼可憎，他都會為他們保守。他不和病人共餐，也不送病人禮物。他對病人的生活、家人、神經官能病，始終保持著「外人」的身分。

那是很好的基本原則。病人能找到一位良善但保持距離、關心但平靜、睿智但關係並不緊密的人很重要，也是必要的。那需要醫生保持一定的距離，也就是說不太能真情流露。

保羅不是那樣處世的。跟他相處一段時間之後，我也不是那樣做了。保羅的真誠喚醒了我，那不再是我想放棄的東西；我不想重新建立距離，我不想當希波克拉底學派的醫生。面對病人時，我想做我自己。

那時，我還不知道醫生是否可能那樣做。

不過我很快就知道了。

10 她說，美國是個美好的國家

她來美國好幾年了，儘管擁有經濟學博士學位，卻以打掃為生。從蘿卡的角度來看，美國近乎難以想像。她因某些事而遭祖國追捕，咬緊牙根默默在這裡為別人打掃房子，不敢奢望能夠重回家鄉……但美國讓蘿卡在冬天能維持溫暖，在夏天能維持涼爽，為她提供食物，治療她的癌症，周遭的環境雖不奢華，但充滿溫情，而且不求回報，甚至不求感激。

再次走進入院病房區的感覺令人興奮。我好幾年沒進來了。自從蘿梅洛醫師卸下醫療主任職務回到入院病房區後，她關上了這裡的門。原本這裡是眾人前來詢問第二意見或傍晚來聊天的地方，後來卻成了禁區。

蘿梅洛醫師自己也變得有點難以親近。她關上門後，沒人知道她怎麼了。我們只知道，她比任何人更努力，也比任何人投入更多。我為病患換眼鏡、買可樂，柯蒂斯醫師為病患買鞋，我們所有人都曾經從家裡帶食物來給病患。然而，蘿梅洛醫師做得更多。在必要的時候，她扛起醫療主任一職，處理醫院的陰暗面——不是病患，而是醫院裡的政治角力。醫院需要醫生值夜班時，她自願當班。當她認為改變不利於醫院時，總是出面抗爭，而且她的看法大多是對的。她對於理想有永不妥協的堅持。

凱伊醫師希望把醫院變成伊甸園，擁有更多植物和動物，讓醫院變得更自然、更安靜，蘿梅洛醫師大力支持他的計畫，也竭盡所能把入院病房區變成伊甸園。她為病患爭取看電視用的耳機，讓病房能保持安靜。她在走廊兩側擺放綠色植物，在電視間及醫師辦公室裡擺放籠中鳥。不過，當我再度踏進那條走廊走進辦公室之前，我只知道這些。

醫師辦公室的門上了鎖。我完全不知道那道門有鎖，但還是找到了鑰匙，把門打開。

裡面變化不大，半拉起的泛黃百葉窗還在，電腦和櫃台桌也還在，麥考伊女士給我的植物仍活著，而且蔓生過牆，長到書架上了。書架靜靜展現蘿梅洛醫師這幾年的光陰，架上擺滿書籍、會議文件夾、病歷、過期藥物、拆線包、好幾盒手套。辦公室裡唯一改變的是一張巨大的老舊橡木桌，以及桌旁的橡木櫃，橡木桌取代了原本搖晃的桌子，橡木櫃上則布滿了鳥糞。

我想我們不需要文件櫃，於是打電話到設備管理處，請他們把櫃子搬走。接著我抓了幾個大型垃圾袋，將書架清空，把那些東西送到蘿梅洛醫師的新辦公室。最後，我請吃苦耐勞、脾氣溫和的華裔工友蘿絲進來。

蘿絲環顧辦公室，臉色亮了起來：「啊！史薇特醫師！鳥走了！我來清理地板！還有窗戶！還有牆壁！」她搖搖頭說：「鳥不屬於醫院！」

我讓蘿絲留下來清理，走出辦公室，去看看我不在的這幾年入院病房有什麼樣的改變。

入院病房的變化也不大。

護理站還是和往常一樣擁擠，病歷還是放在門邊的架上。拉瑞莎依舊帶著俄羅斯腔、嘲諷、過人的能力在此服務。她還是戴著細細的金項鍊，梳整著好看的髮型，穿著義大利休閒褲。護理長和大部分護士都一樣，他們為蘿梅洛醫師和施坦尼醫師的離開而難過，但也很高興看到我回來。

患者也沒什麼變，人是換了，但風格一樣。我在病房裡走了一圈，自我介紹，坐在他們床邊，跟他們握握手，打招呼。我和這些病患不熟，但大致瞭解他們，他們的個性都不錯，風趣，有趣，古怪。接著拉瑞莎遞給我一套蓋章的索引卡、一杯現煮的咖啡，我走回醫師的小辦公室，這時裡面已恢復了醫師辦公室該有的樣子。

醫學是科學，更是藝術

每位醫生有自己的風格，各有適合自己的療法和運作方式。有些醫生比較積極，做一切嘗試，於是病人好轉了；有些醫生盡量不做太多醫療，病人同樣也好轉了。

儘管醫師辦公室沒變，護士沒變，病患也沒什麼變，入院病房還是有些地方不一樣了。改變的是和我共事的醫生、我教的醫學院學生，以及深池醫院以外的一切。我研究希德格的那幾年，有幸隔離在那些改變之外，但在那段期間，醫學領域也已經有所不同了，從行醫看診轉變成提供醫療照護。

同樣的，我自己也有所不同了，只不過我改變的方向完全相反。回到入院病房後，我遇到過去的自己，發現自己做事的方式不同了，看待事情的方法也不一樣了。

我把我從布拉姆威爾先生和他的小姨子、蒂爾先生和蒂爾太太、保羅，以及許多其他人身上學到的啟示帶回入院病房，不知為何，醫學看起來不再那麼複雜了。畢竟人體可能發生的狀況沒有那麼多種。事情發生的方式可能有很多種，但器官只有那麼幾個，疾病只有那麼幾類，兩千六百三十頁的《哈里遜內科學》（*Harrison's Principles of Internal Medicine*）看起來不再那麼嚇人。如今我明白，許多東西是畫蛇添足，並不重要，醫學的複雜門面似乎自己崩垮了。當我面對病患時，開始感覺樂在其中；我知道自己喜歡和他們相處，他們也喜歡和我相處。如今的我知道，自己不需要做很多事，只要付出一點點，病患就會好轉。

我曾經對從前的醫生感到不解。他們幾乎沒做什麼，只是出現跟病患打招呼，問問他們的名字，接著傾身向前聆聽對方的回答，同時觀察病患的面容和身體。他們會伸出手和病患握手，把病患的手握在自己手中，只問一些問題，之後就能告訴我們診斷的結果。那曾經令我大為不解。如今，我做的比較像他們那樣，同時也不再感到困擾或壓力沉重。

史蒂芬．哈普先生就是一個例子。

史蒂芬不是我的病人，而是拉吉夫醫師的患者。拉吉夫醫師是入院病房兩位新來的醫生之一，他們兩位和我一起取代蘿梅洛醫師和施坦尼醫師。為史蒂芬完成住院手續和檢查的是拉吉夫醫師，檢查結束後，他認為就像縣立醫院說的：史蒂芬是個運氣不好的「壞男孩」。他三十四歲吸食古柯鹼時突然中風，如今三十八歲，仍然吸食古柯鹼，而且再度中風，無法行走，口齒不清，吞嚥困難，甚至連口水都無法吞嚥。此外，他還有過心臟衰竭經驗。院方能做的有限，但拉吉夫醫師還是要求史蒂芬要做物理治療、職能治療，尤其是語言治療，因為史蒂芬說話別人難以理解，不得不用寫的來溝通。

如果是從前，史蒂芬不是我的病患，我不會留意他的狀況。過去入院病房裡有傑弗斯醫師、蘿梅洛醫師、芬特娜醫師，除非他們詢問我的意見，否則我不會介入其他醫生的患者。我知道太多醫生反而不利病患的治療，因為每位醫生有自己的風格，各有適合自己的療法和運作方式。有些醫生較積極，隨時為每位病患做一切嘗試，於是病患好轉了。有些醫生盡量不做太多醫療，患者同樣也好轉了。有些醫生用某種藥物來治療某種疾病，但有些醫生認為那種藥沒有效果，改用其他藥物。這讓凡事講究證據或資料導向的人難以接受，也證明了醫學不只是科學，更是藝術。我在那過程中明白，介入其他醫生的地盤，這裡添一些，那裡加一點，其實是無效的。

這是以往的情況。

現在狀況不太一樣。我們的新醫師似乎不在意我注意其他事，因此，雖然史蒂芬不是我的病人，我經過他床邊時還是會留意他的狀況。當他朝我揮手示意時，我停下了腳步。

三十八歲的他看起來比實際年齡年輕，有張深棕色的圓臉，臉頰光滑，毫無紋路或皺紋，黑色的眼睛圓圓的，黑色的短髮十分茂密。他的肩膀粗壯，手臂和腿部的肌肉發達，但一直流口水，講話含糊難懂，聲音低沉，字句都擠在一起。不知為什麼，我覺得他的樣子不像我從拉吉夫醫師那裡聽到的中風患者，這引起了我的好奇。回到辦公室後，我打開他的病歷，開始瞭解他的狀況。

他不是中風，是肌肉萎縮症

他的字跡工整，實在不像是多次中風的失智患者寫出來的，還有，他直到去年還能開大貨車，也不像是中風病人。因此討論結束後，我把他的病歷資料都拿出來研究。

史蒂芬四年前因神經系統突然出現異狀而住進縣立醫院。他的左半邊鬆弛無力，口水直流，說話困難，又吸過古柯鹼，所以醫生判斷很可能是中風。不過大腦掃描的結果卻不是那麼明確，因此又做了許多檢查，確認是否是愛滋病、腦部感染、自體免疫性疾病、凝血異常等，但都找不出原因。於是他的醫生推論他肯定是中風了。他們讓他出院，回到廉價旅館，並幫他安排一切必要的服務。他的狀況就這樣穩定了好一陣子，直到五個星期前，社工人員留意到他一直坐在輪椅裡，整天待在大廳看電視，流著口水，而且一吃東西就噎住。社工人員隨即聯絡縣立醫院，安排他住院做另一次檢查。然而醫生還是找不出問題，看起來很可能是再次中風。當然，他的狀況更加退化了，他們推測應該是吸食古柯鹼造成的。總之，他已經無法照顧自己，於是被送來深池醫院。

他住進來的第一個星期即將結束時，他的護士、治療師、社工、家人約好碰面討論，不過拉吉夫醫師那天正好休假，於是我代替他參加。那次的碰面又加深了我的好奇。

首先，史蒂芬的妹妹邦妮告訴我們，史蒂芬有十七個兄弟姊妹，他排行十三，這十八名孩子來自十一位父親。史蒂芬的母親和父親都有酗酒問題，不過他還是念完了高中，上了大學。他結過婚又離婚，有個女兒。史蒂芬是大貨車司機，邦妮說他很喜歡開大貨車，直到去年才因為坐上輪椅，講話難以理解而不再開車。

「他直到去年還在開大貨車？」我問。

「沒錯。」

聽起來不太可能。

她覺得出了什麼問題？如果他幾年前中風，但直到去年還能開大貨車，那究竟是什麼改變了？

「他只是懶惰而已。」她說。

我看著史蒂芬，他正專心聆聽。

他點頭說：「對，我只是懶惰。」

接著護士開始討論他的護理需求，社工描述他在廉價旅館的房間狀況有多糟，最後是語言治療師的報告。她說，史蒂芬難以說話及吞嚥的現象比中風可能造成的狀況還嚴重。連她都聽不懂他的話，問他問題時必須請他寫下答案。

「你們看。」她把史蒂芬寫下的回答傳給大家看。

史蒂芬的回答傳到我手中時，我看到他寫了一手好字。他寫的字母很小，筆畫小心工整，而且是完整的句子，用字相當講究。治療師問他為什麼離開之前的復健中心時，他寫道：「他們要求我離開，因為我是單親爸爸，他們無法收容我。」另外還有我最喜歡的一句話：「我以前很愛寫東西。」

字跡工整，句子又講究用字，實在不像是多次中風的失智患者寫出來的。史蒂芬的身體肌肉發達且對稱，還有，他直到去年還能開大貨車（即使開得很糟），也不像是中風病人。

因此討論結束後，我把他的病歷資料都拿出來研究，開始尋找前後一致的診斷。

答案很快就出現了。有人在某個時間點曾要求史蒂芬做了一項血液檢測，衡量血液中的「肌胺酸磷酸轉移酶」濃度。那是主要出現在手臂、腿部、心臟肌肉的酶，通常醫生懷疑心臟病發作時，會要求病患做那項檢測，因為心臟病發會破壞心臟肌肉，導致肌胺酸磷酸轉移酶融入血液中。史蒂芬的肌胺酸磷酸轉移酶確實很高，是正常值的一百倍，這麼高的數字不可能是心臟病發作，因為那麼嚴重的心臟病早就足以致命。那麼高的肌胺酸磷酸轉移酶，只可能來自於骨骼肌損傷。

這不是罕見的情況，如果病人在測量肌胺酸磷酸轉移酶前接受了肌肉注射，檢測數據就可能很高。如果服用「斯達汀」類的藥物來降血脂，檢測數據也可能很高。我心想，史蒂芬想必是在做肌胺酸磷酸轉移酶測試前做了肌肉注射，或之前服用了斯達汀類藥物。不過仔細閱讀他的資料時，找不到任何注射或服用斯達汀類藥物的證據。

那麼，病情診斷就只剩下罕見的肌肉萎縮症了。

肌肉萎縮症是遺傳性疾病，因缺少酵素而導致肌肉狀況惡化，是家族遺傳性疾病，女性是帶因者，男性在幼時受到影響，通常會在十幾歲時喪命。史蒂芬已經三十多歲，他的妹妹又沒提起任何家族病史，肌肉萎縮症可說是超乎意料的診斷。另一方面，肌肉萎縮症的確會造成史蒂芬的狀況，那可以解釋他為什麼有粗壯的肩膀和大腿，卻毫無氣力，還有他有流口水、噎到、聲音低沉等現象，也可以解釋他的臨床病程——逐漸退化，心臟衰竭。此外，還有一種罕見的形式確實會對成人造成影響，機率是十萬人只有三位。話又說回來，這裡畢竟是深池醫院，再罕見還是會遇見。

我要求他再做一次肌胺酸磷酸轉移酶檢測，這次檢測結果也是正常值的一百倍，由於史蒂芬沒服用斯達汀類藥物，也沒接受肌肉注射，這表示他確實有肌肉萎縮症。

能做出正確的診斷固然令人滿意，但這個診斷結果並不好，沒有比中風好。即使中風兩次，只要戒掉古柯鹼，致力復健，狀況還是有可能穩定與改善。然而，肌肉萎縮症是漸進的，史蒂芬在醫院的醫療照護下可能會有些許改善，但就長期而言只會變得更糟。那個診斷證明他不是懶惰，同時也表示我們的重點可以從中風復健調整為如何因應持續的肌肉萎縮過程。此外，由於肌肉萎縮症是與性別有關的疾病，是由母親遺傳給兒子的，那也是他們家族該注意的。

我想了好一會兒，思考該如何向史蒂芬和他的家人解釋這種罕見的遺傳診斷。我取得他的同意後，打電話給邦妮。

「我想我們弄清楚史蒂芬的問題了。」我一開始這麼說。

「我以為我們早就弄清楚了。不是中風嗎？」

「他可能也有中風，但中風無法解釋他過去一年的現象。史蒂芬有罕見的肌肉問題。」我深深吸了一口氣：「那是一種家族遺傳性疾病，是……」

「你是指……肌肉萎縮症嗎？」

「嗯……呃……對……你怎麼會知道肌肉萎縮症？」

「我們有個弟弟因肌肉萎縮症過世了，有一個表弟也有。另外還有一位姨媽或舅舅也有。」

我對自己診斷出肌肉萎縮症相當自豪，但聽到邦妮說「你是指……肌肉萎縮症嗎」，一時間不知如何是好。診斷明明一直都在，就擺在眼前。

「對，就是肌肉萎縮症，所以不是中風導致史蒂芬過去一年的惡化，而是肌肉萎縮症造成的。當然他的生活型態也是原因，例如古柯鹼、吃不好、沒好好照顧自己等。」

「醫生，也許你可以和他談一下。我試過了，但他都不聽我勸。」

「我要講的重點是，你們家人應該要瞭解這種疾病有家族遺傳性，主要是在男性身上發病。」

「呃……那你會告訴他嗎？」

「當然。」

他不只是想活著

有一點讓我不得不對他帶著敬意——
他不只是想活到生命的最後一刻，更希望在死前能一直做自己。

我告訴史蒂芬了，但他似乎不在乎。他也沒提起弟弟、表弟或舅舅的事，只說他想繼續開大貨車，問我願不願意幫他填單，讓他取回駕駛執照。

我暫緩處理他的駕照，先打電話給我們的復健醫生韓斯醫師，說服他讓史蒂芬做復健。我說他可以學習一些因應弱點的技巧，瞭解自己的弱點並知道如何克服，也許某些因生活型態造成的惡化是可以逆轉的。

韓斯醫師是位英俊的醫生，有雙明亮但稍小的藍色眼睛，金髮蓬亂，臉型方正，穿著平整的白襯衫，搭配鮮豔的領帶，還有絕不丟給洗衣房清洗的漿挺白袍。他是喬治亞醫大畢業的，帶著南方紳士寓意不明的微笑。韓斯醫師不認同市政府對待這些所謂「壞男孩」的方式。他去看史蒂芬時，史蒂芬也請他幫忙簽取回大貨車執照的單子。韓斯醫師一聽，嘴角撇向一邊，揚起眉毛，翻了翻白眼。他甚至連不都沒說。

韓斯醫師對肌肉萎縮症的診斷結果感到懷疑，也懷疑史蒂芬的情況是否可能好轉。不過，他還是讓他轉入復健病房了。

後來證明韓斯醫師的看法對了一半。肌肉切片檢查證實了肌肉萎縮症的診斷，但一如韓斯醫師的預測，史蒂芬沒有太大的改善，治療幾週後，他可以再次行走，但就只能做到那樣而已。後來史蒂芬就不再接受治療，韓斯醫師在治療紀錄中指出，史蒂芬變得令人討厭、有破壞性、喜愛操控。他堅持要取回大貨車駕照，也辱罵工作人員，還在人群中全速啟動電動輪椅，橫衝直撞。他抽大麻，不管簽了多少約定，都一再食言。

我不知道最後的導火線是什麼。是他開始擾亂臥病在床的復健病人，關掉他們的電視？或是他在韓斯醫師的植物裡撒尿？還是他把四頁的大貨車執照表單硬塞到韓斯醫師的面前。總之，五個星期之後，韓斯醫師受夠了，他說史蒂芬已經可以行走，可以照顧自己，不再需要我們的醫療照護，於是幫史蒂芬叫了一輛車，並遵照法規，知會史蒂芬、史蒂芬的家人、他在院外的醫生他即將出院，重返社群，車子會送他到廉價旅館的大廳。

我可以理解韓斯醫師的想法。史蒂芬是個運氣不好的「壞男孩」，也不討人喜歡。不過我還是有點喜歡他。他的確沒好好照顧自己，老做些對自己不利的事；他不笨，但忽視病情；他的確一直吵著要取回執照。然而，有一點讓我不得不對他帶著敬意——他不只是想活到生命的最後一刻，更希望在死前能一直做自己。

此外，他也教了我一件獨特的事。他妹妹說「你是指……肌肉萎縮症嗎」的聲音在我的耳邊迴盪了多年，至今仍不絕於耳。那聲音提醒我，我們對病患或對彼此的瞭解是多麼的少。每個生命，在每一天，都會有如此多的經歷，即使過去問過很多問題，我對病患還是有許多不瞭解的地方。

我從史蒂芬的身上還學到另一件事，那就是我開始變成從前的那種醫生。我沒檢查他的身體，除了聆聽、凝視外，什麼也沒做。我只知道他和我見過的中風病患不一樣，才會仔細閱讀他的資料。醫學院是這麼教我們的：「看起來像鴨子，走路像鴨子，叫聲像鴨子，那就是鴨子。」我從史蒂芬身上發現，這句話反過來說更好、更貼切：「看起來不像鴨子，走路不像鴨子，叫聲不像鴨子，就不是鴨子。」看起來不像中風，就不是中風。

思考史蒂芬的情況時，我發現從前的醫生看病人時有個特殊的地方。他們很安靜。我現在也這麼做。因為醫學對我來說不再複雜、壓力沉重或令我困擾，如今我看病人時也很安靜。我有很多的時間，一點也不急。

對我來說，這就是入院病房區和之前有所不同之處。這裡其實還是和過去一樣繁忙、混亂、嘈雜，病患還是病得很重或甚至更嚴重了，但不知道為什麼，或許是朝聖之旅的關係，我已經學會了進入繁忙、混亂、嘈雜之下的平和、條理、安靜。那種安靜與中斷正好相反；那是走路時的平靜感，是所有活動之下的平靜感，是連結一切的所在。一旦進入了那種狀態，一切都不急了，你會擁有自己需要的一切時間。

另一次政治角力

沒人知道虔伯斯案和解會花多少錢，不過史坦醫師編列預算時，刪除了凱伊醫師安寧病房裡的神職人員。

入院病房區之外就沒那麼平靜了，到處充斥著政治角力。

首先是D提案。

「拯救深池醫院委員會」為了防止史坦醫師把深池醫院變成精神病院，想出了一個策略，也就是D提案：由第二個相關團體——「深池醫院舊金山支持團體」提議投票表決。D提案建議將醫院重新規劃為「特殊用途區」，其特殊用途就是只照護長期病患，絕不用來照顧精神病患、有毒癮的遊民。這是很聰明的策略，但有兩個問題。為了這項活動的經費，委員會由建商協會取得資金，並且同意提案將允許在市內建造營利的住宅照護設施。其次，如果提案表決通過，日後對於病患入院最後的決定權在於負責重新規劃的行政主管，而不是醫生或醫院。

市長和史坦醫師立刻發現這些問題，聲稱D提案可能是舊金山市有史以來「最糟的草擬提案」，重新規劃的行政主管不但擁有病患入院的決定權，還有權同意在市內各地興建住宅照護設施，並且可要求深池醫院讓數百位阿茲海默氏症的病患出院。

委員會試圖為這項提案辯護，最後卻演變成對市長和史坦醫師的攻擊。他們寫道：市長「欺騙」、「卑劣」，史坦醫師的動機不是基於病患需求，而是為了他的預算。米麗安修女再度失控發飆，主張投票反對D提案是「不道德的」。這樣的人身攻擊連我都無法信服，後來，D提案以三比一的票數遭到否決。

史坦醫師和市長還算厚道，沒因受攻擊而立即報復米麗安修女、凱伊醫師、蘿梅洛醫師，以及委員會的其他人，也沒針對病患入院做全面的反擊。不知是史坦醫師從中學到了經驗或是其他什麼原因，總之，蘿梅洛醫師努力阻擋的精神病吸毒罪犯已經不再送到深池醫院了。更可能的是史坦醫師已有長遠的報復計畫。事實上，我認為他確實是那麼盤算的。後來幾年的情況也證明，米麗安修女、凱伊醫師、蘿梅洛醫師過得相當辛苦。

接著發生的是虔伯斯案。那是一件對市政府提出的集體訴訟案，該案聲稱，市政府讓病患留在深池醫院，侵犯了身心不便人士的公民權。

這說法聽起來很熟悉？沒錯，「虔伯斯控告舊金山縣市」其實是戴維斯案的延續。當初戴維斯案要求市政府審查深池醫院內每位病人的出院可能，告知他們社群的替代方案，獲得勝訴。虔伯斯案又前進了幾步，要求市政府為任何想出院的病患提供社群替代方案，要求市政府縮減新深池醫院三分之一的規模，也要求醫院將其使命任務從長期照護改為短期復健照護。

律師為了幫虔伯斯案找出六位患者當作原告，在醫院裡穿梭了幾個月，張貼傳單，鼓勵患者加入訴訟。律師發現，多數病患並不想出院，但最後還是找到六位願意出院的病患。其中兩人或許不是用來指控醫院不讓病患出院的最佳選擇，因為他們已經從深池醫院出院兩次。第三位病患的家屬反對他出院，努力不讓他參與訴案成為原告。至於另外三位原告的情況是，如果我們有足夠的錢提供每位患者需要的居所和全套服務，他們出院的確會比較好。

虔伯斯案對於「身心不便患者在家照護最好」的主張沒有錯，如果錢不是問題，深池醫院的每位病患都可以出院，但偏偏錢就是問題。虔伯斯案的律師主張，在家照護病患比在醫院省錢，但他們的計算方式之所以成立，是因為他們估計的病患醫療照護成本是零。然而，這些病患當初會來到深池醫院，還有他們的狀況會那麼複雜、成本高且難以出院，也正是因為他們有醫療問題。儘管深池醫院的成本高昂，它還是有成本效益，因為這裡有醫生每日巡視，有護士照顧及開放式病房，病患鮮少因病情嚴重而轉送縣立醫院處理。

虔伯斯案的律師也主張，深池醫院太大，老舊過時。這是事實，但它有缺點，也有優點。事實上，它的缺點正是它的優點。深池醫院的龐大、老舊、過時，為舊金山市的醫療體系發揮了作用。在深池醫院，我們知道我們可以為無處可去的人找到安身之所。

因此我們都十分擔心虔伯斯案，但市長和史坦醫師似乎很樂觀，毫不反抗就達成和解。監事會同意為想出院的病患撥款補助，他們也提撥資金支助另一個新計畫——「轉移及社群融入計畫」，以監督病患的入院與出院。最後，他們也將新深池醫院的規模縮減了三分之一。

沒人知道虔伯斯案和解會花多少錢，傳言指出，光是讓主要原告出院，每年就要花七萬八千美元，這還不包括他的醫療或住宿費。不過史坦醫師似乎很高興。他編列接下來的預算時，刪除了凱伊醫師安寧病房裡的神職人員，那是米麗安修女很早以前設立且引以為傲的職位。

生命中偶然交會的群體

我的患者和我，以及醫生、護士和行政人員，就像朝聖者在旅途中偶然形成的群體。我們的身分就某種意義上來說只是一個扮演的角色。

就在我調回入院病房區、D提案表決、虔伯斯案接連發生期間，羅莎琳和我持續邁向星野聖地牙哥的朝聖之旅。

朝聖之旅的第三段是越過庇里牛斯山，穿越西班牙，路途比前兩段更多變，路上也有更多朝聖者。第三年我從旅程中帶回醫院的重要回憶，是我們超前「我們那群」的那一天。

我們其實沒有正式的群體，羅莎琳和我是兩人小組，但走著走著，就像喬叟在《坎特伯雷故事集》的旅店裡描述的那樣，群體成形了。因為大多數人每天都從同樣的地點出發，走的路程都差不多——十五分鐘走一公里，或是每小時走兩英里。有些人走得快，較早抵達目的地午休或喝啤酒，有些人則是慢慢來，但一天結束時，也會抵達同樣的目的地，因此就這樣自然而然形成了一個團隊：兩名美國人、幾位法國歌手、喜歡調笑的離婚者、幾位健談的西班牙人、一位友善的丹麥人，以及兩位嚴肅的德國人。

儘管如此，有一天，不知為什麼，我們超前「我們那群」一整天，而且一開始我們並沒發現。當天晚上，我們出去吃晚餐，在桌邊坐下來開始點餐。等候上菜時，我發現我們右邊那桌是另外兩位美國女子，年紀跟我們差不多，也是朝聖者，甚至跟我們長得有點像。我把身子往後靠向椅背，環顧四周，果然沒錯！有一邊有兩名嚴肅的德國朝聖者認真地討論行程，不過他們不是我們認識的那兩位德國朝聖者。另一邊也有法國歌唱團體——其實他們是比利時人，也不是在唱歌，而是播放錄音帶，但反正差不多。最後面有一位沉悶的挪威人，他取代了友善丹麥人的地位；另外還有一小群西班牙人在大聲交談，不過他們也不是我們認識的那群西班牙人。

　　那感覺真不可思議。那是一群一起旅行的朝聖者，就像「我們那群」一樣，只不過不是我們那一群。我總以為我們在朝聖之路上很特別，以為那是我們的朝聖之路，我們第一次踏上它，途中的冒險、挫折與障礙也為我們第一次展開。然而並不。在我們之前，一直都有幾乎一模一樣的群體；在我們之後，當然也有其他群體。因為，那晚他們也在旅館裡。「他們」何嘗不是「我們」？他們是我們及我們那群的翻版。他們不知道比他們晚一天的路程上，也有和他們相對應、相類似的人；在早他們兩天及晚他們兩天路程的地方，也是如此。

　　那是那一年我帶回醫院的啟示。

　　在那之前我原本就開始有類似的感受。我留意到，就某方面來說，我在入院病房裡的患者幾乎是可以互換身分的。我似乎總會有同「一群」病患：兩位「壞男孩」，一位「壞女孩」，一位牢騷滿腹的老婦人，一位中風的華裔，一位年老的遊民，一位有多重症狀的新病患。走過第三年朝聖之旅後，我開始明白，護士和醫生及醫院裡的其他人也是如此。我們那群——傑弗斯醫師、芬特娜醫師、蘿梅洛醫師、凱伊醫師、拉瑞莎、克麗絲蒂娜、康利先生，甚至史薇特醫師——每個人都是獨立的個體，但這個群體並非是獨一無二的。在我們之前和之後，都有其他和我們相似的群體；他們可能出現在不同的建築裡，在新的深池醫院，甚至在不同的世紀，但無論如何，這樣的群體一定會出現，因為醫院的本質需要它。

我的患者和我，以及醫生、護士和行政人員，就像朝聖者在旅途中偶然形成的群體。我發現那樣的體悟讓我放鬆了不少。那表示我可以放自己一馬。即使此時此刻的我不是完美的史薇特醫師，那樣完美的人終究會出現。

那也表示，我們的身分就某種意義上來說只是一個扮演的角色。這次我是醫師，你是患者；下次我們可能會角色互換。於是，走完第三段朝聖之旅後，我開始更仔細地觀察患者、工友、護士、司機的面容和眼睛，思索著他們扮演的是什麼角色？我發現他們也以同樣親近、探索的方式看著我。

康利先生的迷惑

他開始和經過的病患打招呼，開始到病房探視他們。他有點迷惑：也許深池醫院裡住的是病患，而不只是「院友」？

這段期間，新任行政主管康利先生正在思考如何落實虔伯斯案的決議，尤其是如何把新的深池醫院縮小三分之一。

他要如何做到？最顯而易見的方法就是停收新的病患，讓患者數量逐漸縮減到七百八十人，這大約需要一年多的時間才會達成。然而等候入院名單上的病患人數很多，他必須面對讓他們入院的壓力。這對他的預算也會造成極大負擔，因為當初預算是根據一千零三十位病患的營收來計算的，而不是七百八十位。此外，他也必須資遣員工，那是嚴苛的考驗，畢竟他是讓每個病房自然縮減，而不是直接關掉某個病房。

於是康利先生決定什麼都不做，打算想等新設施啟用之後再說。新醫院啟用後，他會將病情最嚴重的七百八十位病患轉移過去，把剩下的兩百五十位病患留在舊設施裡，讓他們逐漸出院。當然，那就表示他需要同時維持兩家醫院、兩個廚房、兩套政策與作業流程。他自己也無法想像那會變成怎樣，但實在想不出其他可能性了。

康利先生是個直率熱情的人，聲音沙啞，充滿活力，一頭紅髮，留著紅鬍子，讓我想起亨利八世愛上安・波林（Anne Boleyn）時的年輕模樣[1]。用中世紀的說法，他算是史坦醫師的人馬，他的職責，就是把深池醫院從老式救濟院轉變成現代化的醫療照護與復健機構。史坦醫師事先提醒過他，他會遇到哪些阻礙，例如固執的醫生、難以掌控的修女，還有前護理部主任。康利先生做好了準備，但一心想達成任務的他，最後犯了一個致命的錯誤：他踏出行政大樓，遇見了深池醫院的病患。

我不知道事情的始末，我想應該和我們的電腦系統當機有關。醫院裡的每台電腦及透過電腦執行的一切作業，包括所有的電子郵件、列印、化驗資料、迷你資料庫表單全都停擺。電腦系統當機，而且持續了好幾個月，幸好這家醫院規模龐大，沒那麼有條理，不是樣樣都依賴電腦。我們大多數人仍保留紙本作業習慣，電話仍透過原有的牆內線路，我們仍使用木製的郵箱、院內的廣播和時鐘。

不過，由於沒有電子郵件，康利先生無法繼續坐在重新裝潢的行政區發送電子公文，不得不將訊息寫在紙上，如果某個訊息很重要又是機密時，他會親自遞送。他氣喘吁吁走遍醫院，內心祈禱著電梯能動，別卡在半途。他走過「和諧園」時，與身上有刺青的抽菸病患擦身而過。最後他也跟我們一樣，受到深池醫院的魔力召喚，開始和經過的病患打招呼，開始認識其中一些人，開始到他們的房間及開放式病房探視他們。於是，他的態度軟化了。他開始有點迷惑：也許深池醫院裡住的是病患，而不只是「院友」？也許深池醫院是醫院，而不是醫療照護與復健機構？

電腦系統整整拖了四個月才修好，電腦當機期間，即使我需要打電話到化驗室去詢問化驗結果，但整體工作量卻大幅減少了，這讓我非常訝異。

電腦系統修好之後，康利先生還是會走出行政區去探視病患。他不像萊斯特女士那樣抿著嘴、睜著銳利的眼睛巡視，他會坐在床邊，談話、聆聽，從病患的角度來瞭解醫院。

這個轉變後來卻帶來了致命的結果。

韓太太之死

那位醫生告訴記者，韓太太的死絕對和市長刪減醫院預算有關。之後，預算多了十萬美元，那筆錢卻指定用來聘請公關公司……

康利先生的運氣不好，至少在深池醫院裡是如此，尤其是在這個特別的時間點。律師向法院提出虔伯斯案之後不久，也就是電腦系統出問題的期間，韓太太從二樓或三樓的窗戶墜樓身亡，沒人知道原因。韓太太有失智狀況，一天下午，她比平常更焦躁，在病房四周走來走去，想離開醫院去找家人。護士帶她回床上，讓她服下鎮靜劑。她入睡後，護士去處理其他任務，但幾小時後回來察看她的狀況時，發現床是空的。他們在開啟的窗台上發現她的手鐲，在下方發現她，當時她已經身亡。

州政府當然展開了調查。

接著，《華爾街日報》聯絡康利先生，他們在做深池醫院這類老式機構的報導，探討這類機構的

1 亨利八世是十六世紀時期的英國國王。他的哥哥娶了西班牙王妃凱薩琳不久即過世，為了維繫與西班牙王室的關係，亨利八世不得不娶凱薩琳為妻。後來，他愛上侍女安．波林，請教宗批准他與凱薩琳的離婚，但教宗遲遲未處理，亨利八世於是自任為英國教會的最高領袖，結束婚姻，但也開啟了此後一連串英國新舊教勢力的爭鬥。

不合時宜，派了一位記者來訪問他。同樣在那個星期，司法部也來了，交給他整整五頁的問題，要求他對補救措施提出答覆。不久，一位髮型整齊、戽斗的電視台記者來訪問他，請他面對鏡頭談一下韓太太的死以及當時正在進行的幾個調查。

康利先生是個好人，也是個海洋工程師，但在那次採訪中，他顯得不知所措。記者問康利先生，像韓太太那樣困惑不安又想離開醫院的女性，怎麼會讓她有機會獨自一人爬向窗外。當時康利先生的回答有點失當。

「她顯然是有人監督的。」他回應。

「噢，拜託，康利先生，」記者說：「有人監督的話，她還會爬出三樓的窗戶嗎？」

「不是三樓的窗戶。」康利更正記者的說法。

記者問，他打算怎麼做來預防更多的意外？

「我們會改善人員的配置，」他回應：「檢討流程和工作品質，留意患者，不讓外在因素分散了注意力。」

後來記者又訪問了曾在深池醫院服務的醫生。那位醫生告訴他，韓太太的死亡絕對和市長刪減醫院預算有關。韓太太需要有保姆在身邊看護她，但事實上沒有。當初如果有保姆，她就不會爬出窗戶了。那位醫生也指出，保姆的費用很高，康利先生幾乎已經從預算中刪除所有保姆的預算。

接著記者又去訪問市長，請市長對此指控發表回應。他寄出採訪請求，打了電話，終於在市長結束會議時攔下了他。他問市長，是否認同他的預算刪減是導致病患死亡的說法。

市長的髮型和記者一樣整齊，他不願表示意見。

然而在此之後，康利先生突然運氣好轉了，預算多了十萬美元。那筆錢指定用來聘請公關公司，提升對「醫院從機構轉型成社群」的支持度。他也需要找人出任一個新的職位——政府與社群關係主任，由這位主任負責「處理負面宣傳，改善深池醫院的社群和媒體關係」。康利先生不需太費心，他選擇市長聘用的那家公司擔任我們的第一家公關公司，也直接雇用市長的發言人艾德里安・瑟夫擔任我們的第一位政府與社群關係主任。此外，他也在史坦醫師的要求下，找施坦尼醫師回來擔任醫療部副主任，幫他處理所有新的文書工作、問題和決定。

她來自千里之外

她剛從保加利亞過來，知道母親罹癌兩年了，如今已到末期。我說話時，她專心聆聽，眉頭糾結擠出了皺痕。

對我們來說，照顧病患愈來愈艱難了。電腦系統當機那麼久，我比以前更需要依賴身體檢查和希德格的方法，再加上調查人員、媒體、報導、新聞界都認定我們這種老舊的大型救濟院不合時宜，所有人很容易士氣低落。

終究，一切似乎還是穩定下來了。也許是我們也習慣了所有的改變。醫院通過了接下來的執照與認證審查，電腦系統恢復正常，新的深池醫院也開始從低谷中慢慢浮現。

那幾年期間，新的醫院就在那裡靜靜成形。我已習慣看到成排的卡車上下山坡，來時塵土飛揚，去時也塵土飛揚。他們圍起鐵絲網，剷除樹木，一塊光禿的長條形土地取代了綠地。有一天，當我看見真正的建築及鋼架、玻璃帷幕矗立在地面上時，不禁感到意外。連結大樓突然就出現了，它有綠色的玻璃，外觀氣派大方，就像幾年前建築師簡報的那樣。在它旁邊的是南樓，方正高聳，外表包覆著白色物體。計畫中的東樓消失了，因為虔伯斯案刪除了它，西樓的興建則延緩到克拉倫登廳拆除之後。總之，它的出現如此突然，如此引人注目，也令人不安。

醫師辦公室的鐵窗不是面向新的建築，而是望向停車場，那裡可以看到救護車來來去去，甚至可以遠眺更遠的林地。患者仍會到林間抽菸、喝酒、發生不安全的性行為，我則持續接收我們依舊歡迎的特殊病患。那一年也有好多那樣的患者，不過我想分享的是蘿卡的故事。

蘿卡．瑟蒙諾娜是個美麗的女子。

儘管她有黑眼圈，臉色蒼白，頂著光頭，我第一眼看見她就覺得她很美，見到她的女兒後就更加確定了。她的女兒剛從保加利亞搭機過來，她一走進我們辦公室開啟的門，我隨即停下手邊工作與她交談。她的身材高䠷苗條，一頭黑色短髮，睫毛濃密，鼻樑高挺，嘴唇豐滿。那是一張美麗的臉，開朗，但帶著困惑。後來我們又在她母親的床邊談了一小時，她試著瞭解母親的問題所在。

她知道母親罹癌兩年了，如今已到末期。我說話時，她專心聆聽，試著聽懂我的英語，但看得出她並不太明白。濃密睫毛下的棕色眼睛緊盯著我的嘴唇，眉頭糾結擠出了皺痕。蘿卡也仔細聽我說話，接著為女兒翻譯我的話。她說的是我從來沒聽過的保加利亞語。那語言的音節充滿動感，發音運用到口腔前後左右的各個部位，抑揚頓挫聽起來類似俄語。

「醫師，我知道……」蘿卡喘吁吁地告訴我：「癌細胞已經擴散到我的肺部，也在骨頭和脊髓裡，我剛剛告訴我女兒。」

接著蘿卡從床上仰望著我，而我說完所有情況後，也在她床邊坐了下來。我請她女兒在醫院僅剩的幾張手工皮椅上坐下。她脫下皮夾克，披放在椅背上。

「我會給你抗生素，並且再做一些化療，」我對蘿卡解釋：「因為肺臟後方或裡面的癌細胞可能有感染，抗生素雖然殺不死癌細胞，但能消滅感染，讓你呼吸順暢一點。」

「好的，醫師，謝謝你。」蘿卡說。

蘿卡的女兒依舊一臉困惑，但沒提出任何問題，只是說：「謝謝，醫師，謝謝你。」自從變成醫療照護的提供者以後，醫生已經很少聽到那樣的話了。接著我讓她們母女獨處，身後傳來她們以保加利亞語輕聲細語的交談聲。

謎樣的經濟學博士

當我問蘿卡為什麼不回國探訪時，她那張美麗的面容變得僵硬。「是政治問題嗎？」她動了動頭部，只是稍稍頓了一下。是的。之後就沒再多說。

蘿卡原本不是我的病患，而是張醫師的。

張醫師和拉吉夫醫師一樣是入院病房新來的醫生，而且表現相當出色。她親切可靠，動作扎實，不但準時上班，整天都待在病房裡，工作認真。她似乎很喜歡那些來醫院尋求醫療照護的消費者；她為病患進行檢查的方式幾乎就像從前的拉荷嫚醫師那麼優雅。她比較喜歡用電腦，但也會手寫檢查報告，而且字跡工整娟秀。有一天病房比較不忙時，她偷偷對我透露她其實不太知道如何徹底檢查患者，然而，閱讀她寫的檢查報告時，我完全看不出來。

「學校已經不教我們檢查了，有太多其他東西要學。」

蘿卡起初是張醫師的病人，縣立醫院把她送來這裡一面化療，一面迎接死亡。她一直很健康，兩年前才診斷出有子宮頸癌。當時她動了手術，做了化療，情況好轉。後來，被禁止返回祖國的她到南斯拉夫和兒女見面時，突然呼吸急促，南斯拉夫的醫生幫她照X光，告訴她肺部出現癌細胞，於是她回到舊金山市，到縣立醫院做檢查。

檢查結果並不好，癌細胞已出現在肺部、骨頭和脊髓，縣立醫院的醫生建議她做額外的化療。她是清掃工，和室友住在一起，家人在保加利亞，於是縣立醫院把她送來我們這裡。張醫師經手她的入院手續，為她安排第一輪的化療，但隔天正好張醫師休假，我幫她照顧病人，才會見到蘿卡和她的女兒。新的化療讓蘿卡的心跳急速加快，當天她又被送回縣立醫院追蹤，等她再回到深池醫院，變成了我的患者。

蘿卡和她的女兒是我第一次認識的保加利亞人，也是目前為止唯一遇過的保加利亞人。

有一天，蘿卡告訴我，保加利亞是位於黑海旁非常古老的國家，當地的人膚色較深，身材清瘦，曾多次經歷希臘、土耳其和俄羅斯入侵，且總是默默承受。侵略者來到當地，看到當地，征服當地，最後還是都返回自己國家，只有德國人例外。蘿卡說，保加利亞人不喜歡德國人，二次大戰時德國人在保加利亞的表現也很不好。他們確實入侵並征服了保加利亞，國王確實也和他們握手合作，議會也同意制定一些新的法律。然而，無論是不是猶太人，全都戴著黃星[2]走上街頭，猶太商店遭打破的窗戶修補好了，反猶太人的塗鴉也被油漆覆蓋了，沒人把猶太人和吉普賽人從保加利亞送到集中營，最後德國人也返國了。

然而，當我問蘿卡為什麼不回國探訪時，她那張美麗的面容變得僵硬，由此可見俄國人來了之後肯定有所不同。我知道她來美國好幾年了，儘管她擁有經濟學博士學位，卻以打掃為生。她沒有回答我的問題。

「是政治問題嗎？」

她動了動頭部，只是稍稍頓了一下。是的。之後就沒再多說。

我試圖想像她沒說出來的內容。一九七〇年代，深夜在油印機偷印祕密報紙，拿到街上發送？或是一九八〇年代，寫論文探討民營企業的效率經濟，結果遭到譴責，調離工作崗位或失業？或是一九九〇年代，她目前人在南美的丈夫是不受歡迎的政治家？或者他逃稅？經商沒付該給的賄賂金？

她從來沒告訴我。

護士也和我一樣，後來都很喜歡蘿卡。她舊疾復發回縣立醫院治療後又轉回來時，護士幫她安排病房角落較安靜的病床。對需要安靜及隱私、喜歡聽莫札特、戴上黑框眼鏡認真閱讀《華爾街日報》的病人來說，角落的病床可說是頭等床位。它位於角落，如果不算對面床位的話，就像只有一位室友。沒錯，病房裡的電話也在角落，所以有人會隔著簾幔接聽電話及講電話，但那裡還是比較好的位置。蘿卡也知道這一點，她對於能夠移到那個位置，心存感激。

蘿卡的顧慮

她不發一語。她內心潛藏著一些顧慮，不願吐露。我對她解釋：「這是公立醫院，很老派，傳統，但是免費。」

不久，蘿卡床邊的窗台上出現了鮮花，櫃子裡放了草藥和維他命。其他病患的聲音偶爾會干擾她

2 這裡的黃星，指的是二次世界大戰期間，在納粹占領的歐洲地區，猶太人被迫別上黃色六角星當作識別標記。

的睡眠，當我們終於騰出真正最好的床位給她時，她反而猶豫了。那時我才開始明白，她的美麗面容之下深藏著很久以前的某種衝擊，以及很久以前的決定。

我告訴她應該移到那個新房間時，她說：「聽起來很棒，謝謝。不過，如果以後你需要把那房間給其他人呢？我能回到角落的床位嗎？」

她想的沒錯，完全正確。那個問題經過相當縝密與睿智的思考，美國土生土長的人不會想到要提出那樣的問題。眾所周知，在美國，大多數時候，競爭不是快就能贏，戰鬥不是強者就能獲勝，財富不是聰明就能獲得，還要看時機和機會，並且依先來後到的順序，尤其是在公立醫院。一旦時機和機會讓你擁有了那個房間，那就是你的，不會再收回。

蘿卡比土生土長的美國人小心、深思熟慮且堅忍，她婉謝了那間私人病房，寧可默默忍受夜晚睡眠不時受擾。接下來幾個星期，那間私人房陸續換了幾位病人，之後又空了出來。這次我從健康與睡眠的角度來說服她搬進去，不談永遠的安定。

「蘿卡，我覺得你應該搬進私人房，你需要睡眠。我無法保證你永遠待在那裡，但我們會竭盡所能幫你保留那個房間。」

她不發一語。

她內心潛藏著一些顧慮，不願吐露。

後來我突然明白了。

我對她解釋：「這是公立醫院，是市政府為窮苦的人經營的，我自己稱這裡是神恩院社，因為過去窮人的醫院就叫這個名字，法國現在也還保留這個名稱。」

蘿卡點點頭。

「這很老派，傳統，不花俏，但是免費。」

「醫生，你的意思是說，私人病房的費用不會比這個床位高嗎？」

「不會。」我告訴她：「費用都一樣，深池醫院是為窮困者經營的，我們有一些私人房，一些雙人房，很多開放式病房，但所有床位的費用都一樣，都是免費的。」

蘿卡更沉默了。

「美國，」她說：「美國是個美好的國家。」

她的意思是說美國很大方，是個慷慨大方的富有國家，真正體現了generous這個字的意義——寬宏大量。

就像每個人看待自己的弟妹一樣，大家只看到美國的缺點，尤其是近幾年。美國就像當年創國時那些不苟言笑的清教徒，對自己無情地批判，只看到自己沒做的、沒完成的、做不好或做錯的。從完美上帝的完美眼光來看，這樣看待自己可能是公允的，但是從蘿卡的角度來看，美國近乎難以想像。她因某些不知是對或錯的事而遭祖國追捕，咬緊牙根默默在這裡為別人打掃房子，不敢奢望能夠重回家鄉……美國又何必為她設想呢？但美國就是這麼做了，免費，而且是出於善意。美國讓蘿卡在冬天能維持溫暖，在夏天能維持涼爽，為她提供食物，治療她的癌症，周遭的環境雖不奢華，但充滿溫情，而且不求回報，甚至不求感激。

美國是個美好的國家，我們都應該為此感到自豪。

生命之火忽明忽暗

她狀況很不好，移動、說話都很難，甚至連呼吸都不容易。
她看起來像風中殘燭，生命之火忽明忽暗，
就像中世紀的比喻那樣，她的油燈燃料將盡，身心備受煎熬。

之後不久，我們幫蘿卡在山谷另一邊注定拆除的克拉倫登廳裡找到更好的房間，她在那裡只會有三位室友。更棒的是，照顧她的是會說俄語的莉迪雅醫師。蘿卡捨不得離開入院病房區，我也捨不得她離開，但是她轉到那裡對她比較好，而且我會偶爾過去探望她，需要時還可以請她女兒來找我。於是她轉了過去。

蘿卡雖然時日不多，但整個歷程變成相當漫長的考驗，就像許多罹癌死亡的例子一樣。她還不想死，還想看著兒子通過考試，完成實習。她也想確認女兒的安全無虞，於是她做了化療。當初剛診斷出罹癌時，她原本不想做的。她注射了「佳鉑帝」，導致秀髮掉落，手指麻痺；後來她服用「紫杉醇」，導致心跳超快，幾乎致命。當這些療法都無效時，莉迪雅醫師又幫她找了其他療法，她也做了，毫不抱怨。她還不想死，還不想離開，不想前往下一個未知之境。最後沒有其他療法可試了，她請女兒來找我。

她女兒美麗如昔，但眉宇間多了新皺痕，多了哀傷、無奈與絕望。她問我願不願意到克拉倫登廳探望她母親，她的狀況不太好。

莉迪雅醫師是年長的醫生，年長而老派，我知道她堅守老派的禮儀規範，所以先打電話詢問她，我過去探望合不合適。

莉迪雅醫師說那會有幫助。她說蘿卡變得孤僻，精神科醫生覺得她有憂鬱傾向，但她不願服用任何憂鬱症的藥物，或許我可以勸勸她。莉迪雅醫師也說，這個案令人難過，令人悲傷。

我和蘿卡的女兒一起朝克拉倫登廳走去。我們先往下走，繞過新建築的工地，接著穿過古老的愛德華式大門，走上樓梯，穿過大廳，進入蘿卡的四人房。她的床在最靠近門口的角落。我進去時，她躺在床上，整個人看起來單薄，彷彿在被子底下消失了。不過，她的床邊放著草藥，還有收音機、書籍和她的黑框眼鏡。她的頭髮已經長回來了，濃密卷曲，是灰色的。

她狀況很不好，移動、說話都難，甚至連呼吸都不容易。她沒辦法咳嗽，因為咳嗽太耗體力了。她看起來像風中殘燭，生命之火忽明忽暗，即將熄滅。就像中世紀的比喻那樣，她的油燈燃料將盡，身心備受煎熬。她維持一貫的沉默，依舊流露著堅忍。

我離開病房後，來到護理站翻閱蘿卡的病歷。莉迪雅醫師年紀雖大，但非常優秀，細心且仁慈。病歷裡有肺部掃描報告，顯示癌細胞擴散更廣了；腫瘤科醫師的報告指出，儘管還有一種藥物可以嘗試，但結果並不樂觀。另外還有精神科醫生的報告，建議服用抗憂鬱的藥物；根據化驗報告，她的生命力隨著血液與骨髓減少數毫升而逐漸衰退。

隨後我又回到蘿卡的病房，房裡除了她女兒外，沒有其他病患。那個房間朝北，自然的光線想必從來沒能照到她的那個角落。

她的女兒站了起來，看著我說：「我得去工作了……醫生，謝謝你。」她亮麗的光芒也變暗了，滿臉疲憊、緊張和悲傷。她必須去幫蘿卡打掃房子，因此離開了。

房裡剩下蘿卡和我兩人。

我在床邊的椅子上坐下。蘿卡坐起身來，靠著牆邊的枕頭，以詢問的表情看著我。

「看起來不太好，」我說：「但是還有其他方法可以試試，會有些幫助。」

她點點頭。

「還有，精神科醫師希望你服用一些藥，能讓你感覺好一點，有點活力。」

「對，他告訴我了，我該服用嗎？」

「我覺得你應該服用。那些藥物副作用不多，幾個星期後，你會感覺好一些，有力氣一點，也更有能力因應這一切。你兒子還好嗎？他會來看你嗎？」

她的臉色亮了起來。「他沒辦法來，正在準備考試，但我們每星期都會通電話，也許夏天他可以拿到……許可……簽證。」

她停下來喘氣，我們就這樣默默坐了一會兒。後來她俯身向前：「你想看看照片嗎……保加利亞的照片？」她看著我，我點點頭。「在那裡，最上面的抽屜……麻煩你幫我拿出來好嗎？」

我打開最上面的抽屜，裡面沒有很多東西，但有個信封，信封裡裝著照片。我把椅子搬到蘿卡旁邊坐下，她抽出泛黃的黑白相片，相片表面光亮，但有些摺痕。她看了一下第一張，接著遞給我。

「這是我在保加利亞的房子。」

我接了過來。她說，她們住在鄉下，有一間很大的一層樓木屋，那張照片是從庭院另一頭往屋子方向拍的。那個庭院和我的不一樣。我的面積小，種了一些玫瑰、大理花和蔬菜，她的庭院是認真耕種和照顧的，而且是有目的的，有好幾列的韭蔥、木樁架起的豆子、甘藍菜、南瓜、番茄等，占地大約一畝，井然有序。

蘿卡看著我凝視那張照片。

「我們有很多東西，但沒有錢。」她說。

她又遞給我一張照片。站在屋旁那個充滿活力、面帶微笑、一頭深棕色捲髮的人正是蘿卡。她身旁站著一位開懷大笑的高大男子，挽著袖子，一頭黑髮，留著濃密的黑鬍子。

「那是我先生。我看起來很壯。」

「這是什麼時候拍的？」

「五年前。」

我可以想像他們兩人過著不太輕鬆但充滿人情味的生活。其他的知識份子來訪，夏夜在戶外享用晚餐，點著蠟燭，身旁有螢火蟲和蟋蟀。

「我們的房子離市區不遠，大約一小時車程，我們週末和夏季會出遊。」

玩牌；在庭院裡做農活；對體制感到失望；憤怒，決定，反彈，逃到另一個大陸。

我又看了其他照片，都是從其他角度拍攝房子和庭院的照片。接著我把照片還給她。

「謝謝。」我站了起來，雖然蘿卡相當脆弱，我並未擁抱她；也許正因為她太脆弱了，不適合擁抱。

「我去和莉迪雅醫師談一下。」我告訴她。

「還有我女兒嗎？」

「對。」

我沒再見到蘿卡。幾個月後，她女兒來入院病房告訴我，蘿卡決定轉到凱伊醫師的安寧病房。她的兒子畢業了，也通過考試。不久她就過世了。她女兒又來找我一次，向我道謝，並再次邀我去保加利亞，她說，那是個美麗的國家。

我確實打算去一趟。我想找出穿越那個國家和群山、通往黑海的朝聖路線。我想認識其他保加利亞人。

但在此同時，一個大的改變即將來到深池醫院。他在夏威夷收拾行李，飛回舊金山市，尋找住處；接著我聽到他的腳步聲，那穿著優雅、柔軟的棕色皮鞋的腳步聲。那雙鞋比主管官員或建築師的鞋還好，甚至比律師的鞋還好。

那是施坦尼醫師，他回來了。

11 我知道他想回來

那就像靈魂一腳站在這個世界，另一腳站在另一個世界，不確定自己要留下來還是離開。當時就是那樣，譚明對自己的去留猶豫不決，他站在生與死之間。我凝視著他那近乎綠色的眼睛時，發現那雙眼睛變得清澈而寧靜，就像雨後匯集的淺水池。我知道他決定留下來。我知道，譚明知道我明白他的意思了——他想回來。只是，他簽過「不施行心肺復甦術」同意書，不做任何搶救……

施坦尼醫師和我從未正式見過面。他第一次加入深池醫院正好是我去瑞士的那一年，那年對擔任醫療主任的蘿梅洛醫師來說相當辛苦。司法院來醫院十三次，每次都仔細盤問她醫院的運作，當時入院病房也很忙亂。她原本就不喜歡擔任醫療主任，因為那個位子需要很多協商與讓步。對蘿梅洛醫師來說，從她擅長的善體人意或正義嘲諷當中選擇其一來面對比較容易，但讓步必須從中間的某一點開始，幾乎是不可能的事，她也不吃那一套。

最後她受夠了，決定辭去醫療主任一職，回到入院病房，但不是和傑弗斯醫師、芬特娜醫師、史薇特醫師共事，她想重新開始。她想找一位沒受過影響、願意和她一起全職在入院病房工作的新醫師。

她放出找人的風聲，施坦尼醫師來看了環境並參加面試。蘿梅洛醫師當下就對這位新人有了好感。

施坦尼醫師有一身健康的古銅膚色，理著一九五〇年代的平頭，留著鬢角，打扮相當講究，身穿亞曼尼西裝，腳蹬古馳的鞋子。他全身上下經過細心打理，指甲剪得乾乾淨淨的，棕色的濃眉也修得整整齊齊。他的身材過於瘦高，頭部因而顯得比例太小，雖然不是很帥氣，但打扮相當用心。蘿梅洛醫師認為他會是不錯的醫療主任，打算好好培訓他接下那個大任，於是錄用了他。我從瑞士回來時，他已在入院病房工作，門外掛著「歡迎光臨」的牌子，但門關著。

因此我們從來沒機會被正式引見認識彼此。有時我晚上開車經過會看到他大步走下山去搭電車。我對他的印象都是從傳言聽來的。聽說兼職醫生的班表快把他搞瘋了，他還要求工友當眼線，監督我們上下班的時間。不過，我對他瞭解最多的是他的病患檢查報告。他的字體向左傾斜，字跡工整，清楚易讀，簡短扼要。

施坦尼醫師喜歡他的病患，病患也喜歡他，但是從他的檢查結果可以看出，他不深入探究他們的問題。他不會打電話給病患以前的醫生，也不會檢閱所有紀錄或做詳細的體檢。他最重視的是效率，認為詳盡的檢查對病患的照護並不會有多少助益。他把病患入院前的診斷和用藥直接轉錄到自己的檢查結果中，因此他為病患做檢查的時間比我認識的任何醫生都快，也因此他始終不明白為什麼我們需要那麼多時間檢查病人。施坦尼醫師認為值得花時間的是療程，無論哪個部位，他都能迅速有效率地扎針——脊髓管、肺部、腹部、靜脈、動脈。任何療程的問題，找他準沒錯。

他就這樣待在關上門的入院病房裡好幾年，後來他也確實成為兼任醫療主任。他一直無法實現以全職醫生取代兼職醫生的計畫，也無法說服夠多的醫生，讓出席他主持的晨會的人數達到法定人數，但他真的在醫師停車場內安裝了攝影機，而且還打算安裝打卡鐘……然後，他卻突然消失了。有一天我們來上班時，他離開了。聽說他在夏威夷找到更優渥的工作，短短兩星期內就賣了房子，打包衣服，搭船前往夏威夷大島。

兩年之後我們才又聽到他的消息。是康利先生打電話說服他回來的。康利先生說，他可以重返之前的崗位，擔任兼任醫療主任，同時在入院病房工作。他將協助康利先生落實虔伯斯案的決議；處理司法部提出的醫療問題；在新設施落成後，協助規劃搬遷到新醫院的流程；管理醫院裡的醫生，尤其是凱伊醫師和蘿梅洛醫師，因為他們兩人一再質疑史坦醫師在深池醫院、縣立醫院、預算方面的做法，令史坦醫師相當不滿。康利先生向施坦尼醫師保證，他會放手讓他全權處理，因為此時的醫療主任是松能醫師，而他幾乎都待在樓上的辦公室裡。

施坦尼醫師聽了很感興趣。他在夏威夷的工作確實薪水較高，也較有聲望，但他想念深池醫院。不過，他告訴康利先生，他不願和蘿梅洛醫師共事，他們鬧翻了，但他不願多說細節。

康利先生問，如果和史薇特醫師共事呢？她回入院病房了。

他說，也許吧，他會看情況。

不打不相識

如果你不在現場，我就會討論你的患者，
如果你對我大小聲，我們就不會再共事。

因為這些因素，施坦尼醫師回來那天，我聽到走廊上傳來他的腳步聲時，心裡有點戰戰兢兢。他的腳步聲持續傳來，直到醫師辦公室敞開的門口才停下來。當時我正在桌邊閱讀病歷，我轉過頭，看見柔軟的棕色皮鞋、灰色絲質的襪子、有褶縫的亞麻褲、暗綠色的開領襯衫、米色的亞曼尼西裝。施坦尼醫師一如往昔精心打扮，肌膚的古銅色曬得更深了。他站在門口，環顧四周，接著踏入辦公室，拉開櫃台桌旁的椅子坐了下來，修長的手臂張開放在桌上，低下了頭。

「這還在！」他喃喃地說。

「所以你也喜歡這個地方。」我說。

他坐直身子，稍稍把椅子轉過來。他的輪廓鮮明，就像貝葉掛毯[1]裡的法國騎士——高高的額頭往後傾，堅挺的鼻樑自眉宇間延伸，那形狀正適合穿戴中世紀的諾曼第頭盔。

「喔，我在夏威夷時，實在太想念這裡了。」

「夏威夷那邊怎樣？你在那邊做什麼？不喜歡那裡的什麼？」

「嗯，那是個好工作，表面上看起來很好。我是全島凱薩醫療系統的亞急性[2]醫療主任。薪水很好，幾乎是這裡的兩倍。海灘很棒，詹姆斯很快樂，但那裡一團亂，準備離開急性醫院但還無法回家療養的亞急性病患幾乎沒有床位。他們需要靜脈注射抗生素、傷口護理，或是才剛離開加護病房，還需要時間復原，但負責審查利用率的管理者老是來查我們的個案，要求盡快讓病人出院，即使病人無處可去也不管，但是醫院又一直把病得最重的病人送到我們這裡，那些病人的身上都還有插管、導管、開口……等。」

施坦尼醫師起身走了出去，我跟在他身後。他在走廊上漫步，看著一個個空蕩蕩的金屬支架。兩年前他留下的植物已經不在了。接著他走進護理站，從文件櫃上方拿起一串鑰匙，穿過病房，在快到日光室的地方停了下來。那裡有一扇我從來沒注意到的門。他用鑰匙打開門，我看到一個狹小的房間，只有五、六英尺寬，牆邊有個鋼製的櫃台，櫃台盡頭有一扇髒汙的窗。

施坦尼醫師露出微笑。

「這裡是做什麼的？」我問。

「我本來也不知道，但我用來擺放植物和花卉，正好適合。植物看起來狀況不好時，我就把它們放進這裡，幫它們噴噴水，我也會在這裡幫病房插點花。看來我今天晚一點需要出去一趟，帶全新的盆栽和許多花回來。」

他真的這麼做了。下午他請我幫忙留意他的新病患，走下山坡，帶著小推車去他最喜愛的花藝店。當天我下班前，看到他的亞曼尼西裝披掛在辦公室裡。我走到他早上帶我去看的那個小房間，門是開的，窗戶也開著，而且清洗乾淨了。櫃台上擺滿了綠色盆栽，水槽裡有數十株鳶尾花、玫瑰、非洲菊、多種綠色植物。施坦尼醫師穿著圍裙，手持剪刀修剪花草，然後將它們插進他不知從哪裡找來的花瓶裡。

隔天早上我來上班時，金屬架上再次擺滿了綠色植物，日光室和病房裡也放著花束，但醫師辦公室和護理站是空的，病歷架不見蹤影，休息室的門關了起來。

1 法國貝葉博物館收藏的一幅壁式掛毯，長約七〇．五公尺，寬約〇．五公尺。此掛毯據說完成於十一至十二世紀之間，毯面以織繡的方式詳實記錄了哈斯丁戰役，以及當時的生活百態，甚至還有一〇六六年出現的哈雷彗星。

2 亞急性照護（Subacute care）是一種新的照護模式，也是近年來國外逐漸發展的醫療模式。當病人不需繼續接受急性照護，但病情尚未完全穩定或仍需要相當程度的專業照護時，藉由適切的照護評估，透過短期照護或密集技術性護理、強力復健，以及生活技能教導或心理療癒調適等方式，有計畫地協助病患，促進其功能恢復及增進生活自理能力，讓他們能重返原有生活環境。

那天是星期三，醫護團隊的病患討論會議已經開始，但我需要病患的病歷，於是敲門走了進去。施坦尼醫師悠閒地靠在脫皮的折疊式躺椅上，雙腿叉開，病歷攤放在大腿上。他正在翻著病歷，快速閱讀內容，談論病患何時可以出院，需要什麼藥物。過了一會兒，我發現他談的是我的患者。

「你在做什麼？」我打斷他。

施坦尼醫師沒抬頭：「我在討論艾克斯先生。」

「艾克斯先生是我的患者。」

「我知道，但你不在。」

「為什麼不先從你的病患開始討論？你並不瞭解艾克斯先生的狀況。」

「你不在這裡。」

整個房間陷入死寂。施坦尼醫師抬起頭來，我們看著對方。我第一次看到他的眼睛是細扁的灰綠色，很冷酷。接著他又低頭看著病歷，繼續討論艾克斯先生。

我離開房間。

約莫一小時後，他回到我們的辦公室，但沒坐下來。

「如果你知道我人在醫院裡，就別討論我的患者。」我告訴他。

「如果你不在現場，我就會討論你的患者，如果你對我大小聲，我們就不會再共事。」他反擊。

我抬頭看著他，看著他扁平的臉和細扁的眼睛，感受到他的堅決意志。我深深吸了一口氣，又緩緩吐氣。與施坦尼醫師共事，會和張醫師、芬特娜醫師、傑弗斯醫師共事截然不同。

他比我更愛這家醫院

他比我更愛這家醫院，也比我更瞭解醫院的裡裡外外。他從來不請病假，對工作非常投入、專注。我們花了一段時間才逐漸瞭解彼此，學會善用彼此的優缺點。

施坦尼醫師是深池醫院裡少數對醫療照護事業充滿雄心壯志的醫生，或許也是唯一的一位。深池醫院是老式的救濟院，並非主流醫院，來到這裡的醫生，通常對其他領域懷抱著更多企圖心，例如物理學、衝浪、歷史等，而不是醫療照護。施坦尼醫師例外，但他的野心有限，只想成為醫療主任。

他出身紐約州北部的農家。要讓農家男孩離開農家很容易，但若想讓農家男孩抽離農家習性很不容易。他雖然穿著講究，但他的作息仍依照農家作息，觀點也是農家式的。

他黎明即起，搭電車到醫院山腳下，接著走上山坡，工作到很晚才離開醫院，走下山坡，搭電車回家。他不抽菸也不喝酒，不玩女人也不玩男人。冬天晚上，他待在家裡讀醫院的報告，早早就寢；休假時，他還是會進醫院，長腳在病房之間穿梭，翻閱其他醫生寫的病歷，和護士交談。或者他會在市內散步許久，走過大橋，來到郊區，一走就是好幾英里。他雖然生活樸實，為人卻一點也不無聊。他很會講故事，注重細節，尤其是衣服方面，他喜歡聽荒謬的故事，喜歡嘲諷，嘲諷的對象包括病患、醫生、行政人員，但很少會對護士這麼做。

施坦尼醫師的家族裡有很多護士，或許他也比較適合擔任護士，但他個子高，又是獨子，於是念了醫學院。他曾告訴我，小時候，他會在星期日的時候去醫院找擔任護理長的母親，他對護士的白帽白衣、辛苦的輪班、護士間的情誼充滿了憧憬。我沒見過他的母親，但忍不住想像她就像萊斯特女士那般，是傳承自巴黎神恩院社的強勢護士。即使是施坦尼醫師本身，也是萊斯特女士離開後，醫院裡風格最接近萊斯特女士的人。

施坦尼醫師對護士和護理方式充滿敬愛，但他自己不太碰觸護理照護，不像芭特醫師。芭特醫師以前是護士，她會幫病人把枕頭拍鬆，協助病人用吸管喝水。施坦尼醫師不太會坐在病床上，也不會和病人握手或觸摸病人，不過話說回來，萊斯特女士也不會那樣做。

他對醫生的態度就像護士，例如，對於醫生注意某處脈搏與血壓、血液中銅濃度稍微提升、紅血球有特殊形狀等細節，護士經常會感到不耐煩。施坦尼醫師也懷疑醫學過於誇大，認為病史和體檢都是虛飾，沒有必要。

過了一段時間，我開始發現施坦尼醫師很特別，像個急驚風。

他總是迅速自信地來來去去，但也總是匆忙急躁。他總是在清晨巡視病人，一邊聽護士報告病患狀況，一邊寫紀錄，在早上八點告一落段後回到他的櫃台桌，開始擔負起兼任醫療主任的職責。

這也是我加入深池醫院以來，第一次有機會從旁悄悄洞悉院裡的政治，例如會議、祕密計畫、背後中傷和失能等。每天從早到晚，我在看病患時，都會有人出現在我們辦公室門口，他們都是來投訴或表達憂慮的。施坦尼醫師會聆聽一、兩分鐘，接著就做出指示。他不會反覆思考或調查，但的確會以快刀斬亂麻的方式解決問題，把棘手任務分解處理，否決、批准、制訂提案。

他也沒放棄入院病房醫師的職責。他在他的櫃台桌底下堆放著電視和耳機，偶爾會看到他幫患者戴上耳機。每週三下午他會離開醫院去買花，傍晚插換新的花束。他為電視間和日光室訂購了家具，也請人把休息室重新粉刷。他花了不少時間挑選家具木樣和油漆色樣，先在休息室裡坐坐，之後又換到電視間，然後又轉到日光室，只為了挑選適合的顏色。

他比我更愛這家醫院，也比我更瞭解醫院的裡裡外外。塔樓裡的神父住處是他帶我去看的，那裡有厚重的木門和鐵窗。耶誕節時，他會送入院病房的每位工作人員一百美元的禮券及謝卡，連溫和的工友蘿絲都有一份。他從來不請病假，對工作非常投入、專注。

我們花了一段時間才逐漸瞭解彼此，學會善用彼此的優缺點。我休假時，他會代理我的職務；他忙於行政事務時，我會幫他照顧病患。漸漸的，他開始瞭解我的方法也有效果，甚至是有效率的，在碰到潔妮絲．吉羅伊的個案以後，他開始對醫學改觀了。

至少改變了幾分。

她就是不太對勁

吉羅伊太太不知哪裡不太對勁，開始呻吟、腦筋混亂、抱怨疼痛，施坦尼醫師因而開了止痛藥給她。但隔天她的狀況更糟了。

施坦尼醫師不是深池醫院裡第一位照顧吉羅伊太太的醫生。

吉羅伊五十歲，進進出出深池醫院很多次。她是少見的「壞女孩」，行徑頑劣，現代醫學讓她免於陷入最糟的結果——死亡，但她也因此承受了許多痛苦。深池醫院向來都有幾位像她那樣的病患，但隨著醫藥的進步，這種從瀕死邊緣稍微拉回人世的患者愈來愈多。

吉羅伊太太是毒癮患者，什麼毒都碰，尤其是古柯鹼、大麻、海洛因，還有酒精。古柯鹼對身體的破壞力特別嚴重，吉羅伊太太的高血壓、腎臟病、血液循環不良都是這樣造成的。長期吸食大麻會導致記憶力衰退，吸食海洛因傷肝，酗酒使心臟衰弱，這些現象她都有。這些是她大致的狀況。

較特別的情況是她的右腦中風。右腦中風比左腦中風單純，但也比較辛苦。之所以說單純，是因為右腦中風不會傷及左腦的語言能力。大腦與身體是交叉對應的，右腦中風癱瘓的不是一般人身體較靈巧的右半部，而是左半部，因此衝擊較小。

不過，右腦中風比較辛苦，因為右腦具有某個難以解釋的特色——愉悅中心。右腦中風後，病患通常會變得憂鬱。這也是為什麼吉羅伊太太除了身體左半部癱瘓和其他不便外，也陷入了意志消沉。為了解除憂鬱，只要有辦法拿到毒品她就會吸毒，但那也破壞了她服用多種藥物和疾病之間的微妙平衡，讓她又回到醫院。

她不住醫院時是和女兒住在一起的，但她的女兒不瞭解母親的狀況，也不知道幫她隔離毒品的重要。每次吉羅伊太太在深池醫院裡病情穩定後，她的女兒會在醫生的同意下接她回家，即使醫生不同意，她也會把母親接回去，讓她盡情吃喝玩樂，最後又被送進加護病房，再轉到深池醫院。之前我在入院病房就曾經手過她的入院手續。

這次收她住院的是施坦尼醫師。他做得很好，訓了她女兒一頓（畢竟已經沒有更好的方法了），讓她女兒躲得遠遠的。這樣一來，吉羅伊太太終於沒有機會接觸毒品，不再吃有害身體的食物，也不會偷偷被帶回家。這一切都是為了她好。她的狀況開始好轉，心臟、肝臟、腎臟等各方面都比以前好了一些。

一天下午，施坦尼醫師告訴我，吉羅伊太太的狀況惡化了。事實上她從三天前就開始惡化。早晨聽護士報告時，護士說吉羅伊太太不知哪裡不太對勁，開始呻吟、腦筋混亂、抱怨疼痛，施坦尼醫師因而開了止痛藥給她。但隔天她的狀況更糟了，焦躁不安，仍持續抱怨疼痛，於是他又開了更多止痛藥，並增添安撫焦躁的藥物。

我問他有沒有檢查過她。

他說沒怎麼檢查，但看了她的血液和尿液，並未發現任何感染或毒品的跡象。接著他請精神科醫生來看她，因為她的心理狀態改變可能是精神方面的問題。精神科醫生來過了，幫她增加抗精神病藥物的劑量，但她還是沒有起色，反而更糟了——更加不安、焦躁、腦筋混亂。施坦尼醫師必須出席一場會議，問我能不能幫他看一下吉羅伊太太，找出問題所在。

哇！

根據施坦尼醫師的描述，要找出導致心理狀態變化的原因可不是普通的困難，尤其像吉羅伊太太那麼嚴重的病患，有無限種可能性。她可能需要做大腦掃描和骨頭掃描、脊椎穿刺，或許還要做切片檢查，即使做了那些，以她本身醫療問題的複雜度來看，肯定又需要送到縣立醫院住上好一陣子。吉羅伊太太是在史蒂芬之後住院的，因此我沒有先看她的病歷資料、與她的家人和護士談話後再去檢查她，而是先過去看她。我從史蒂芬的例子中學到，直接看病人的狀況勝過千言萬語。

我得知護士已把吉羅伊太太從開放式病房移到私人房，那表示她的狀況一定是非常焦躁。我進入那個房間時，發現他們把房裡的燈都關了，拉下窗簾，開啟大風扇，把風速調到最大。房裡安靜、昏暗、涼爽，吉羅伊太太卻全身赤裸躺在床單上。她焦躁不安，輾轉反側，不時抓著床單，身體冒著汗。我試著對她說話，但她一直緊閉雙眼，沒有回答我的提問。我想為她檢查身體時，她開始尖叫，因此我無法用平常的問答方式，或用聽診器及叩診錘來進行檢查。我不禁納悶，護士是怎麼幫她量血壓、脈搏和體溫的？

自從韓太太墜樓事件發生後，康利先生不再堅持取消保姆的配置，因此吉羅伊太太的確有保姆坐在一旁監看狀況。這時保姆坐在床腳的椅子上看雜誌。我想自己坐下來觀察吉羅伊太太，就請保姆先出去休息一下。她離開後，我把椅子拉到吉羅伊太太身旁，坐了下來。

我只是單純坐著

我會搬張椅子到病患身旁坐下來。大多時候我就只是坐著。不知為什麼，這樣就能看出病患哪裡不對勁，想出該如何處理。

我坐了好一段時間。

醫院裡通常是熱的，但拉下窗簾，關了燈，又開了電風扇，室內感覺很涼爽。不過那只是一開始。當我坐在那裡，看著吉羅伊太太翻來覆去，頭部轉來轉去，扔開所有碰到她裸露身體的所有物品時，我也開始躁熱不安了起來。我感覺自己好像想從體內掙脫出來似的，宛如身體裡有某種東西——某種毒素、毒藥之類的——必須排出體外。這時，我意識到吉羅伊太太的狀況就像中毒，彷彿她體內有毒素必須排出。

我思索著，她可能是中毒嗎？

似乎不可能是遭到下毒。深池醫院雖然歷經波折，從沒出現過下毒的人。如果吉羅伊太太真的是中毒，那應該是體內的某種東西造成的，例如某種莫名的感染、吸食迷幻藥，或者是她服用的藥物，這是最有可能的。

於是我離開病房去取她的病歷。該是仔細閱讀病歷資料的時候了。我把病歷拿回病房，再次坐下來，開始瞭解她服用哪些藥物。

施坦尼醫師並未增加任何新藥，只是調升了原有藥物的劑量，包括止痛藥、鎮靜劑、抗精神病藥物、抗憂鬱藥物。不過吉羅伊太太還是中毒了，從她發熱、不安、焦躁、頭腦混沌的狀況來看，我愈來愈確定那是中毒現象。

突然間，我靈光乍現。

那是血清素症候群。

我沒遇過這種現象，但曾經讀過資料。血清素是大腦分泌的天然化學物質，吉羅伊太太服用的每種藥物都會增加血清素分泌。所有藥物一起服用，再加上劑量提高，使她腦中的血清素濃度升高到具有毒性的程度，導致她焦躁、頭腦混沌、全身發熱。我坐在那裡思考這個症狀，吉羅伊太太持續呻吟，猛抓著其實並不存在的被單。

眼前我面臨的問題是血清素症候群沒有檢驗的方法，無法用驗血或照X光的方式來檢測。唯一的檢驗方式是幫她停藥，但那樣做可能很危險，因為萬一她不是血清素症候群，而是罕見的中風、感染或其他我沒想到的原因，讓她停藥可能會讓她更加焦躁，情況更惡化。然而，萬一那確實是血清素症候群，我必須馬上幫她停藥，因為血清素症候群有致命的危險。

我對診斷相當確定，向施坦尼醫師解釋我的想法後，他也認同我的看法。於是我稍微減少吉羅伊太太服用的鎮靜劑、抗精神病藥物、抗憂鬱藥物、止痛藥的劑量。幾個小時內她的狀況就改善了。後來，我把所有藥物都停了，她平靜下來，神智也清楚了，最後甚至可以和女兒再度回家一陣子。

吉羅伊太太翻來覆去時，我坐在涼爽陰暗的病房裡陪伴她的經驗，就像我在深池醫院的許多經驗一樣改變了我，同時也一直留在我腦海當中。我經常想起那次經驗。我為她做的事那麼少，甚至比為史蒂芬做的還少。我沒仔細看她的眼睛、握她的手或檢閱所有資料。我什麼也沒做，就只是坐在那裡，但是那效果竟然那麼好！我沒送她去急診室，沒做額外的檢驗、掃瞄或切片就得出診斷。不知為什麼，光是坐著陪她，我就能明白問題所在。

於是我開始把這種方式套用在其他病患身上，只是單純坐著。

不過，只是單純坐著，和尋常坐下不同。有點難以解釋。那確實是坐著，但不是坐下來閱讀或說話之類的，也不是像打禪那樣「只是坐著」（那很辛苦，專注於空無）。我覺得那種精神狀態比較像打毛線的時候，不過最貼切的比喻是在瑞士等候火車的感覺。那感覺我記得很清楚：你坐在長椅上，買好的車票放在口袋裡，你知道火車會準時抵達，不需要擔心什麼或做些什麼。火車站裡的種種活動就在身邊發生。你觀察，但並未刻意關注；你感知那些活動，但並未刻意留意什麼。人來人往，喧鬧忙亂，但熙來攘往的不是自己。

「只是單純坐著」就像那種感覺。遇過吉羅伊太太的個案之後，我總會花時間這樣坐著面對病患，尤其在他們情況惡化的時候，或者是護士或家屬擔心不太對勁的時候。我會把手機留在護理站，關掉呼叫器，搬一張椅子到病患身旁坐下來。不需太久，大約五或十分鐘。有時病患想要聊天，我們就會小聊片刻；有時我會打量病患的臉、被單、櫃子，但大多時候我就只是坐著。不知為什麼，這樣就能看出端倪，看出病患哪裡不對勁，想出我該如何處理。

我無法確定施坦尼醫師是不是因為吉羅伊太太的個案而對我刮目相看，但他和我的相處方式的確不一樣了。當他知道我有班時，不會再討論我的患者。當他每天參與無數小時會議時，也會把他的病患交給我照顧。

深池醫院的未來

施坦尼醫師解釋，那表示我們會失去個別醫院的獨立性；經過兩次整併之後，史坦醫師將會主掌深池醫院和縣立醫院。

不久，施坦尼醫師遇到了醫院裡的政治角力問題。

他和康利先生開會，檢閱前一年的預算和新年度岌岌可危的預算。他也研究虔伯斯案的和解內容、最新的州政府調查結果、司法部的調查等。他和新的行銷部門開會，開始參與健康委員會的會議、行政管理會議、建商會議。

施坦尼醫師認為有很多決定必須定案，還有一個決定必須推翻。虔伯斯案的決議導致醫院必須把病患人數從一千零三十位縮減為七百八十位，康利先生打算在幾年內達到那目標，但那不切實際，縮減規模必須在新建築落成前就完成，唯一的方法是停止接收新的病患。他花了好些時間終於說服康利先生，隔年年初深池醫院開始停止接收病人，只有復健、安寧或愛滋病房能有新病患。

接下來他開始把焦點轉向規劃。他認為每位病患都應事先知道他會到哪裡去，因此應事先確定新醫院的組織結構。哪幾樓是男性病患，哪幾樓是女性患者；安寧病房、愛滋病房、失智症病房應放在幾樓？在決定之前，他必須知道每位病患身心不便程度與醫療狀況、年齡、性別、性取向（畢竟這裡是舊金山市）。施坦尼醫師沒為此成立小組，也沒有諮詢管理部門或護理人員，而是自己製作一份表單，做好表格，印了一千零三十份，自己到每個病房，為每個病患填寫表單。

一天下午比較不忙時，他在辦公室裡告訴我這件事，我聽了十分訝異。他為醫院裡的每位病患做了檢查？

不，當然不是。他沒那樣做，只是從病歷取得他需要的資料。

他只花了幾週的時間就規劃出新設施各層樓的配置，並安排好每位病人未來的床位。

然後他開始處理克拉倫登廳的問題。那裡預定隔年拆除，騰出空間來興建新的設施。那裡的一百八十位病患必須盡速搬到舊醫院，如果施坦尼醫師仍保留讓病情相同的患者聚集在一起的護理模式，那是不可能辦到的，因此他沒那樣做。只要舊醫院裡出現空床位，他就將病人從克拉倫登廳轉過來，不管病人的病情、狀況或性別。不久，男男女女、能走動的老人及失智患者、有毒癮的精神病患者、發展障礙的病人都可能會在同一個病房裡。這可能不是最恰當的方法，但也可能是最好的方法。總之那非常有效率，不久，施坦尼醫師就開始關閉克拉倫登廳。

他最後面對的是預算問題。

當然，每年預算都是問題，但減少了那麼多病患後，隔年的預算刪減也就無法避免了。理論上，少了三分之一的病人應可以縮減三分之一的工作人員，但就實務來看，對品保團隊、行銷團隊或行政團隊來說，減少三分之一的病人並未減少三分之一的工作。再加上即將發生的搬遷、司法院的要求、虔伯斯案的和解決議，非臨床人員的工作量只會增加不會減少。史坦醫師已撥給康利先生額外的一千萬美元，讓他雇用更多行政人員。不過照顧病患的臨床人員可以減少，康利先生指派施坦尼醫師負責縮減三分之一的醫務人員。

施坦尼醫師不想這麼做。醫務人員的預算是兩百五十萬美元，醫院的預算是一．七億美元，他超出預算好幾次了。他想在無法刪減的項目中再找出能刪減的預算，但只找到一些。最後他想到一個辦法。如果日班醫生把部分工時挪到夜班或週末來上班，他就可以裁減夜班與週末班的醫生，達到縮減三分之一經費的要求。許多夜班醫師已在醫院服務數十年了，況且，要求日班醫生在白天照顧同樣人數的病患，晚上再進來上班也很困難，然而，那樣做比裁減正職員工好，而且他自己也能參與幾天的夜班輪值工作。

他在接下來的醫務會議中告訴我們這個方式，他說我們會想辦法應付的。況且，新的時間表要等到隔年年中新的預算週期開始時才會啟用。

不過，他確實也宣布了一個好消息。司法部終於接受虔伯斯案的和解協議，結束整整十年的調查。司法部仍有兩項要求，第一，市政府同意，即使遊民需要醫院照護，也不會把新的深池醫院當成收留遊民的地方。市政府會想辦法提供住所、診所、社群中心、外展團隊、行動行為團隊等資源，讓遊民留在社群裡。第二，市政府同意落實健康聯合管理公司的建議，施坦尼醫師說那和所有人都有關。

會議現場的每個人都一臉茫然。

施坦尼醫師坦言，也許只有他看過那些內容，其他人都沒看過。健康聯合管理公司是史坦醫師幾年前聘用的單位，他們的原始報告中提出了許多建議。雖然司法部所指的建議是哪一項並不清楚，但施坦尼醫師認為，最有可能的是創造「連續照護」，亦即把深池醫院和精神康復機構合併，等搬到新院址後，再把縣立醫院和深池醫院也合併在一起。

那又怎樣？

施坦尼醫師解釋，那表示我們會失去個別醫院的獨立性。經過兩次整併之後，史坦醫師將會主掌深池醫院和縣立醫院，醫療部門的人事將由史坦醫師決定。

會議現場出現一陣騷動，因為史坦醫師不喜歡的醫生還不少。

煩憂是一種罪嗎？

在朝聖之旅中經歷一切之後，
煩憂未來對上帝來說似乎不夠寬容。
我不知道煩憂是不是罪，但我把它丟進了火盆。

這些都是很大的改變，無論就實際或尚未發生的面向來說都是如此。幸好，一年又過去了，又到了羅莎琳和我收拾行囊，完成星野聖地牙哥朝聖之旅的時候。

最後一段旅程一開始，是步行十天穿越西班牙北部的高原。那段路程對身體與心靈來說都是一大挑戰。朝聖文學將穿越高原比喻成人生阻滯難行的時期——令人疲累、沮喪、鬱悶。羅莎琳和我在書裡讀過了，知道那種感覺，已有心理準備。

不過高原那段路確實相當冗長而乏味，乾燥、多塵、炎熱、漫長。沿途的村落狀況都不太好，教會上鎖，其他的朝聖者也令我們大失所望。他們不是過去三年中遇見的追求崇高精神、莊嚴肅穆、歌唱的朝聖者，而是尋歡者。他們匆忙穿越高原，趕到當天的休息站喝酒。有些人甚至放棄在高原上步行，搭車從一地趕往另一地。

幾天後，我開始自我懷疑。為什麼我要以這種中世紀的方式穿越法國和西班牙？這樣行走的感覺不舒服、不愉快，也毫無精神可言。為何不搭車？無論如何我們還是會抵達星野聖地牙哥。羅莎琳也有同樣的想法，於是我們開始討論。最後我們決定不跳過任何東西，因為你不知道那會錯過什麼。也許步行穿越高原是必要的，也許搭車會錯過某個重要的東西。

後來，我的確從那段高原步行中獲得了特別的東西。我更習慣酷熱，更有肌力，內心也更加堅定。

CHAPTER 11

我知道他想回來

我確定了目標：無論如何都要走到星野聖地牙哥。目標確定後，在不再自我懷疑、不再每分每秒都想著挫折和失落後，我發現了某樣東西。一路上，在這些表面的行動、事件和歡樂之下，其實潛藏著沉靜。即使是嘈雜的，那沉靜也潛藏在活動之下。那沉靜是扎實的，永遠都可觸及。我可以將它當成依靠。在任何突發情況下，我可以隨時回歸那種狀態。那是朝聖之旅的沉靜，值得為它穿越高原。

在塵土飛揚中走了九天之後，我們終於看到眼前出現涼爽的山區。我們抵達山區，越過它們，進入不同的鄉野，那是只有步行才能抵達的地方。

我們抵達星野聖地牙哥那天，天空下著雨。城市外圍是現代的，但越過一座橋後，眼前一切彷彿走入了中世紀。我們經過一位面帶微笑、留著大鬍子的朝聖者，連他的狗都帶著微笑，他們也走完了朝聖之旅。我們穿過一座石砌拱門，開始聽到加利西亞（Galicia）的風笛樂音。接著，路逐漸變寬，變成了鋪石廣場，聳立在我們面前的是十二世紀的聖雅各大教堂。

我們依循朝聖者的慣例，觸摸聖雅各大理石像的腳；在聖壇後方，把手臂穿過兩個洞，擁抱十三世紀穿戴著黃金和珠寶的聖地牙哥雕像；參加朝聖者的彌撒；看見香爐降下。我們走到主教的辦公室，讓他審查資格，領取朝聖證書——赦免我們罪愆的拉丁卷軸。晚上，我們參加了守夜活動。

我從旅遊指南中得知，星期六晚上十點，大教堂會舉辦特殊的朝聖者守夜活動。對朝聖者來說，那時間已晚，我們的旅館很舒服，外面又下著雨。不過我們還是冒著雨去了。我們在教堂前方沒看到任何人，繞過教堂後，看到一群朝聖者在雨中站在南大門之前。幾分鐘後，門開了，一位小修士走了出來，示意我們進去。

我們？

我們環顧一下四周。

他點點頭。

他轉身走了進去，一小群人跟在他身後。教堂裡除了我們，沒有其他人。他帶我們穿過另一扇側門，進入黑暗的迴廊。石頭上放著木炭火盆，他示意我們圍著它坐下。接著他遞給我們黑色的卡片，告訴我們，那卡片象徵我們想擺脫的罪。他會點燃火盆，讓我們繞著圈走，用自己的語言，說出我們投入火中的罪。

我自問，煩憂是一種罪嗎？我確實想擺脫煩憂。後來我認為那確實是罪。在朝聖之旅中經歷了一切之後，煩憂未來對上帝來說似乎不夠寬容——有那麼多天，我擔心情況會很糟，結果卻出乎意料的好！有那麼多天，我期盼很好，結果卻很糟！我不知道煩憂是不是罪，但我把它丟進了火盆。

我們前往星野聖地牙哥的朝聖之旅結束了，但我們的朝聖尚未結束，因為我們還想做最後一件事：走到「地之角」——菲尼斯特雷（Finisterre），中世紀的陸地盡頭。從中世紀的觀點來看，那是在歐洲能走到的最西點，過了菲尼斯特雷，在抵達中國與印度之前，不再有陸地。我想看看那個地方，於是我們出發了。

那段路我們走了三天，雖然不是很荒涼，但沿途相當孤寂，看不到其他的朝聖者，沒有城鎮或村落，我們穿越的森林在前一年夏天遭到燒毀，多處土地焦黑，氣味嗆鼻，只留下燒黑的殘枝。

我們還沒看到海洋就先聞到了味道，潮濕的，帶著鹹味的。四下霧氣瀰漫，但我們爬上山脊時，霧散了，海洋就在眼前，銀藍色，無邊無際地延伸。四周沒有任何現代的東西，只有一座小漁村立於陸地邊緣，一艘漁船斜倚著海岸。我們往下走到海灘，撿拾海扇貝，接著走完最後一小段路，抵達菲尼斯特雷。那裡有個告示標示，其他朝聖者在那裡留下了手杖，我們也這麼做。

接著我們走到陸地邊緣坐了一會兒。

我們心滿意足。我們辦到了！走到了中世紀的天之涯地之角，再也無法往前走了。海洋無盡延伸，直達中世紀的人一無所知的另一片大陸。他們曾坐在我現在坐的位置，眺望海洋，想像著中國及其絲綢，印度及其香料。這裡是天之涯地之角，因為對他們來說，世界上只有一塊土地，歐洲在這一頭，亞洲在另一頭。他們知道地球是球形的，知道水手只要勇敢離岸，終究會抵達彼岸，抵達亞洲。

他們對那一頭沒有任何概念，一無所知。那也是一整片的大陸，與他們所知的世界一樣遼闊，是全新的世界，但不是他們的世界。

我不禁想，聽說那個沒人想像過的未知新世界的事情時，會是什麼樣感覺？我想，那是我和他們的最大差異。介於我和中世紀朝聖者之間的其他差異，如飛機、電燈、手機等，其實不會讓他們太過驚訝，畢竟那些東西他們都曾經想像過，例如飛毯、魔光、無形的聲音，他們的魔法師就能變出來。不過，那個新世界是完全無法想像也不可思議的。我知道那個世界在那裡，知道它未來也會在那裡，所以我無法想像它不在是什麼樣子，也無法想像古人眼中的世界。

我特別想知道，我們的未來有什麼樣的新世界是難以想像、不可思議、完全出乎意料的？

我是流動醫生

我隨身攜帶醫院的呼叫器，支援緊急搶救；
哪個病房裡有醫生請病假或休假，我就去那裡支援。

我完成朝聖誓願回到醫院後，感到無來由的自在。或許是因為在那幾天的步行中，我看到壞事變好，好事變壞，也或許是因為我把那張黑卡丟入火中，擺脫了煩憂。總之，我感到自在。注定會發生的事，時候到了終究會發生。擁有那樣的感受很好，因為醫院裡難以挽回的實質改變正在發生。

施坦尼醫師停止接收新的病患。少了新的病患，入院病房也不需要了，於是他關閉入院病房，自己搬進梅潔醫師的辦公室，讓我搬到樓下的醫師辦公室，把拉瑞莎和其他護士調到其他病房。我休假不在時，他幫我打包了我的東西——報告、書籍、索引卡等，包括麥考伊女士的植物，準備搬遷。他把那棵植物移到那個特殊的小房間，加以修剪、灌溉，但我從朝聖之旅回來時，它死了。

那似乎具有象徵意味，因為施坦尼醫師不是暫時關閉入院病房，而是永久關閉，他也不打算在新醫院裡重新開設入院病房，因為那太沒效率。在新的設施裡，病患會直接轉進他們之後會住的病房，由那個病房的醫師負責病患的入院手續，因此醫生從一開始就對病患很瞭解。理論上是這樣，但實務上，讓其他病房經手病患入院的壓力很大，等於在既有職責外增加了額外的工作負擔。其他的病房沒有辦法接收比病歷描述嚴重許多的病患、必須馬上送回重症醫院的病患、診斷錯誤的病患，或用藥錯誤的病患。入院病房能做出正確的診斷，幫病患停止錯誤的用藥，為整個醫院緩衝壓力。從這些方面來看，入院病房是有效的投資。

入院病房也象徵醫學在醫院裡的地位，柯蒂斯醫師曾說入院病房是醫院的大腦，如果對某個病患有疑問時，只要詢問入院病房的醫生就行了。入院病房也是針對病患、X光片、化驗結果、難搞的家屬、令人混淆的病情診斷等徵詢第二意見的地方。少了它，我覺得醫學在醫院裡也失去了核心地位。

或許施坦尼醫師也有同感。

如今我開始做我從未做過的事：我的工作，醫生稱為「代理醫生」，護士稱為「流動醫生」。我隨身攜帶醫院的呼叫器，支援緊急搶救；我跟著日常醫療量流動，哪個病房裡有醫生請病假或休假，我就去那裡支援。

我非常喜歡這份新的工作。我有機會再見到很久以前經手入院的患者，知道他們的現況。我也走遍醫院各個病房，瞭解到每個病房即使表面相似，但本質上都相當獨特。

我遇到許多驚險的事，例如「偽—偽副甲狀腺低能症」(pseudopseudohypoparathyroidism)的個案，我在醫學院學到這種病症時，就發誓至少要診斷出這種名字詭異又罕見的症狀一次。我探訪了醫院裡較隱密的側翼建築，足科學生仍住在裡面，他們以醫療服務交換醫院食宿，這個慣例已經沿襲上百年了。我也發現了十一號房間。不過，最重要的是我認識了譚明先生，體驗了復活的真正含義。

他忘了今夕何夕

他不知道當時是何年何月何日，也不知自己身在何處，他的失智症狀惡化過於迅速，畢竟他兩個月前還能自行駕駛。

即使是今天，在譚明「死後復活」事件多年以後，譚明對我來說依然是個謎，我唯一熟悉的是他像笑臉貓般的微笑。

他剛中風，笑起來有點歪斜，不過那笑容始終很有親和力。那是咧嘴的開懷大笑，因為他的牙齒完好；那也是睿智的笑，因為眼角都笑出了皺摺；那是靦腆的笑，是孩子般的笑容，或是菩薩般的笑容。在那笑容背後，是完整的生命經歷及做過的抉擇形塑而成的存在方式，只不過至今我仍無法瞭解那是什麼樣的一種存在。

我對譚明真正掌握的相關資訊不多。

他第一次被醫護人員送到縣立醫院，是他撞毀了他的全新白色豐田冠美麗轎車時。他並未住院，但因而有了一位關照他的社工人員。那位社工人員留意到譚明位於地下室的公寓疏於打理，判斷他應該搬到敬老之家居住。在這期間，她幫譚明找了新公寓，他也在四月一日那天搬進了新的公寓。四月二日，醫護人員發現他在雨中徘徊。於是他們二度將他送至縣立醫院。

他在急診室裡告訴醫生，他只是想回他的舊公寓，因為他無法進入新公寓，而且鄰居報警了。醫生認為譚先生似乎沒什麼大礙，準備安排協助他回家，同時問了他幾個問題，結果發現他不知道自己的住址或電話號碼，也不知道醫生是誰或家人在哪裡，只知道家人全住在中國。他們進一步詢問，發現他不知道當時是何年何月何日，也不知自己身在何處。於是醫生讓他住院，以便找出他失智的原因，確定他是否還能獨居。

譚明接受了完整的失智症檢查，做了必要的驗血和X光檢測，並接受精神科醫生的評估。驗血結果沒問題，大腦掃描發現很多小中風痕跡，精神科醫生判斷他已有失智症狀，可能還有精神病，因為譚先生自稱是文學教授，來美國是為了攻讀博士學位，讓大家知道反革命活動。精神科的檢測證實，譚先生無法再自理生活，於是他被送來深池醫院。

他轉過來的時候，入院病房尚未關閉，那是我第一次見到他。他坐在床邊的椅子上，一頭茂密的灰髮，神色自若，那自信的模樣確實就像他自稱的教授，看似漠然的臉上掛著隨和的微笑，如果再加上鬍子，就像典型的中國賢哲的面容了。

不過他的確已有失智症狀。我問他州長是誰時，他回答：「雷根。」我問他總統是誰，他回答：「也是雷根。」即使是最簡單的問題，他有時也答不出來，即使回答了，也必須花很長的時間。最糟的狀況出現在我請他畫時鐘的時候。畫時鐘是常見的精神狀態測試之一，他費了好一番功夫才畫出一個圈，然後從圓心畫出往外輻射的線，再把那些線彼此相連，猶如一張網。那時鐘長得很怪，可見他的失智症狀十分嚴重。

他的失智是什麼原因造成的？我凝視他的眼睛時，發現高血壓未治療的症狀，這能解釋他腦部掃瞄出現的小中風，所以可能是多次腦梗塞性失智症。他走路時拖著腳步，兩腳朝外打開，表示他有額外的神經系統問題，可能是缺乏維生素B 12，那也可能導致失智。他漠然的表情和緩慢的動作，意味著他可能有帕金森氏症、路易體症或憂鬱症。因此，譚先生的失智極可能是多種因素造成的：三分是中風促成，一分是憂鬱症、一分是帕金森氏症，一分是阿茲海默氏症，還有一分是……其他。我心想，肯定還有其他因素，因為譚先生的失智症狀惡化過於迅速，畢竟他兩個月前還能自己買車，自行駕駛，儘管後來撞了牆。總之，譚先生是個謎。

深池醫院的好處就是我有時間慢慢等待與觀察：等他的親朋好友出現，告訴我細節；等譚先生好轉、惡化或維持原狀；等他試用一些藥物，看是否能治療他的憂鬱症、阿茲海默氏症、帕金森氏症。總之，就是等候緩慢療法發揮效用。

我打算逐漸幫他停用他不需要的藥物，再讓他服用抗憂鬱藥物、阿茲海默氏症的藥物、帕金森氏症的藥物，看看結果如何。

不過我們並沒有機會看到結果，因為他入院幾天後，克拉倫登廳出現空床位，他就轉過去了。後續的一年半，他的確試了抗憂鬱藥、阿茲海默氏症的藥物、帕金森氏症的藥物，但都沒有效果。他持續惡化，後來無法說話和走路，持續待在床上，拒絕服藥和驗血，有時還會對護士吐口水，親朋好友也沒出現過。

他的失智症狀實在嚴重，院方於是指派一位公共監護人為他做決定。她設法找出更多與他有關的訊息。當初譚先生告訴精神科醫生的內容大多是真的，他確實是來美國攻讀博士學位的，但監護人無法確定他說的反革命活動是什麼。直到兩年前為止，他確實在大學裡任教，之前還持續投資房地產和股市。由此可見他的失智症狀惡化得很快，反而是他在克拉倫登廳的一年半裡沒有惡化太多，否則他的狀況應該會更糟，也許早就過世了。無論如何，譚先生還是個謎。

施坦尼醫師開始清空克拉倫登廳時，譚先生又轉回醫院主樓，由麥克醫師照顧。

我很喜歡麥克醫師，他的樣子總是讓我想起電視影集的醫生——我是指好的方面。他有一頭往右分的茂密銀色短髮、古銅色的臉龐、藍色的眼睛，微笑時，眼角的紋路往下蔓延到臉頰。他常把聽診器掛在身上，穿著白袍、白襯衫，打著絲質領帶。他彬彬有禮，但語帶嘲諷，經驗老到，是個好醫生。譚先生的迅速惡化令麥克醫師擔心，所以他接下譚先生這個患者後，翻閱了所有病歷，為譚先生做檢查，接著開始研究他住院十八個月期間所收集的形形色色藥物。

這是我二度見到譚先生的原因。

沒有脈搏，卻仍在呼吸

護士看著我們，等候我們傳達蓋上屍體並通知太平間的指令。然而，就在那個瞬間，我從眼角瞥見譚先生的身體有一點動靜，他雖然沒有脈搏，也沒有血壓，但仍在呼吸，而且呼吸平穩。

一天傍晚，我在醫院裡代班。那天沒什麼事，我在辦公室裡閱讀醫學期刊時，呼叫器突然響了，是麥克醫師傳來的。

「我有個病患快走了。」他說：「他簽過不施行心肺復甦術同意書，所以別擔心，你不需要做任何事，我會陪他直到他離開為止，應該再二十分鐘左右吧。不過，他現在不時會出現心室心搏過速的狀態，脈搏斷斷續續的，也沒有血壓了，我想你可能有興趣看一下。」

我不知道麥克醫師為什麼覺得我可能會有興趣。也許他讀過我寫的垂死病人照護報告，或知道我向來對未曾見過的狀況都有興趣，也或許還有其他原因。這不重要。我告訴他，我馬上過去。

我上樓時，回想了一下我對心室心搏過速的瞭解。那是一種心搏過速（tachy cardia），也就是心跳很快，源自希臘字*tachy*（快）和*cardia*（心），發生在心臟的主要幫浦——心室。那樣的心跳節奏通常出現在臨死之前。正常情況下，心臟是穩定跳動的，因為心臟的竇房結有數百個細胞，這些細胞具有特殊的膜，會慢慢釋出鈣和鈉，減少細胞內壓力，當壓力降到某個程度時，細胞就會顫動，讓膜往反方向開啟，讓鈣和鈉又回流到細胞裡。那顫動會傳送電流穿過心臟，驅動心臟跳動。

人類從胎兒時期的第四十天開始，這些細胞就會釋放鈣和鈉、顫動、傳送電流。在我們一生當中，這些細胞約每秒顫動一次，除非有問題才會出現異狀，如心臟病發、電解質失衡、藥物中毒等。當它們停止顫動時，除非心臟當中還有其他細胞繼續承接運作，否則人就會死亡。如果承續工作的細胞位於心室，就會產生「心室節律」，如果那節律很快，那就是「心室心搏過速」。

心室心搏過速不是穩定的節奏，它的速度太快，無法以合適的速度帶動心臟，大約二十分鐘後，通常就會轉為「心室纖維顫動」，心肌會不正常運動，無法讓血液流入，幾分鐘後，心臟就會停止。

不過，心室心搏過速是可以治療的，通常藉由簡單的電擊或某些靜脈注射藥物，就能讓它恢復穩定節律。當然，麥克醫師已經告訴我，病人簽過不施行心肺復甦術的同意書，也就是萬一心臟驟停，他不要做心肺復甦，但那是否表示我們不嘗試使用電擊或藥物來改變他死前心室心搏過速的狀況？我走進病房時心想，麥克醫師是個好醫生，更重要的是他是個睿智的醫生，他只想靜靜陪伴病人斷氣肯定是有原因的。

當時已是傍晚，護理站很冷清，只剩麥克醫師一個人。我坐了下來，他遞給我他剛拿到的心電圖和心律圖。他向我說明，譚先生是他的新病患，過去一個月，他幫他減少沒必要的藥物，減藥的同時也持續追蹤譚先生的肝臟、肺臟、心臟運作，一直都沒問題，所以他無法理解，為何今天下午譚先生突然出現死前心室心搏過速的狀況，難道是他的藥物改變造成的嗎？還是許多藥物之間的不明交互作用造成的？他是不是錯過了什麼？

「很可能只是心臟病，」我安慰他：「他那個年紀很常見。」

接著我把譚先生的心電圖攤放在櫃台上。那心電圖相當特別，明顯顯示心室心搏過速的鋸齒狀線條，不過看起來是正常且強勁的心室心搏過速，心電圖表上有陡峭的心室收縮（QRS）波，我知道不久那個波狀就不會那麼明顯了，即使是我在看圖的當下，隨著譚先生生命力的逐漸消失，心跳節律的陡峰肯定也在縮小，波狀變得愈來愈渾圓簡短，速度加快，但愈來愈不規律。不久，就像從山巒逐漸低降到山腳再進入平地一樣，會開始變成死亡的扁平線。我看著心電圖，想像若測量譚先生脈搏會是什麼樣的感覺。可能跳幾下，停止，再跳幾下，就像汽車快要沒油那樣。有時即使病患死了，偶爾還是會摸到脈搏跳動，或看到心電圖上有曇花一現的亮點。

這時的護理站很安靜，有著夜晚即將降臨的特殊平靜，靜得讓我感覺有點不安。我從心電圖上抬起視線。幾乎所有工作人員都下班了，白天時總會出現在這個小小的護理站裡的日班護士、護理佐理員、社工人員、利用率審查員，此時全都離開了，雜音、蜂鳴器、呼叫器的聲音也都消失了。其他病患的病歷都收回病歷架上，只有譚先生的病歷還沒有，以後也不會再收回去了。此時它就攤放在我眼前的桌上。我的注意力又回到他的心電圖，心想，他是否已經死亡？這時麥克醫師問我：「你想看看他嗎？」

我想，於是麥克醫師和我穿過病房，來到右邊倒數第二張床，譚明就躺在那裡。好幾個枕頭撐著他的頭部，他的臉色灰黃，沒有血色，眼皮半張半闔，翻著白眼，嘴巴開始轉為死亡的「痙笑」（*risus sardonicus*）——不自然的微笑。護士把床單拉到他的頸部，包住他的身體。我拉開床單時，發現床單因他最後流的汗而轉為濕冷。

我觸摸他的身體，感覺像黏稠的麵糰，濕濕黏黏的，像冰一樣冷。那其實比冰更冷，畢竟冰仍有活躍的方式，會融化和改變，會變暖並流動，但屍體的肉是厚軟的，原本預期摸起來溫溫的地方是冰涼的，預期有彈性的地方是軟黏的。那身體不只冰冷，也靜止不動。我摸他濕冷的手腕，也沒有脈搏。

我抬頭看著麥克醫師，他站在床的另一側，身後是夜班護士。麥克醫師為其他病人開藥時，那位護士看著我們，等候我們傳達蓋上屍體並通知太平間的指令。然而就在那個瞬間，我從眼角瞥見譚先生的身體有一點動靜。

他的胸部仍在上下起伏。他雖然沒有脈搏，也沒有血壓，但仍在呼吸，而且呼吸平穩。我再次低頭看他的臉，發現他雖然翻著白眼，但不知為什麼，那雙眼睛似乎感知到我在他身旁。我盯著他的胸膛，麥克醫師也是。這會持續起伏多久？

在生與死之間徘徊

我的確感覺到他的手腕出現脈搏，很微弱，但還是在動；他把譚明的腳放下，脈搏就消失了，譚明再度陷入垂死狀態。不僅如此，經過這樣的移動和脈搏跳動後，他的眼皮張開了⋯⋯

我想著護理台上那份心電圖的心室心搏過速狀況，其實用電擊方式讓心室心搏過速恢復正常很簡單，只要一點點電力就夠了。電擊後會出現令人驚訝的現象，身體會從床上彈起又落下，幾秒後，原本意味著死亡的扁平心電圖不再扁平，竇房結的細胞會突然出現平穩的正常竇性心律，每秒一次，像士兵行軍似的，接著出現的是穩定的脈搏、血壓與循環。

只是譚先生簽過不施行心肺復甦術同意書，要求不要搶救。麥克醫師把那份同意書解釋成：心臟驟停時（亦即目前的情況），不對譚先生進行任何電擊。因此這時的我站在床邊，握著他冰冷的手腕，盯著他逐漸僵化的面容，等著他的呼吸停止。

我這樣做時，發現譚先生對我來說不再陌生——他是譚明，撞毀了新的豐田冠美麗轎車，自稱教授。我是在入院病房認識他的。我試著思考他的不施行心肺復甦術同意書是如何取得的。是他在縣立醫院時，院方根據他的醫療無效而簽的嗎？我想應該不是。是他離開入院病房後的那幾個月嗎？我不知道。他的頭腦已經清楚到足以表達他希望怎麼做嗎？還是他的公共監護人決定簽那份同意書的？

我思索著，無論是誰要求或同意譚先生的不施行心肺復甦術同意書，那同意書究竟意味著什麼？適用於這個特殊案例嗎？

那並不重要，因為「不施行心肺復甦術」工工整整地寫在譚先生病歷的「生前預囑」欄目下。眼前的他確實奄奄一息，事實上他已幾近死亡。這麼說很怪，就好像說某人幾近懷孕。人確實也有幾近懷孕的階段，亦即受精卵開始分裂的時候。用這個角度來看，譚明當時已幾近死亡。

或者他已經死亡？

他確實沒有脈搏了，血液循環也已經停止。他變得愈來愈冰冷。然而，他還在呼吸，安靜而平穩地呼吸著。

這時麥克醫師說：「你看，如果我稍稍移動他的腳，他會出現心房纖維顫動，脈搏也會出現。」

麥克醫師移動譚明的腳，我的確感覺到他的手腕出現脈搏，跳得不規則，很微弱，但還是在動。他把譚明的腳放下，脈搏就消失了，譚明再度陷入垂死狀態。

不僅如此，經過這樣的移動和脈搏跳動後，譚明的眼皮張開了，不再翻白眼。他直視著我，我也直視著他，我們看著彼此，真的彼此對視著，而且我彷彿看到他整個人出現在他的眼中，不是只有臉而已，是整個人都出現在他的眼中，他好像也在我的眼中看到同樣的我。

我們這樣看著對方時，我突然想到希德格對死亡的描述：「那就像靈魂（*anima*）一腳站在這個世界，另一腳站在另一個世界，不確定自己要留下來還是離開。」當時就是那樣，譚明對自己的去留猶豫不決，他站在生與死之間。我凝視著他那溫和、閃亮、近乎綠色的眼睛時，發現那雙眼睛變得清澈而寧靜，就像雨後匯集的淺水池。我知道他決定留下來。我不確定自己是不是點了點頭，但我知道，譚明知道我明白他的意思了——他想回來。

然而他簽了不施行心肺復甦術同意書。麥克醫師對不施行心肺復甦術同意書的解釋是：心臟驟停時（亦即目前的情況），不進行任何搶救。我對不施行心肺復甦術有不同的解讀，但譚明的床邊不適合討論我們對不施行心肺復甦術的看法。

於是我盤點一下眼前我們有什麼（病人有意識和呼吸），沒有什麼（病人的體溫和活力），還有哪些東西是若有似無的（脈搏時有時無）。接著我想到，從前還沒有緊急搶救措施的年代，在這樣的時候，醫生總會拍打病患臉頰，呼叫病患的名字，並且搖晃他，彷彿這樣拍打、呼叫或搖晃就能讓人起死回生，就像叫人起床一樣。至少黑白老電影是那樣演的。

於是我那樣做了。

我呼叫譚明的名字，搖晃他，麥克醫師開始移動譚明的腳，我甚至拍打他的臉頰好幾次。果然，譚明的脈搏恢復了，而且變得穩定，接著他睜開眼睛，一直睜著眼睛盯著我看。

接著我想到神經系統和心血管功能之間的關係——頭和心臟。護士在譚明的頭底下墊了幾個枕頭，讓他可以舒服地離世。那樣做適合死亡，但不適合生存，因為他的脈搏雖然穩定，但血壓還不夠，不足以把血液往上推送到腦中。於是我把床頭高度搖低，讓譚明盡可能變成頭低腳高，藉由重力來幫助他的血液循環。血液開始從他的腳流向土灰色的臉，他的臉色開始從灰色轉亮，接近粉紅色，脈搏也變強了。

麥克醫師和我面面相覷。接著我又從古老電影的畫面中想到一件事：「毯子。」還有什麼？對了，熱水袋。一直看著我們徒手幫病人復甦的護士連忙去拿來溫熱的毯子和乾淨的被單，還有靜脈輸液架和注射液。既然譚明活過來了，我們可以進行靜脈注射了。

護士用溫熱的毯子包住他的身體，啟動靜脈注射。每次譚明的脈搏轉趨微弱或注意力開始渙散時，麥克醫師和我就開始搖晃他，漸漸的，他整個人轉趨紅潤，突然間完全睜開了眼睛，看著我，露出微笑。

護士搖搖頭，喃喃低語，一半對著自己，一半對著我說：「我從來沒見過這種事。」

我也沒有。

它啟動了身體與心靈

此時此刻，我在譚明身上捕捉到了它，
看見它邁向死亡，停下，改變心意，回來。
我看到了*anima*——那個啟動身體與心靈的東西。

我參與過許多病患的復甦搶救，其中有些成功了，但過程從來沒像譚明那樣安靜平和，從來沒有時間和空間觀察靈魂（*anima*）停留在那個黑暗的隧道裡，而隧道終點還閃著亮光。站在譚明身旁，當他聽到我的聲音時，我看到他在權衡去留，決定生死，我看到他眼裡出現猶豫不決。我感覺到那起死回生的瞬間，接著看著他恢復生命力——脈搏、血壓、氣色、意識、微笑逐一恢復。

那不只見證了生命是某種力量或形體，而是某種特殊的活力，就像譚明的活力。他原本即將消失、潰散；他通過了一扇堅不可摧的門；我看見他的手握住了門把，一腳跨出門外，但停了下來，回頭準備做最後的交代。然後，我看見一切逆轉了。脈搏重新跳動，血壓回升，臉色從灰暗轉趨粉紅，眼睛又恢復了光采。那是單純的生命，與生命其他的一切——如移動或說話——截然不同，當然呼吸例外，畢竟那是譚明做得最好的事。

我第一次做屍體剖檢時，貝克先生的遺體和生命體之間的差異令我相當訝異，當時的我覺得似乎少了什麼——我錯過了什麼，或者曾經錯過了什麼。此時此刻，我在譚明身上捕捉到了這樣東西，看見它邁向死亡，停下，改變心意，回來。我看到了*anima*——那個啟動身體與心靈的東西。

希德格有一張圖顯示，*anima*是人嚥下最後一口氣後從口中離開的鬼魅般迷霧。她還有另一張圖顯示同樣鬼魅般的*anima*飄進子宮內的胎兒中。她想表達的意思是，*anima*離開人體時，就是死亡的時刻；*anima*進入人體時，就是誕生的時刻。根據中世紀的醫學，誕生是指心臟開始跳動的時刻，從我們的觀點來看，則是那數百個細胞首次釋放鈣和鈉、顫動、傳送電流到心臟周邊、心臟開始啟動未來兩億次完美跳動的時刻。

譚明不僅活了下來，狀況也好轉了。

麥克醫師持續讓我知道譚明緩慢但穩定的好轉過程。他後來開始會說一點話，會稍微走動。麥克醫師甚至奢望有一天譚明能夠告訴我們他的人生，並且自己走出醫院。他復活一週年那一天，我去探望他，他看起來狀況很好，平靜，清醒，專注。我跟他打招呼時，他看著我，露出微笑。

譚明復甦後不久，工人開始拆除克拉倫登廳。康利先生宣布，他們會從裡面開始拆，搬走可再利用、可搬遷的東西，如管線、水槽、爐台、燈具。內部搬遷完成後，就會切斷水、瓦斯，最後切斷電力。接著他們會開始拆除外部，拆下窗戶和窗框、門、黃銅裝置、銅製品等有用或可變賣的東西。拆完後，就會拆除整棟建築，我們都受邀見證。

12 醫病關係就是人與人之間的關係

我在深池醫院學會了投入——不顧一切投身其中。
從前，我和病患保持距離，小心留意移情與反移情作用。
漸漸的，我從許多人身上學到，那不是最好的醫生。
最好的醫生陪你一起去拿藥，站在你身旁等你服下藥物，
他們教會我，移情與反移情作用的真實名稱其實是愛。

幾個月過去了。

施坦尼醫師不再接收病患，全心對抗周遭的混亂。他比以前更早上班，更晚下班。資遣夜班醫師並指派日班醫師兼值夜班後，他自己也擔負起大部分的夜班工作及大家最不想輪值的時段。耶誕節那天他也來到醫院，逐一發送耶誕禮物。

日班醫師真的開始輪流上夜班後，白天則由代理醫生照顧患者，不過這樣一來，醫療決定究竟該以誰的意見為主，分界開始模糊了起來。病患有時由某位醫師照顧，有時又換成另一位。藥物也經常更換，化驗報告、患者的臨床變化等重要的細節開始受到忽略。護士發現病患狀況不對時，不知該找哪位醫生，家屬也搞不清楚，即使是醫師也搞不清楚。不久，施坦尼醫師又開始把之前資遣的夜班醫

生及週末醫生找了回來。幸好，他用預算的不同名目重新聘用他們，所以表面上醫療部門還是裁了三分之一的人員。

市政府接受了司法部的和解提議，長達十年的調查終於結案。新的行銷部門開始規劃我們第一個品牌塑造活動，克拉倫登廳的拆除工作即將開始。不久，我認識的舊醫院就要消失了。我開始問自己：我可以從這裡留下什麼？如何把舊醫院帶給我的啟示傳承下去？

我想到兩種方法。一種是我思索很久的生態醫療專案，那可以驗證我的假設：緩慢醫學的醫療效果媲美現代講究效率的醫療照護，而且成本更低，病患、家屬、員工更滿意。我想成立獨立的生態醫療病房，把這幾年來學到的經驗——仔細檢查，減少用藥，耐心等候，留意細節等——用兩年的時間應用在一群病患身上。我會追蹤正確診斷相較於錯誤診斷所省下的成本，減少用藥的結果（少了代價高昂的副作用和不良反應）相較於配置充裕醫護人員的費用，並提供良好的膳食。那個專案可以證明我的理念是否成立。

我向施坦尼醫師說明我的想法，他也很喜歡，並欣然指派我擔任「生態醫療專案主任」。不過他也提醒我，我的專案不會立刻啟動。由於搬遷到新醫院而必須占用所有人的時間和精力，這樣的狀況大概還會持續好幾年，我的計畫可能要等一切都安頓下來，醫療照護發展到極點且開始穩定發展時才可能展開。

我想到的第二種傳承方式，是講述舊醫院的故事——關於院內發生的故事，以及醫院本身的故事。於是我開始整理歸納我在院內工作這些年的事，抓出重要時間和日期，我書房的四面牆上很快就貼滿了資料。

告別克拉倫登廳

克拉倫登廳是深池醫院獨特與溫和氣氛的象徵，長久以來服務本市最脆弱的市民。

我開始提筆寫這本書時，正好工人也開始拆除有百年歷史的克拉倫登廳。他們從西側和南側建築開始拆除，先取下窗戶和窗框、水龍頭和水槽，接著拆除東側；他們拆克拉倫登廳的方式就像白蟻拆解東西一樣，把外殼留到最後。接著他們撤走水電瓦斯，這讓我想起病患被判腦死後的情況：先摘取健康的器官，接著停止輸送氧氣，拔除靜脈注射，關掉心電圖。之後工人開始拆除外部結構，拆下銅管和瓦片、雕塑元素、造景，最後才是整棟克拉倫登廳。

之前拆除連接克拉倫登廳和主要大樓的橋樓時，院方舉辦了烤肉會，我當時錯過了，這次絕對要到現場親眼目睹大樓的拆除。那一天，我來到了現場。從外面看起來，克拉倫登廳這棟百年的愛德華式建築優雅如昔。

我和一些人站在鐵絲圍欄後方觀看，建築四周的植物都已經挖除，沙土上有一台機器，狀似金屬製的螳螂。它隆隆地行駛，伸出彎臂，打開鉗口，向前延伸，直到觸及建築的一角時，機器暫停前進，朝屋頂瓦片一挖，稍微一扯，扯下一塊，丟在地上。接著機器又隆隆行駛到另一個位置，從建築挖下另一塊，丟在地上。它就這樣繞著建築繼續挖，克拉倫登廳的內部逐漸外露。不過那是很堅固的大樓，水泥塊和老鋼條突出牆面好一段時間，後來漸漸消失。當天結束時，克拉倫登廳只剩一堆碎石殘瓦，又過了一星期，那些殘礫都清除了，地基也重新打好，那塊地已準備好搭建新的大樓。

兩個星期後，米麗安修女辭職了。她沒有優雅的道別，而是投書地方報紙，表達不滿。她寫道，告別克拉倫登廳的美好精神令她痛心，克拉倫登廳是深池醫院獨特與溫和氣氛的象徵，長久以來服務本市最脆弱的市民。她在文中提出警告：醫院雖然看起來平靜，但遭到嚴苛的削減。病患數已縮減三分之一，安寧病房裡的神職人員遭到裁撤，日間計畫全面終止，全都是因為「預算危機」。然而，醫院卻還有足夠的錢雇用市長的傳播顧問「廣角傳播公司」來協助「醫院從機構轉型為社群」。她在文末呼籲，市民應該密切關注深池醫院的動態。

米麗安修女除了投書外，也提名了她的繼任者：瑪格麗特修女。從外表看起來，瑪格麗特修女和米麗安修女截然不同，瑪格麗特修女是黑膚、黑髮、黑眼，講話帶有輕快的牙買加口音，藍白相間的頭巾低調地披在頭上，但行政單位很快就發現她們兩人的性情幾乎一模一樣。

如果不再是醫院……

行銷部門決定從新名稱中移除「醫院」二字。然而，如果深池醫院不叫醫院，我們每天照顧的人是誰？在「非醫院」的新設施裡，他們會被安置在哪裡？

這期間，康利先生正在編列新年度的預算。他認為這次預算編列和以往不同，因為明年新建築與設施啟用後，必須同時維持新舊醫院的運作。後來，搬遷一事和他的預料不同，但預算問題則被他料中了。這次預算的確不同於以往，因為這回預算第一次真的遭到刪減。

每年醫院都會發生預算危機，每次的發展模式都相同：由於工會協商合約及政客的操弄都會讓預算需求大增，龐大的赤字預估出爐；出現示威抗議，反對刪減預算的提議；接著是高層宣布預估的赤字會更高，隨之而來的是讓步與妥協。然後，大約五月左右，會意外發現主事者不知為何漏看了數百萬美元營收，於是彼此和解，皆大歡喜，預算又比前一年增加了。

不過這一年的預算危機不一樣。景氣確實很糟，確實有人必須資遣，公共衛生服務也確實必須刪減。唯一的問題是：從哪裡開始動手？

醫療部門的狀況特別糟。史坦醫師不喜歡我們，不會讓我們免於刪減經費的命運。施坦尼醫師已裁撤夜班和週末的醫生，我們也沒有行政人員的職位是能與其他部門合併或重新任命的。此外，為了準備搬遷，患者的數量將縮減二〇％，因此施坦尼醫師不得不跟著裁減相同比例的醫生。

不過，醫生為病患看診的確可為醫院帶來收入，施坦尼醫師因而認為，如果他能向康利先生證明，醫療部門能創造營收，自負盈虧（至少一部分），那麼就能減少他必須裁減的醫生人數。於是，施坦尼醫師開始蒐集每位醫生提供服務的相關資料。這些資料不存在於任何電腦裡，他必須走訪各個病房，查看每份病歷，記錄每位醫師的工作。不久，他的「生產力報告」開始出現在我們的木頭信箱中。從理論上來看，那份報告證明了我們每個月替市政府賺多少錢，但實際上卻不是如此，因為財務部並不知道他們為我們提供的服務或其他任何服務所支付的帳單是多少，也不知道院方因此獲得多少醫療給付。不過，根據施坦尼醫師的計算，醫療部門的收入可抵付一半的部門預算，他希望自己辛苦做的報告能爭取到皆大歡喜的結果。

由於這件事，我認為施坦尼醫師是紙上談兵的理想主義者，因為他的數字對康利先生來說並不重要，他還是必須刪減五位醫生的預算額度。

他應該裁掉誰？用什麼標準來裁員？施坦尼醫師花了一個週末思考，決定以資歷為標準，但也不完全只考慮資歷，因為他希望留下的人當中有熱血青年，也有資深老將，有活力幹勁，也有多元經驗。

他會看認證資格、對療程的熟悉、全職工作意願，以及其他未詳細說明的特質。他製作表單，列印出來，召開會議，請所有醫療人員出席。

那場會議很短，施坦尼醫師解釋預算問題，發出他製作的表單。我們看著表單問：一定要填嗎？不，是自願填寫。不過如果有人填那份表單，他比較容易做決定。如果有人不填，他只好自己填寫。

會後，潔芮的辦公室裡出現一個大型標示，提醒我們填寫表單。標示下方有個文件夾，幾乎一直都是空的。

於是施坦尼醫師又召開一次會議。

他告訴所有人，預算的情況更糟了。史坦醫師不僅要求新年度的預算審核必須裁掉五名醫生，今年就得裁減四名醫生。下週他會告訴我們裁員名單。接下來康利先生有幾件事宣布。

康利先生走了進來。他一臉疲憊，紅髮變得更稀疏更灰白，鬍子也是；他的眼神無神，聲音沙啞。他想讓我們知道，行銷部門已提出品牌宣傳活動，如今醫院有新的口號與價值宣言。我們的新口號是：「深池照護社群。」他覺得我們應該都會認同這個口號，對深池醫院來說，那也是很貼切的描述。我們新的價值宣言是：「院友為先。」行銷部門仍在研究新標誌、新使命、新名稱。

這時候，現場醫療人員似乎都醒了過來，原本低頭看著病歷、期刊、桌面的人，紛紛抬起頭來。所有人突如其來的關注，讓康利先生嚇了一跳。

是的，新名稱。深池醫院需要重新定位，重新打造品牌，新的建築與設施不能再被當成老式的窮人救濟院。新深池醫院將成為「卓越中心」，專注於保健、康健和復健，所以行銷部門決定從新名稱中移除「醫院」二字。

康利先生環顧四周，每個人都盯著他看，不發一語。接著，所有人齊聲發言。

我們問，如果深池醫院不叫醫院，我們每天照顧的那些生病、失智、老弱、單腳或無腳、咳嗽、膚色蠟黃的人是誰？那些坐在輪椅上、躺在輪床和病床上的人是誰？那些接受靜脈注射，插著餵食管、導尿管、支架，掛著氧氣罩，裝上氣切管的又是誰？他們在這裡做什麼？在「非醫院」的新設施裡，他們會被安置在哪裡？還是要送到其他地方？

康利先生並未低下頭，但他確實不再說話，愣了好一會兒。他疲憊的藍色雙眼裡閃過一幕景象，那是病患的身影，他曾經坐在他們的床邊，即使是身為行政主管、擁有公共衛生學位的他，都握過他們的手。

後來「醫院」兩個字保留了下來。

反抗之意如星星之火

某種反抗已經展開。許多醫師在未知會他人的情況下，一個接一個去找康利先生談，接著又去找了史坦醫師。這全都是自發行為，但是每個人的態度都很堅決。

感恩節的前一天。

我來上班時，新來的祕書菲比告訴我，施坦尼醫師今天會通知進入裁員名單的醫師。他會一一呼叫他們進他的辦公室。菲比當然知道名單裡有誰，我凝視她的眼睛，再想想吉羅伊太太的個案，覺得自己應該很安全。那天一整天都有人呼叫我，但都不是施坦尼醫師。傍晚我走回菲比的辦公室，想知道是哪些醫生遭到資遣。

施坦尼醫師的選擇令人費解。他裁了年紀最大、服務年資最久的莉迪雅醫師（她對蘿卡付出很多心力），以及年紀最輕、年資最淺的拉吉夫醫師。我能瞭解他為什麼選擇他們兩人。莉迪雅醫師的財務狀況已經不需要這份工作，拉吉夫醫師則是最晚招募進來的醫生。不過他也裁了非裔美籍、身材瘦高的史代克醫師，難道是人事部告訴他高矮、黑白、老少各挑一個比較安全嗎？他的第四個選擇是泰麗醫師，我一聽完全愣住了。泰麗醫師符合施坦尼醫師明講的所有標準：她有資格認證、參與療程、全職工作。況且她既睿智又開朗，能力又強，也很美麗。如果施坦尼醫師連泰麗醫師都能資遣，他大可裁掉每個人了。

所有人都想知道：他的裁員標準是什麼？

施坦尼醫師不願透露，他其實也毋需透露。醫生聽命於醫療主任，他是副醫療主任，樓上身為醫療主任的松能醫師認同他的選擇。

中午用餐時間，在醫師辦公室，在走廊上，醫師之間都以某種眼神看著彼此。某種反抗已經展開，就像磨損的線路爆出火星，接著變成火焰，在地板上蔓延，竄上牆面。許多醫師在未知會他人的情況下，一個接一個去找康利先生談，接著又去找了史坦醫師。這全都是自發行為，沒有經過任何組織或計畫，但是每個人的態度都很強烈、堅決。

新年過後的第一個工作天，我走進菲比的辦公室簽到。施坦尼醫師站在門口，臉色蒼白，簡直像個鬼魂。傑弗斯醫師面色凝重地走出來。看來發生了什麼事。

我看著傑弗斯醫師，我們交換了認識多年的人才明白的眼神，沒錯，發生了什麼事。他不方便開口；但事情應該不像他流露的嚴肅表情那麼嚴重。或許該問問拉瑞莎。於是我找到了她，果然，事情才發生不到四十五分鐘，她已經知道發生什麼事了。

「施坦尼醫師和松能醫師被解雇了。」她告訴我，眼中帶著一絲心灰意冷：「今天一大早，康利先生就把松能醫師叫到辦公室，要求他退休。施坦尼醫師的工作也被裁撤了。還有，資遣那四位醫師的決議已經取消，因為裁撤他們兩人的職位，就能達到史坦醫師對預算的要求了。」

拉瑞莎喜歡施坦尼醫師，但她也喜歡泰麗醫師，這個人事上的逆轉撫慰了她的俄羅斯心靈，讓她悲喜交加，讓她鬆了一口氣，也提高了警覺。根據她的經驗，那樣的逆轉意味著還會有其他的變化——突如其來的升遷與降職，以及有條件的屈服，甚至處分。她常常會選錯邊，因此不想談太多。在這種情況下，你永遠不會知道誰可能會聽見。

消息很快就在口耳相傳下傳遍了醫院。許多護士都問我，為什麼施坦尼醫師會遭到解雇。我也只能猜測原因。泰麗醫師是史坦醫師的朋友，但我想那應該不是主因。比較可能的原因應該是施坦尼醫師不願執行上層要求的改變。他逐漸瞭解上層一味想把醫院的老式傳統醫學改成新式的醫療照護，他極力反對，面紅耳赤地據理力爭。他對護理的偏好確實多於對醫學的偏好，但他偏重的護理模式是萊斯特女士的那一種，那至少有一點和醫學模式是相同的：兩種模式都是人性的，但醫療照護不是。然而，施坦尼醫師的主張阻礙了醫院的轉型。

施坦尼醫師並未馬上離開。他還是完成了所有他該完成的任務，並且找到新的工作。他在自己的辦公室打包，還寄給每位員工一張謝卡，把他的病患交接給其他醫師，接著走訪每個病房，與每位護士道別，二度離開深池醫院。

後來，康利先生親自召開了醫療會議。他的紅鬍子幾乎都變白了，腹部凸得更明顯了，眼睛下方也浮腫了，眼神看起來有點失焦。他看起來不再像娶安．波林的年輕亨利八世，比較像安遭斬首後的亨利八世。

他想告訴我們的是，開除施坦尼醫師和松能醫師完全是他的意思，和史坦醫師無關。他這麼說時，看我們的眼神很恍惚，我們都不相信他的話。他不可能不理會史坦醫師的想法而開除正副醫療主任，那不像他的為人。

另外，他也請人力公司為新的深池醫院尋找醫療主任，以經驗豐富、有效率又有醫療管理認證的人為目標，目前則由傑弗斯醫師兼任臨時醫療主任。所有人都看著傑弗斯醫師，他聳聳肩，露出微笑。我們都沒意見，大家都喜歡傑弗斯醫師，他只會做必要的事，不會過度干涉。

最後一根稻草

我一直以為，神恩院社的精神終究會保留下來，賈氏報告一出現，我就沒那麼確定了。

一個半月後，有一天，康利先生沒搭上平日的共乘汽車。

這種事從未發生過，他的共乘夥伴打電話給醫護人員，請他們到他的公寓看看。他們敲門沒人回應，於是破門而入，發現康利先生穿著上班的衣服，坐在沙發上，領帶已經取下，領子鬆開，已經斷氣了。當天下午法醫做了屍檢，判斷康利先生是前一晚七點半左右過世的，死因是膽固醇斑塊和血塊突然阻塞冠狀動脈，導致心臟病突發。

然而，我們都很清楚，康利先生是因為深池醫院而死的。這一切太沉重了：預算刪減；病患及醫院名稱改變；開除施坦尼醫師和松能醫師。

他的追悼會在活動中心舉行，現場擠滿了工作人員和病患。他第一天到深池醫院上班的照片放在前面的畫架上，相片中他的鬍子還是紅的，眼睛明亮有神。現場有護旗隊和風笛，史坦醫師騎單車過來發表頌詞，甚至哭了。他說，他覺得自己對康利先生的死有責任。康利先生是他的朋友，是來幫他把老舊的救濟院轉型成現代化的醫療照護設施，他覺得康利先生是為他而死的。

第二天，史坦醫師宣布取代康利先生的人選：麥琳．拉后絲，她是護理師、護理碩士、臨床護理師，也是史坦醫師的朋友，以及目前的兼任護理部主任。

麥琳個頭嬌小，穿著精緻套裝、絲襪和高跟鞋，親切熱情，自信果決。她的笑容可掬，態度開明，很容易引人好感，尤其是剛認識的時候。她獲派接任康利先生職務的隔天就搬進他的辦公室，再隔一天就開除她唯一的競爭對手——另一位兼任護理部主任。一個星期後，她發送調整後的組織圖給所有人，圖中顯示，化驗科、放射科、社工室都從醫療部門轉到她的管理之下。

那還只是開始而已。

拉麥琳在新職務的主要搭檔是行銷主任艾德里安．瑟夫。艾德里安短小精悍，有一頭修剪有型的棕髮和一雙好奇的棕色眼睛，有時頭部會像鳥一樣略微傾斜。他加入深池醫院後，將新的行銷部門設在塔樓裡神父居住的那層樓，並用米色和灰褐色重新裝潢老式的浴室和廚房。塔樓有自己的入口，所以他可以自由進出，不會引人注意。艾德里安可說是僅剩的改革人馬，所以他著手行動。他開始參加過去施坦尼醫師會出席的會議，每次醫院裡出現問題，即使是醫療問題，他也會參與。他填補了施坦尼醫師留下的空缺，但身為律師的他，比較在意的是事情不出錯，而不是事情要做對。

麥琳和艾德里安開始在醫院裡做重要的決策，當然也會諮詢史坦醫師和市長。他們的決策雖沒引派對，隨後又是人事異動。每週都有退休委員會和指令。有些護士獲得升遷，有些遭到降職或轉調，醫生消失了，病房關閉了。每天都有新的表格、起騷動，但很多事正在發生，你可以感受到醫院裡有種詭異、失衡的緊繃氣氛。

壓垮所有人的最後一根稻草是「賈氏報告」。

戴維斯．賈博士是麥琳和艾德里安找來的人，專門負責記錄舊醫院的精神科照護，但他也用他的報告來規劃新設施的藍圖。他的報告清楚表示，新設施將會是個截然不同的地方，我們這些醫生終於第一次看到搬遷後的計畫。搬遷之後，深池醫院不再是獨立醫院，而是縣立醫院的一部分，此後醫療人員及病患的入院事宜都由公共衛生部主任管理。新設施當中有近半數的空間會留給無家可歸的精神病患，其他病患的照護焦點則以復健及迅速出院為主。所謂的照護，模式也和我們之前認知的不同。在新的深池醫院裡，醫生看診的老式「醫療模式」將由「社會模式」（不管那是什麼意思）取代，負責照顧「客戶」的是「醫療照護工作者」、護士、社工和心理學家，而不是醫生。

那份藍圖勾勒出來的模式令人驚訝。我們之前已接獲不少暗示，知道醫院將來的發展方向，只不過我們一直處於拒絕承認的狀態。我自己就是其中之一。我一直以為，無論發生什麼事，我自己私下暱稱為「神恩院社」的精神終究會保留下來。賈氏報告一出現，我就沒那麼確定了。我開始思索，我不想面對健康照護長達二十年，這樣的日子是否即將畫下終點。

許多醫生也有同樣的感受。凱伊醫師和蘿梅洛醫師更提出精采的反證，證明賈氏報告不僅有失妥當，考慮不周，同時也違法。他們還聯繫鄰里協會，讓他們知道新的深池醫院即將成為遊民的精神醫療所。最後，他們要求對高達兩百萬美元的「病患禮金」進行稽查。

賈氏報告和病患禮金之間沒有任何政策上的關聯，但有策略性關聯。凱伊醫師和蘿梅洛醫師發現有數十萬元禮金消失了，而且原因不明，他們知道，身為醫院主管的麥琳，會因而捲入隨調查而挖掘出來的醜聞。她會把她的首席顧問艾德里安和她的上司史坦醫師也牽扯進來，或許連市長也脫離不了關係。病患禮金的調查也許會終結他們其中一人或全部的人，進而終止醫院的徹底轉變。因此，當凱伊醫師和蘿梅洛醫師針對賈氏報告提出他們的反證時，也要求院方公開病患禮金的明細，時間遠溯及康利先生到任的時候。

他們也針對史坦醫師和賈先生的財務處理提出道德申訴。

麥琳、艾德里安、史坦醫師和市長對這些要求和申訴相當不悅。有好幾個月的時間，凱伊醫師和蘿梅洛醫師遭遇重重阻礙。最後什麼事都沒發生，賈氏報告完全獲得採納。

醫療、護理、行政的分與合

南丁格爾提過的醫療、護理、行政之間的抗衡。她說，那些抗衡無法解決，也不應該解決，因為那樣對病患最有利。

在那之後，醫療人員接獲一個大消息。麥琳終於聘請了新的醫療主任，是我們自己的同事——泰麗醫師。一年前她曾上了施坦尼醫師的資遣名單，當時還引發了反彈。這真可說是深池醫院典型的逆轉案例，亦即古人所謂的「風水輪流轉」。每個人都依附在時間之輪上，命運總有下沉之時，也總會上升。

醫療人員對於麥琳的選擇都很高興。泰麗醫師是一位好醫生，她熟悉醫院，也喜歡醫院的運作方式，我們確信她會想辦法維持原狀。因此，我們認為她的上任是一個希望，是一個指標，暗示著一切終究會沒事。

接著泰麗醫師召開第一次醫療會議，宣布了幾件事，但每件事都令人沮喪。

首先，傑弗斯醫師在服務二十八年之後即將退休。泰麗醫師說，我們會想念他的，不過我們也都知道，沒人比傑弗斯醫師更需要休息和放鬆。第二，她決定把醫療主任的辦公室從醫院後方遷到行政區，她說現在該是醫療部門接納改變而非抗拒改變的時候了。醫療部門需要和行政及護理部門合作，成為解決方案的一部分，而非問題的一部分。

這項宣布讓我有點擔心。

醫療部門和護理部門確實總有些不太對盤的地方。麥琳擔任行政主管後，行政和護理部門實質上已經合併，因此，或許醫療部門也應該整併在一起。然而，我想到南丁格爾提過的醫療、護理、行政之間的抗衡。她說，那些抗衡無法解決，也不應該解決，因為那樣對病患最有利。如果醫療單位掌控了醫院，病人可能承受太多的醫療；如果行政單位掌控了醫院，病患獲得的醫療可能太少；如果護理單位掌控了醫院，為了病患的精神與情緒照護，可能會削弱醫療進步。

泰麗醫師決定把醫療部門移到行政和護理部門那邊的決策讓我擔心：那改變對新醫院的未來意味著什麼？

泰麗醫師的第三項宣布是：因為預算刪減，她很遺憾必須資遣凱伊醫師。她之所以選擇凱伊醫師，不是基於懲罰性因素，而是反映醫療部門必須因應預算刪減的挑戰及臨床組織的改組需求。那是她個人的決定，和史坦醫師無關。

這時房裡出現歎息聲。上次說出「全是我個人決定」的人已經因此賠上了性命，沒人希望泰麗醫師也步上死亡、生病、枯槁的後塵。我們也想支持她。至於選擇凱伊醫師為資遣對象也是個引人好奇的決定。凱伊醫師是個很重視原則的人，他的原則之一就是只照顧自己的病患，從來不回應緊急呼叫，不幫忙，也不去其他病房支援，因此他遭到資遣並未引發任何反彈，沒人為他挺身而出。

只有米麗安修女例外。米麗安修女聽到凱伊醫師遭到資遣時，立刻衝進麥琳的辦公室，藍白相間的頭巾在她的身後飄著。這是我聽其他人說的。

「你是天主教徒嗎？」她大聲吼道：「告訴我，你是天主教徒嗎？你怎麼可以開除凱伊醫師？他是最好的安寧病房醫生！……你怎麼可以說謊？說謊是有罪的！我們教區捐贈給病人的錢，你拿去做什麼了？到哪裡去了？騙子！你這個騙子！說謊是有罪的！」

麥琳知道什麼時候不發一語是最好的。她也知道開除凱伊醫師是對的，因為他會到處抗議未來的改變，還會為此走上街頭，畢竟他是英國人。她雖然欣賞英國人，但凱伊醫師還是非走不可。

於是凱伊醫師遭到資遣。他離職隔天就提出檢舉訴訟，聲稱他因為調查病患禮金而遭到資遣。

翌日，蘿梅洛醫師辭職以示抗議。

局勢的改變無法逆轉了。入院病房關閉，醫療部門搬進了行政區，我認識的醫師幾乎都離開醫院了。我們現在正走上我不想參與的旅程，從機構轉向社群，或者相反。

過了幾天，一大早我開車到醫院上班時，看到新醫院外部包覆的東西終於拆了下來。那些白色的包覆物蓋住逐漸上升的醫院大樓已經好幾年了。

就是它。

新的深池醫院。

它似乎以某種奇特的方式融入了舊的深池醫院。它也有塔樓，不過是現代而簡樸的；它沒有磚瓦、裝飾性的飛簷或銅管。新的塔樓粉刷了舊塔樓的桃色、灰褐色、琥珀色，嵌著現代化的平面窗戶，窗框是藍綠色的。

該是一探新建築的時候了。

我該去參觀一下。

醫師辦公室在哪裡？

我看到護理經理、活動治療師、營養師、病歷師的辦公室，我問戴維，那醫生呢？我們的辦公室在哪裡？夜班醫生的值班在哪裡？

我打電話給戴維．喬納斯。

戴維是新建築設施的專案經理，我知道他是很合適的嚮導。他在舊醫院服務很久了，很懂得欣賞舊醫院寬敞開放的空間、偶爾出現的會議，以及這裡的患者。他告訴我，我們當天就可以碰面，一起去參觀。我可以先到他的辦公室，他會帶我參觀。

當天傍晚，我來到他的辦公室。我們一起離開老建築，直接朝新建築的花園走去。花園裡有造景用的灰色河石、盛開的薰衣草，還有橄欖樹，為新建築周圍塑造景觀。除非以前曾來過，否則絕對想不到這裡曾是林木成群、有湧泉的山谷，山谷下還埋著威士忌酒瓶。

戴維告訴我，我們先從南塔附近的「鄰區」開始看起。「鄰區」就是病房的新名稱，只要看見一個鄰區，就可以瞭解病患空間的設計了，因為每個鄰區幾乎都一樣。

接著我們在玻璃雙扇門前停下來，門開後，我們走進一個鄰區大廳。那個空間就像簡報上的虛擬圖一樣寬敞，採光充足。地上是亞麻色木地板，搭配同色的櫥櫃。後方是護理站，只有簡單的櫃台和一台電腦，沒有門、壁櫥或櫃子，很難想像那樣的護理站能保持安靜，讓人思考或討論病患狀況。

隨後我們從大廳朝走廊走去，來到綠色的房間——患者的房間。我非常驚訝。每個兩人房或三人房其實都是大套房，房內也有小走道。每個大套房裡都有洗手間，鋪著藍綠色、米色、灰褐色的磁磚，最大的輪椅和最胖的病人都進得去。每個床位都有私人的空間，有開啟的窗戶和關閉的門。牆上掛著平面電視，新的櫥櫃有黑色的橡膠握把，以免患者受傷。每個枕頭下都有一個雙向顯示器，護士可以透過它和病人說話，病患也可以對護士說話，不需要當面接觸。

戴維接著帶我看鄰區的公共空間。那裡有鋪著地毯的安靜閱覽室，有進食的餐廳，還有小廚房，裡面有光亮的爐台，還有洗碗機，因為病患以後會使用瓷器餐盤。新的洗碗機還有處理堆肥的功能。我看到護理行政管理經理、活動治療師、營養師、病歷師的辦公室。我問戴維，那醫生呢？我們的辦公室在哪裡？夜班醫生的值班室在哪裡？

戴維顯得困窘。不知為什麼，新建築完全忽視了醫生。他不知道值班室的事，但新的深池醫院裡確實看不到醫師辦公室。他聽說我們會留在舊建築裡，但他也不確定。

接著，我們走到銜接兩棟病患大樓的連結大樓。電梯有點電子方面的問題，他帶我走樓梯下樓。樓梯位於走廊的盡頭，而且還上了鎖。

我告訴他，把樓梯設在那裡很不方便。緊急搶救小組常常需要盡速從某一樓趕往另一層樓，他們沒辦法慢慢等候電梯，也不方便跑過那麼遠的走廊。還有，為什麼樓梯要上鎖？

戴維也不知道為什麼建築師把樓梯設計在遠離電梯的地方，但上鎖是基於安全考量，以免病患逃走或做他們習慣在老建築的樓梯間裡做的不法勾當。我們因為那些不當行為惹了太多麻煩。當然，員工會有進出樓梯間及院內其他上鎖區域的電子鑰匙，就附在我們配戴的定位識別卡上。基於額外的安全考量，樓梯間裡也有攝影機，餐廳和院內的各區都有攝影機。

我們走到連結大樓的大廳，那裡設計相當令人驚訝。面西的那片牆幾乎全是玻璃，可以直接遠眺海洋。玻璃外是兩株開花的玉蘭老樹，是樹木小組委員會保留下來的。其他牆面上有掛毯、陶雕、圖畫、玻璃馬賽克。

接著我們來到餐廳，那是連瑞士人都會感到滿意的設計：寬敞淨白，裡面有小桌子、色彩繽紛的椅子和鹵素燈。弧狀的壓克力平台後方有新的烤架，還有狼牌大烤箱和維京牌大冰箱。餐廳外有水泥砌成的露台，就像很久以前簡報上看到的虛擬露台，只不過少了遮陽傘和苗條年輕的虛擬病患。我看到健身房裡有兩個無限大的泳池，門診區有最新的檢查台、電腦和設備。

我們走出去看新的穀倉前院時，經過一棟長型的低矮建築。戴維說那是放電腦伺服器的地方，掌控新大樓的一切，包括電力、燈光、空調、攝影機、門、電梯、藥物、電話、電腦。我當然也想看一下，於是我們走了進去。裡面散發著水泥的味道，從地板到天花板都是成排的架子，裡面有數百個黑盒子，由數千條線路串連起來。戴維解釋，每條線路都從某個房間連到黑盒子，電話、電視、通風、暖氣、電動廁所各有不同的線路。

我們只能祈禱那些線路永遠不會斷線。

最後我們來到穀倉前院，這裡和舊的穀倉前院截然不同。成排園圃的高度大約和輪椅齊高，方便病患種植植物。新的溫室附設了座椅和設備，鴨和鵝有新的池塘，負責經營農場的活動治療師有辦公室，就在兔子旁邊。每種動物都有自己的空間，裡面有水泥地板，溫和的採光。戴維帶我看牠們各自的空間之間還有小門，那是後來被迫加上去的，因為捍衛動物權利的人士擔心迷你豬和山羊會因為有過多隱私而感到寂寞，小門讓牠們可以造訪彼此。

接著我們走回戴維的辦公室，他要我等一下，讓他找一下平面圖。

「我想我找到了。」他一邊說，一邊指著一個標示著PHYS的小格子：「醫生的值班室。」

我看了一下，在北塔三樓，一個沒有窗戶的小格子標示著PHYS。我覺得那不是值班室，PHYS感覺上比較像是指「physical plant」（機房）或「physical therapist」（物理治療師），又或者，以電腦房的複雜程度來看，那可能是「physicist」（物理學家），而不是「physician」（醫生）。

不過我還是向戴維道謝了。走回辦公室時，我不禁心想，在新醫院裡，病患在哪裡喝水、吃藥、聊天、作夢？我知道他們會找到地方的——樓梯間、屋頂、標示著PHYS的無窗暗黑房間。或者他們找不到，因為隱私雖然是興建新醫院的主要原因，裝了那些攝影機、定位識別證、枕頭下的雙向麥克風後，病患在新的深池醫院裡也沒多少隱私可言了。

我在搖晃的桌邊坐了下來，從窗戶望向對面的醫院側翼建築，它的紅瓦屋頂和塔樓讓人想起在古老修道院裡，我們天職的起源。我看著我的白袍——那白色提醒我們乾淨與動機的純正。我看著我的書和留下的索引卡，心想，在新醫院裡，醫生會在哪裡？還是我們根本不會過去？

現在說什麼都還太早，我在舊醫院裡還有最後一課等著我修習。

九條命的拉普曼先生

醫學雖然讓拉普曼先生大難不死，
但真正讓他變得如此健康的，卻是其他因素。
那個因素似乎就是唐・泰勒。

由於我仍在照顧病患，因此，即使醫院改變很多，醫院裡的生活幾乎和以往差不多。護士每天巡房三次，醫生照顧病患，治療師、社工、營養師繼續遵守萊斯特女士很久以前留下來的嚴謹慣例。

就在參觀新醫院的幾個星期後，有一天我在病房裡正好看完病患，我從前的病人大衛・拉普曼走了進來。我立刻就認出他了，他的聲音很好認——沙啞有活力，自信而抖擻。他到病房來是想說服一些病患去參加唐・泰勒的追悼會，唐是醫院裡的菸酒藥物濫用輔導員。

「嘿！史薇特醫師！」他露出白牙，給我一個大大的笑容：「你好嗎？」

「好極了。」我告訴他：「你呢？」

「喔，我很好。我出院後已經九百九十四天沒碰酒精了！這是我遇過最棒的事！」

我從他的外表就可以看出他的話一點也不假。拉普曼先生和我第一次及第二次見到他的模樣判若兩人。如今，膚色呈棕色的他，身材精實，活力十足，黑色捲髮上戴著棕白相間的滑雪帽，穿著整齊，鈕扣、拉鍊、皮帶都打理得很好，只有他的聲音跟兩年前我認識的那個拉普曼先生一樣。

我第一次遇見他，是因為拉吉夫醫師正好請病假，入院病房的護士請我幫忙看拉吉夫醫師要求的驗血結果。拉普曼先生那兩天體重增加了十公斤，他們很擔心，問我能不能看一下他的驗血結果，並且檢查一下他的狀況。

當然。

我先看驗血結果。那些結果很容易解釋，拉普曼先生顯然有肝硬化，他的肝臟衰竭了。由於肝臟製造蛋白質，讓水留在血管內，所以拉普曼先生突然增加的那十公斤，是從血管滲到皮膚、腹部、腿部的水分。在沒有肝臟能進行移植手術的情況下，我也無能為力。

接著我離開辦公室，親自去為他做檢查。

我在病房前半部的半私人病房裡看到他。我進去時，房裡非常安靜。床上有一堆被褥，房內有股令人難受的悶味，不是死亡，也不是垂死，而是同時往那兩個方向邁進並陷入某種停擺當中。空氣不流通，病患動也不動，他的體溫比正常低。我發現那堆被褥其實就是拉普曼先生，他完全不動，被單整個蓋住他的頭。

我先自我介紹，說明我為什麼會出現。那堆被褥還是沒動靜。突然間，我感覺後方有股新鮮涼爽的空氣吹來，一位充滿活力的高大女人走了進來，那是拉普曼先生的妹妹，她在我身後停下腳步。

這時，拉普曼先生把被單拉下來，讓我迅速做檢查。我先從他的手開始，感覺冰冷浮腫。接著我測量他的脈搏，跳得很快，但很薄弱。我看看他的眼睛，它們因肝硬化的黃疸而顯得蠟黃。我又查看他的胸部，上面布滿因肝臟衰竭缺乏凝血蛋白而產生的瘀傷。他的肚子腫脹，雙腿水腫。

我檢查結束後告訴他們，他的時日不多了，可能只剩幾個星期或幾個月。他會突然在一、兩分鐘內因失血過多而死亡，或者由於反覆感染，最後因感染而死。或者，他會陷入昏迷——因肝臟無法再清淨血液而導致昏迷。我向他妹妹解釋時，拉普曼先生半開著眼看著我。我說，唯一可能解救他的，是深池醫院病患的頑強生命力。我看得出來他也很頑強。那種頑強、堅韌、鬥志旺盛的生命力可能——

也許這次就那麼剛好——可以拯救他。我沒辦法確定，但我想他的存活率是五〇%，那比例比我給其他病重的病人還高，但如果他繼續喝酒，那就不可能。

「看吧，大衛，我跟你說過了。」他妹妹說：「醫師，我告訴過他了。」這時拉普曼先生完全閉上眼睛，又把被單拉起來蓋住頭。「但是他每次都繼續喝，已經好幾次了。」

我聳聳肩，我瞭解。接著我輕聲表達安慰之意，離開房間，為他開立新的醫囑。幾天後，果然拉普曼先生的情況更嚴重了。他被轉到縣立醫院，在加護病房裡待了幾週，接受輸血、化驗檢測，注射許多抗生素。

他又回到深池醫院時，是我經手入院的。他看起來和上次見到時差不多，以他的情況來說算是好轉了。大命不死讓他的肝臟有點時間再生，一些新的肝細胞重新生成，製造了多一點的蛋白質，所以他的凝血狀況好了一點，腫脹消了一點，血液也清了一點。

這次為他檢查時，我才留意到他長得還挺帥氣的，五官端正，棕色肌膚沒有任何斑紋，牙齒潔白整齊。我接觸過許多病患都有好看的外表，此時又多了一位拉普曼先生。深池醫院裡的病患大多都長得俊美，我並不是因為他們是我的病患才這麼說的，而是因為這裡收的大多是「壞男孩」，老中青都有，除了外表好看或夠奇特的人，誰能在熬過小學輔導、中學校長、少年法庭、監獄和街頭等重重障礙之後被送來這裡？

此時的拉普曼先生不僅肝臟好一點了，本人也變好了。我為他檢查時，他很專心，也很在意，雖然還是顯得煩躁，也很愛生氣，但有反應就算是進步了。愛生氣是一種自我，是自我生命力的展現；儘管發怒，卻也展現了活力。他的妹妹也再度出現了。這一回，他仔細聆聽我的預後說明。我說，換成其他人應該早就走了，但是他就像我們很多病患一樣，有九條命，現在是第七條半。

幾個星期後，他的狀況已經好轉，能夠轉到克拉倫登廳去靜養了。後來我有一年沒再見到他。接著他回來入院病房找我，向我道別。他說他就要出院了，所以來向我道謝。那時他看起來還是有點腫脹，但比之前消腫了，而且可以自己雙腳站立，最重要的是：「史薇特醫師！我戒酒了！我已經兩百六十四天滴酒不沾了！」

兩年後，他回到醫院，不是生病住院，而是擔任義工。他告訴我，他還加入了匿名戒酒會。這一天，他是回來參加他的輔導人——唐的追悼會。

「史薇特醫師，唐真的很了不起。他救了我。我實在不敢相信他走了！」他以沙啞的聲音說。他容光煥發，不時移動著雙腳，調整重心。

「唐是很多病人的輔導人，有好幾百人。他來找我時，你也知道我那時有多暴躁，我當場就把他轟出去了。可是他一直回來找我，後來我終於跨出了第一步！我坦承自己感到無能為力，生活變得難以掌控，然後，我把自己交給了上帝！我現在又重新來到第四步驟——探索及勇敢對自己進行道德盤點，因為十二步驟永遠沒有完成的時候。你一步一步完成每個步驟，然後再重來一次，因為匿名戒酒會是很豐富、很深不可測的團體。史薇特醫師，你要去追悼會嗎？」

我本來沒打算去，但是拉普曼先生的活力和明顯的好氣色令我充滿好奇。他不僅病好了，而且整個人看起來非常健康。事實上，他的皮膚、動來動去的雙腳、聲音、頭髮和眼神都透露出明顯的好氣色。醫學雖然讓拉普曼先生大難不死，但真正讓他變得如此健康的，卻是其他因素。那個因素似乎就是唐．泰勒。於是我決定去參加追悼會。

唐，以及他的追隨者

我不知道聖人是什麼樣子。他來到生命某條道路的終點，忽然頓悟了，轉過身，往回走。他不是選擇光榮殉道，而是去面對拉普曼先生日常犯的小錯、愚蠢的煩躁不安。

教堂因整修而關閉，唐的追悼會是在圖書館舉行的，那是很適合舉行追悼儀式的地方。圖書館安靜通風，散發著書香，入口處擺著一張巨大的嵌花橡木桌，桌腳雕刻成獅子形狀。圖書館就像教堂一樣，成立的歷史比手術室的青瓷磁磚或美容院的金屬吹風機更為久遠，那時，所謂的自由是指免於工作，自在地閱讀與思考。

我來到現場時，看見碩大的圖書館裡都是人，十分驚訝。館內排了很多列椅子，全都坐滿了人，還有很多人站在後方及兩側的書架前。我找不到地方可坐，最後坐在後方一張有雕刻的桌上，隔著中間的人海向前方望去。我看到那幾排椅子旁有很多人坐著輪椅；那些椅子的後方掛著手杖和髒汙的牛仔外套，幾個人裸露的肩膀上有著刺青。和我一樣待在後面的都是醫院的同事，包括幾位醫生、護士、營養師、心理學家。現場有很多人，但所有人都很安靜，偶爾出現竊竊私語聲。

在前方，唐的相片放大製成海報，放在畫架上。我看著海報，想起了他是誰。他個子不是很高，不是特別外向，也不帥氣。他的耳垂低，鼻子扁平，眼角些許下垂，有些在母親子宮裡就受到酒精影響的人，臉上會有那些特徵。因此，他的酗酒肯定不只來自遺傳，也來自環境。

時間一到，第一位致辭的人就從椅子上起身，走到前方。他的鬍子刮得很乾淨，穿著漿挺開領的白襯衫和摺痕清楚的李維牛仔褲。那是唐的表弟。他告訴我們，他是唐的遠親，但和唐很熟，因為唐十二歲時搬到他家，和他們全家一起住。唐三歲時，母親死於酗酒；十一歲時，父親死於毒品，之後整整經過一年才找到收留他的家庭。

在場的人都知道唐為人親切，是個大好人，不過他念書時表現並不好，十、七八歲左右開始吸毒、酗酒，甚至犯罪，儘管是竊盜之類的小罪，但還是進了監獄。不過就像他自己常說的，進監獄對他來說是好的，也是幸運的，因為他在獄中加入了匿名戒酒會，戒酒成功，變得滴酒不沾。他走過了十二步驟，當他進行到第十一步驟時，他祈禱與冥想，請上帝指引他。上帝要他成為匿名戒酒會的輔導員，他照做了。

他是個多麼了不起的輔導員！

他是所有輔導員的輔導員——他是所有人的指引、大哥、真正的朋友。你需要他時，他永遠都在；你覺得你不需要他時，他也會在。他獲得深池醫院的工作時，高興得不得了！他熱愛這份工作。當他躺在醫院的病床上，因為以前吸毒所衍生的疾病而垂死時，他不害怕，而是感到孤單。他一心掛念著他的患者，詢問他們還好嗎？沒有他，大家過得如何？

重要的是，唐找到了自己，找到了自己的人生方向，幫助其他人明白他所領悟的道理，那就是我們都會有無助的時候，但這世界上有更偉大的力量，而真正讓我們感覺喜樂的是愛。

現場一片安靜。那些刺青的人並未坐立不安，那些戴著金耳環的人並未轉頭。

接著拉普曼先生起身。他是很棒的致辭人，聲音沙啞但充滿活力，一口白牙，神采奕奕，棕色的雙眼炯炯有神。他一手緊握著麥克風，講話時，兩腳不斷擺動調整重心。

「唐是我的朋友。」他說：「他也是現場大多數人的朋友。沒人知道唐拯救了多少人，幫助多少人度過難關。當初我來到這裡時，我充滿了憤怒。他們讓唐來看我，但我把他趕了出去。我趕走他好多次，但他一直回來。最後我讓他進來，他天天都來。他每天都會去看他的患者，週六週日也會這麼做。你隨時都可以找他。我就這樣戒了酒，開始能夠掌握自己的人生。我出院後，唐成為我的輔導人。他拯救了我的生命，還有很多其他人的生命。」

拉普曼先生陷入沉默，手握著麥克風，望向現場群眾。那些手臂刺青的人或點頭或低語，突然間，我明白了醫院裡有一種生命緊密相連的完整關係是我從來沒發現的。當然，我早就知道很多有毒癮的患者彼此認識，他們會在玻璃的巴士候車亭聊天談八卦，那裡是仍然允許抽菸的地方。不過我以前從來沒想過，他們的談話可能不只是八卦或是當年勇，他們也會像我生活圈裡的人一樣，在辦公室裡、在餐桌上討論同樣的話題，例如病患的死亡，人生的意義，如何生活，如何死亡。

我望著這群安靜的群眾，心想，有多少我所謂的「壞男孩」和「壞女孩」其實是精神上飢渴或精神上生病了。也許，他們是我的病人當中最敏感、最容易受傷的，受「人皆不免一死」想法的折磨也最深。也許，眼前這些刺青、早衰、骨瘦如柴、嚴肅的患者是真正具有同理心的人。我的患者拉普曼先生就教會了我：我的人生無法掌控；我大可將自己交給上天，而那永不停歇的十二步驟就像朝聖之旅一樣，引領我一直走下去。這些安靜、專注的人，因為某個如今已然過世的人的人生而感動甚或有所改變，我和他們又有什麼不同呢？

拉普曼先生坐了下來，換成其他人拿起麥克風致辭。每個人都提到唐如何拯救他們的人生，追悼會就這樣進行了整個下午。唐拯救了很多生命，他是真的救了他們，不只拯救他們脫離死亡，也拯救了他們的一生，就像拉普曼先生不僅不再生病，而且非常健康。

除了梵蒂岡神聖化的聖人外，我不知道聖人是什麼樣子。唐是天主教徒，但我懷疑他有機會被神聖化。然而，如果他不是聖人，肯定是個菩薩。他來到生命某條道路的終點，忽然頓悟了，轉過身，往回走。他不是選擇光榮殉道，而是去面對拉普曼先生日常犯的小錯、愚蠢的煩躁不安。這也是為什麼在接下來的幾個星期，我一直看到唐的照片像聖人照片一樣出現在那些默默追隨他的門徒床頭。

至於拉普曼先生，我和他偶爾還有聯絡。今天是他戒酒的第一千七百二十四天，而且他重回學校讀書了。他想攻讀少年司法制度，教導或以某種行動讓其他人——尤其是孩子——不要經歷他經歷過的一切。

拉普曼先生是我在舊的深池醫院學到的最後一課。當時我已經知道，那是極致了，那幾乎歸納了我學到的一切，包括現代醫學的重要，以及加護病房、輸血、抗生素等。如果沒有醫療模式的照護，拉普曼先生不可能從致命的肝臟衰竭狀態存活下來。然而只有現代醫學還不夠，拉普曼先生還需要深池醫院的運作方式、希德格及前現代醫學的方法，包括耐心守候、各種細節、膳食大夫、靜心大夫、愉悅大夫，才能完全痊癒。但即使擁有那些還不夠，還要有像唐這樣的人落實了生命的意義和愛，才永遠拯救了拉普曼先生。

一延再延的搬遷日

在延遲三十六個月之後，搬遷日期終於確定了：十二月七日和八日，一半病患在珍珠港紀念日搬遷，另一半病患在佛陀成道日搬遷。

經過唐和拉普曼先生的洗禮後，我暫別醫院，休了一年的研究年假。儘管如此，醫院搬遷日那一天，我覺得自己還是應該要到場。

當初施坦尼醫師發現搬遷需要仔細籌劃後，行政部門就開始規劃具體流程。麥琳和艾德里安並未採用施坦尼醫師規劃的搬遷計畫，而是雇用了三家專業顧問公司，花了兩年及將近五十萬美元，為工作人員和病患做好準備。他們發出無數的備忘錄，召開多次團體訪談，做了許多簡報，每月都有訓練，還有模擬搬遷日。搬遷歷經多次延期，包括松能醫師和施坦尼醫師遭到開除、康利先生過世、凱伊醫師和蘿梅洛醫師提出申訴、司法部來訪等，但大多數造成延誤的原因其實是新建築本身的問題。

電腦機房裡有些線路斷線，重新連線又不正確，導致南棟大樓四樓的廁所沖水時，北棟大樓三樓的暖氣就會停止。每逢下雨，北棟大樓的五樓地板就開始淹水。另外還有老鼠啃咬線路；州政府檢查官員不同意核准執照的要求；電梯、樓梯間、隱藏攝影機、自動鎖的電路有問題。這些都還只是我們聽說的問題而已。

在超支一千萬美元、延遲三十六個月之後，搬遷日期終於確定了：十二月七日和十二月八日，一半病患在珍珠港紀念日搬遷，另一半病患在佛陀成道日[1]搬遷。我覺得這兩個日子既帶嘲諷意味，又很適合。我自告奮勇到醫院幫忙。

搬遷的第一天，我把車子停在平常停放的地點，依照指示走到活動中心，裡面都是桌椅和工作人員。我簽了所有必要的單子：我承諾不虐待任何病患，同時也確認萬一我受虐，我知道該告知誰。我分配到的工作是監控新大樓的電梯。只有一部電梯可以運作，因此我的任務是確定只有病患能使用電梯，其他人都使用樓梯。

我問幫我簽到的工作人員，樓梯有上鎖嗎？

她一臉疑惑，但她確認樓梯沒有上鎖。接著她交給我一支專用手機，萬一我需要聯絡指揮中心時可以使用。他們也給我一件紫色的搬遷日T恤，讓我套在衣服外面。每個人——醫生、工友、志工——都要穿上搬遷日T恤，藍色是工作人員穿的，紫色是志工穿的。這件衣服有助於辨識身分，也可留做紀念。

我走出舊醫院，走進新醫院大廳時，外頭飄著小雨。我檢查了樓梯，果然上鎖了，我想打手機告知指揮中心，但手機沒充電。於是我把T恤放在一邊，坐在新大廳的新椅子上，等候朋友抵達。他們沒穿T恤，都是今天要搬過來的，包括語言治療師、活動治療師、醫生、心理學家等。他們進來時，我們聊開了。接著，同樣也自願來幫忙的傑弗斯醫師也來了，我們一起逛了一下新醫院，最後來到餐廳，麥琳從縣立醫院調過來的精神康復機構護士跟我們打招呼。當天他們的任務是坐在新餐廳外面，監督從舊醫院搬到新醫院的病患。

連接新舊醫院的正式走廊並未如期完工。它已經完成了，只是尚未驗收通過，所以州政府答應，只要走廊仍包覆著白色塑膠，以建築燈照亮，而且一次只讓一位病人通過，就可以使用那條走廊。於是工作人員站在走廊兩端，當一個病房清空時，病患搭乘舊的電梯下樓，在那條走廊前排隊，等著依序穿過走廊。每一位病患走完後，工作人員會發送訊號，讓下一位病患離開舊醫院，穿過走廊，從另一端走出來。由於這是每位病患第一次進入新醫院，每一位走出通道時都會伸長脖子環顧四周，在明亮的光線下眨動雙眼，想看清楚這個新世界，那感覺就像嬰兒從產道中冒出來一樣。接著，每位病患

1 佛陀成道日為農曆的十二月初八。

會被送到新的病房，下一位病患開始從舊醫院走向新醫院。

這是個觀察搬遷的絕佳地點，也是適當的地點，於是傑弗斯醫師和我坐下來觀察。

當天結束時，有一半病人都順利搬遷了。第二天其他病人也會搬過來，舊醫院也會隨之關閉。

另一種美好的告別

> 她一看到我就說：「沒想到感覺會那麼強烈……回來這裡，想起所有的病患，所有的死亡。」接著，我們一起往新醫院走去。

回家路上，我回想搬遷過程，所有的事前準備是多麼精心規劃，過程又是多麼順利，美中不足的是：沒人為紀念舊醫院畫下句點而規劃儀式。那實在太可惜了。醫院應該舉辦類似萊斯特女士最後的遊行，讓神父和他的香爐、醫生和護士在病房裡遊走，讓鬼魂安息，同時肯定那些老病房見證過的所有苦難與奉獻。

不過我毋需擔心，因為某種儀式確實以傳統而自然的方式發生了，而且比任何人規劃的更加美好。那發生在第二天，是葛蕾絲醫師來的時候。

葛蕾絲醫師是深池醫院裡的佛教徒，我之所以這麼說，是因為深池醫院裡有許多人由於家族淵源或個人偏好而成為佛教徒，但葛蕾絲醫師是佛教徒中的佛教徒。她住在禪房裡，任何人遇到難關或悲傷時都會去找她。她從來不評判，總是細細聆聽。她不會多說什麼，但不管你遇到的是什麼問題，在那之後感覺會變得不一樣，變得更平靜，也許仍會感到痛苦，但多了一絲甘甜。她十八年前加入深池醫院，在愛滋病房裡行醫，那時愛滋病正盛行，醫療效果不是很有效。她曾告訴我，她和愛滋病房的工作夥伴湯米醫師簽署了超過一千五百張的死亡證明。

兩年半前的某一天，葛蕾絲醫師休假，但她到醫院來開會，回家路上，一部車子突然轉向，迎面撞上她。她的車子毀了，直升機把她送到加護病房。她全身有二十八處骨折，還有嚴重的腹部創傷，昏迷了好幾個月。七月四日那天，她醒了過來，神智清楚，但手腳花了幾年的時間療癒，目前仍坐在輪椅上。

她自從車禍之後就沒再回深池醫院了，但她想來看看搬遷，所以我和她約好第二天搬遷時，在她以前服務的愛滋病房碰面。

我在空蕩蕩的病房中央看見她。病人都已經搬到新醫院了，牆上的軟木板、照片、圖畫也拆下來了。葛蕾絲醫師坐在輪椅上，動也不動，就像她車禍之後那樣，但又充滿了活力，甚至比以前更美了。

她一看到我就說：「沒想到感覺會那麼強烈……回來這裡，想起所有的病患，所有的死亡。」

湯米醫師站在她身旁。他也好幾年沒回來了，也是回來參與搬遷的。湯米醫師生性喜歡嘲諷，這天，他穿著大衣，頭戴呢帽，還戴著一九五〇年代的黑色粗框塑膠眼鏡。

「我昨晚去李歐納．科恩（Leonard Cohen）的演唱會。」他解釋：「所以決定打扮成科恩的樣子來參與搬遷。」

接著，我們一起往新醫院走去。

我推著輪椅。

葛蕾絲醫師相當受到愛戴，我們每走十英尺左右，就會有病患、員工、志工認出她，呼喊她，走向她，或擁抱她。

「你要回來了嗎？」每個人都這麼問，連失智患者也問了。

那段路走了很久，最後，我們終於穿過中央大廳，搭電梯下樓，來到銜接新舊醫院的走廊起點。我們排隊等候，後來輪到我們走過那個白色隧道，走向光亮的另一頭。穿過隧道的感覺就像前一天那樣戲劇化，不過推著葛蕾絲醫師，旁邊還有打扮成科恩的湯米醫師，那感覺又更戲劇化了。因為從舊醫院走向新醫院，我無法判斷這究竟是出生隧道，還是死亡隧道。另一頭光潔白亮，盡頭的光線感覺愈來愈強。

接著我們從另一頭冒出來，葛蕾絲醫師第一次見到新醫院的米色與灰褐色牆壁、鹵素燈、巨大的牆面、藝術玻璃。

「好美喔！」她讚歎。

我們四處走了一圈，看了鳥舍，那裡現在是修剪過的花園，但鳥兒似乎不適應裝修，都沒存活下來。我們看了餐廳、美容院、有咖啡機和汽水販賣機的交誼廳、陽台、景觀，葛蕾絲醫師好興奮。過去幾年她去過很多醫院，也住過很多病房，知道什麼很重要。平面電視！那窗戶是開的！枕頭下的喇叭和顯示器！鋪著藍綠色和米色瓷磚的浴室！

傍晚，我們回到舊醫院，以違法的方式從新大樓穿過隧道偷偷潛回舊大樓。我想，如果要沿用之前的比喻，這時只能說那是死亡隧道，而我們是亡魂了。

我們最後停在新舊醫院的交界，在舊醫院的大廳裡，那裡有一九三〇年代的工作計畫局壁畫（WPA frescoes）和電話總機室。這是每個人最後離開的地方，最後一批病患走出電梯，穿過隧道走向新醫院。員工從新醫院走回來，站在圍著葛蕾絲醫師的人群裡：本妮夏醫師、傑弗斯醫師、麥琳、艾德里安、泰麗醫師一起說笑，聊些小故事。每當有人離開時，沉重的玻璃銅門就會打開，我們會看到南丁格爾的雕像從外頭朝裡看來。

最後我們送葛蕾絲醫師上車，我回到新醫院。夜色逐漸低垂，我繞著鄰區閒逛。護士把舊的書本和「政策與療程手冊」放在櫃台上，把蜷曲的時間表貼上牆壁。病患的病歷架也搬過來了，也放在那裡。在後方的用餐室裡，管理病歷的人一如既往占用新的餐桌整理病歷。病患在前面的交誼廳裡，一邊喝咖啡，一邊交談。

這個醫院全空了

感覺很空虛。我在舊建築裡站了很久，無法判斷神恩院社的精神究竟是活著還是死了。

最後，我走回舊醫院。

裡面全空了。空無一人，也許是偶然，也許是刻意的。這裡沒有「壞男孩」和「壞女孩」，沒有矮小孤單的老婦或老頭，沒有華裔工友在樓上的椅子上休息打瞌睡。樓梯間和電梯裡沒有任何人。如今，病房的門都鎖上了沉重的鎖鏈，我從一扇窗往內看，病房裡是昏暗的，舊的日曆仍掛在牆上，地上有一株死掉的植物。

這個醫院，這個舊的醫院都空了。

感覺很空虛。

這些年來，我一直在想，搬遷會是什麼樣子。我一直以為，這個地方的精神是建築創造出來的——那些拱門、高樓、塔樓、開放式病床、病房盡頭的日光室、令人想起中世紀殷勤款待的事物。如今，醫院空了，我看得出來神恩院社的精神不在舊建築，但也不在新建築裡。當下我明白了，那精神不只是建築，也不只是裡面的人，而是某種混合體，是由醫院的外型與感覺、院內發生的事和裡面的人組成的。或許那精神是無法移轉的，等怪手過來拆除舊建築之後，就什麼也不會留下來了。

也或許，當震盪漸趨穩定，深池醫院的精神像鬼魂那樣在中陰裡徘徊四十九天或更久，終會在新建築裡轉世再生，因為新的軀體而感到有點驚嚇、困惑、訝異。

我在舊建築裡站了很久，無法判斷神恩院社的精神究竟是活著還是死了。

我想著新的醫院設施，它的確美麗，但沒有溫情。如果舊醫院是不規則擴張且年舊失修的農舍，新醫院就像是五星級飯店，明亮，無菌，缺乏人情味。

我想像在那裡工作會是什麼樣子。那會跟舊醫院不一樣。從前的開放式病房讓人隨時想在裡面走動，而在新的鄰區，必須時時提醒自己才會記得去探望病患，那過程必須刷卡，打開上鎖的門和樓梯間，走進一間又一間的病患房間。等電子病歷上線後，紙本病歷將會淘汰，翻閱病歷、辨識老友的筆跡、書寫病患真實事蹟的自由也會消失。我將會花時間在電腦前輸入，提供醫療照護資料，讓行政單位證明深池醫院在「非虐待」的設施中提供有成本效益又有能力的照護，而且致力於短期復健和盡快讓病人出院。什麼時候我才能坐在病患床上，看著他們，聽他們訴說故事？

也許一切終究會沒事。也許是在一切安頓下來，患者找出他們可以閱讀、吐痰、思考和作夢的地方之後。也許是在隱藏攝影機遭到破壞、電腦房的電線永遠打結、鎖住的門被扳開、櫥櫃間再度出現之後。也許在拄著枴杖的患者再次聚集在他們自己的特殊場所，吸菸者、打麻將的華裔患者、拉美裔患者、「壞男孩」、「壞女孩」各有自己的聚集地之後。等到那時候，神恩院社的精神將會重新出現，沒錯，它會出現在新的軀體裡，但仍是活的，仍然能夠辨識得出來。

我想著在舊醫院裡曾經歷過的一切，以及那些事情是多麼重要。在舊醫院的歲月改變了我的人生。它讓我探索了希德格，瞭解希德格的醫療方式——一種緩慢醫療，注意小細節，移除阻礙，滋養綠意（*viriditas*），為每位病患召喚膳食大夫，靜心大夫，愉悅大夫。它讓我去了朝聖之旅，領悟到即使在濕冷的情況下仍可能感到快樂，體會了潛藏於一切活動之下的平靜。

或許，在其他地方我也能獲得那些體驗。

不過沒有其他地方可以讓我發現殷勤款待、社群、慈善就洋溢在室內的空氣之中，因為你必須在那裡待上好一段時間才能感覺到那些特質，以及其良善的本質。也沒有其他地方可以讓我發現面對病人時可以「做自己」，發現「只是單純坐著」的效用，或是存在於眼睛之後的靈魂（*anima*）。

我在那裡學會了投入——不顧一切投身其中。從前，我和病患保持距離，不是很多，就那麼一點點；我小心留意移情與反移情作用。我的確投入了十五分鐘的訪視、兩小時的檢查、兩個月或甚至半年的療程，但沒有完完全全地投入。漸漸的，我從柯蒂斯醫師、克麗絲蒂娜、蕾西、施坦尼醫師、唐，以及許多人身上學到，那不是最好的醫生。最好的醫生陪你一起去拿藥，站在你身旁等你服下藥物。他們教會我移情與反移情作用的真實名稱其實是愛，醫病關係其實就是人與人之間的關係。於是，無論未來會發生什麼，最後——如果這是終點的話——我都不得不認同柯蒂斯醫師在我上班第一週告訴我的話：深池醫院是個恩典。

GOD'S HOTEL

363 + 362

謝辭

首先，我要感謝深池醫院過去、現在、未來的患者、工作人員和醫生。我在書中用了假名以保護個人隱私，但你們都知道那是誰。

在這篇謝詞裡，我想在沒有按照特定順序的情況下，特別感謝幾位同事、患者、醫生和師長：伊莉莎白・卡特勒（Elisabeth Cutler）、保羅・韓德里克森（Paul Hendrickson）、莫妮卡・班切蘿（Monica Banchero）、九月・威廉斯（September Williams）、霍西・湯瑪斯（Hosea Thomas）、安・弗里克（Ann Fricker）、拉瑞・芬克（Larry Funk）、艾瑞克・傑米森（Eric Jamison）、喬治・布朗（George Brown）、鈞特・黎斯（Guenter Risse）、傑克與溫蒂・普瑞斯曼（Jack and Wendy Pressman）、瓊・卡登（Joan Cadden）、瑪麗・安妮・強森（Mary Anne Johnson）、克雷格・威爾森（Craig Wilson）、葛瑞絲・達曼（Grace Dammann）、泰瑞莎・貝爾塔（Teresa Berta）、強尼・布魯克斯（Johnnie Brooks）、菲比・林（Phoebe Lim）、保羅・布里贊汀（Paul Brizendine）、克里斯・溫克勒（Chris Winkler）、布萊恩・多倫（Brian Dolan）、茱莉・布列西西安尼（Julie Bresciani）、派崔克・莫涅特—蕭（Patrick Monette Shaw）、艾倫・腓克連（Ellen Ficklen）。我從他們每一位身上都學會了某些事，其中許多位更讓我受益良多，讓我變得更好。

接下來我想感謝本書的第一批讀者。蕾貝卡・摩爾（Rebecca Moore）在工作繁忙之餘，依然為本書投入時間和精力。沒人比她更熱情、更關心這本書，也更想讓它變得更好。派崔克・威克（Patricia

Wick）評論式的閱讀，以及對副詞、形容詞與各種術語的反感，迫使我將稿子修改得更好。艾琳諾．史薇特（Eleanor Sweet）的歡笑與眼淚，對我來說是如此珍貴。

此外，我也想謝謝令人讚佩的奧立佛．薩克斯（Oliver Sacks）。儘管我是個默默無聞的作家，他與我一席話後立刻以高度的熱情力促我寫下這本書。我也謝謝他的助理凱特．艾德加（Kate Edgar）也同樣鼓勵了我。

非常感謝我的經紀人瑪麗．伊凡斯（Mary Evans），她既熱情又嚴格，見解深刻又生性浪漫，點子及直覺過人。她的努力是讓這本書從提案到付梓的關鍵。

蕾貝卡．莎樂坦（Rebecca Saletan）是最棒的編輯，她熱情且樂於助人，謹慎又風趣，而且評論睿智。她的助理艾蓮娜．崔弗洛（Elaine Trevorrow）總是提供我們協助。宣傳與行銷部的瑪莉蓮．達斯沃（Marilyn Ducksworth）、史蒂芬妮．索壬森（Stephanie Sorensen）、查美荷（Mih-ho Cha）、凱特．史塔克（Kate Stark）以及整個團隊都很棒。特別感謝河源（Riverhead）出版社發行人傑歐夫．克洛斯克（Geoff Kloske）對這本書的信心。

其他促成這本書的功臣包括珍妮佛與羅伯．李特斯（Jennifer and Robert Leathers），他們為我們立下了真正殷勤款待的典範。我想特別感謝他們的兒子傑夫（Jeff）和艾德（Ed），還有艾麗森（Allison）與凱蒂．威克（Katy Wick）的熱情、好奇和新鮮觀點。

還有誰？史丹佛大學圖書館的葛倫．沃斯（Glen Worthy）與其他館員。謝謝梅格．紐曼（Meg Newman）這麼完美的醫生，丹．威克（Dan Wick）在受到嚴厲抨擊下展現的勇氣，亞特．史薇特（Art Sweet）給予我能量、對人生的熱愛，以及一些勇氣。

最後，我要感謝溫暖摯愛的伴侶珍妮（Jenny），謝謝她多年來和我一起打造穩定、溫暖、充滿愛的家園。

上帝的旅館

一間不只治病、更創造奇蹟的醫院

God's Hotel: A Doctor, a Hospital, and a Pilgrimage to the Heart of Medicine

作者　維多莉亞．史薇特（Victoria Sweet）
譯者　洪慧芳
封面設計　謝佳穎
版面設計　黃暐鵬
內頁構成　高巧怡
行銷企劃　蕭浩仰、江紫涓
行銷統籌　駱漢琦
業務發行　邱紹溢
營運顧問　郭其彬
責任編輯　林慈敏
總編輯　李亞南
出版　漫遊者文化事業股份有限公司
地址　台北市103大同區重慶北路二段88號2樓之6
電話　(02) 2715-2022
傳真　(02) 2715-2021
服務信箱　service@azothbooks.com
網路書店　www.azothbooks.com
臉書　www.facebook.com/azothbooks.read

發行　大雁出版基地
地址　新北市231新店區北新路三段207-3號5樓
電話　(02) 8913-1005
訂單傳真　(02) 8913-1056
三版一刷　2025年7月
定價　台幣450元

國家圖書館出版品預行編目(CIP)資料

上帝的旅館：一間不只治病、更創造奇蹟的醫院/維多莉亞.史薇特(Victoria Sweet)著；洪慧芳譯. -- 三版. -- 臺北市：漫遊者文化事業股份有限公司出版；新北市：大雁出版基地發行, 2025.07
368面；14.8 × 21公分
譯自：God's hotel
ISBN 978-626-409-121-3(平裝)
1.CST: 醫療服務 2.CST: 通俗作品
410.7　　114007872

※此為改版書，原書名為《慢療：我在深池醫院與1686位病患的生命對話》
ISBN　978-626-409-121-3